外科疾病诊疗精粹

WAIKE JIBING ZHENLIAO JINGCUI

主 编 王明科 陈自力 徐妙军

天津出版传媒集团

天津科技翻译出版有限公司

图书在版编目（CIP）数据

外科疾病诊疗精粹 / 王明科 , 陈自力 , 徐妙军主编 . — 天津 : 天津科技翻译出版有限公司 , 2019.8（2024.4重印）
ISBN 978-7-5433-3900-2

Ⅰ.①外⋯ Ⅱ.①王⋯ ②陈⋯ ③徐⋯ Ⅲ.①外科—疾病—诊疗 Ⅳ.① R6

中国版本图书馆 CIP 数据核字（2018）第 281786 号

出　　　版：天津科技翻译出版有限公司
出　版　人：刘子媛
地　　　址：天津市南开区白堤路 244 号
邮政编码：300192
电　　　话：022-87894896
传　　　真：022-87895650
网　　　址：www.tsttpc.com
印　　　刷：三河市华东印刷有限公司
发　　　行：全国新华书店
版本记录：787×1092　16 开本　12.25 印张　300 千字
　　　　　2019 年 8 月第 1 版　2024 年 4 月第 2 次印刷
　　　　　定价：78.00 元

（如有印装问题，可与出版社调换）

编委会

作者简介

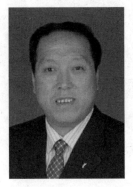

王明科，男，汉族，生于1963年4月，甘肃省平凉市灵台县人。1987年7月毕业于甘肃省医学院，后供职于灵台县人民医院（二级甲等医院），主要从事普通外科临床工作。1987年加入中国红十字会。1994年获得外科医师任职资格，1998年8月获甘肃省卫生厅颁发的甘肃省外科医师执业许可证书，1999年5月获中华人民共和国卫生部颁发的执业医师资格证书及执业证书。1996年和1999年先后在甘肃省人民医院及中国人民武装警察8670部队医院进修学习，对外科常见病多发病的诊治技能有所提高，并掌握了腹腔镜胆囊切除术的基本技能。2009年11月取得外科主治医师资格证书，曾获得本院及上级主管部门的奖励3次，发表学术论文5篇。

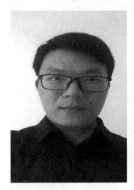

陈自力，医学博士，副主任医师，2009年进入贵州医科大学附属医院肝胆外科工作。长期致力于肝胆外科临床、教学及科研工作，擅长肝、胆、胰、脾疾病的诊断与处理，对肝胆外科急危重症的处理具有丰富的经验，精通数字三维技术在肝胆外科的应用，对肝胆外科疾病的微创治疗具有丰富的经验，尤其对肝脏及胰腺恶性肿瘤的综合治疗具有较高的造诣。博士学习期间对肝癌的侵袭及转移机制进行过深入的研究，曾获"恩德思医学科学技术奖"一等奖，"优秀博士学位论文"等奖项，主持并参与国家级及省级课题十余项，在SCI、北大核心及省级期刊发表学术论文数十篇。

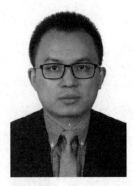

徐妙军，普通外科主治医师，临床医学硕士学位，主攻血管外科、疝和腹壁外科专业，擅长疝和腹壁外科的微创治疗，熟练掌握下肢动脉硬化闭塞症、腹主动脉瘤及夹层、内脏动脉瘤等血管外科常见疾病的诊疗方法，目前主要研究方向为腹主动脉瘤及夹层动脉瘤发病机制的相关研究；发表学术论文数篇，其中SCI论文2篇，完成市级课题1项，获得浙江省医药卫生科技进步奖及绍兴市科技进步奖各一项。

前　言

外科学是现代医学的一个科目，主要研究如何利用外科手术的方法去解除患者的病痛，从而使患者得到治疗。随着自然科学的迅速发展，外科学和其他临床学科一样，无论在诊断方法、治疗水平以及治疗理念上都有很大提高。现代医学的迅猛发展，使得外科疾病诊疗的进展日新月异，许多新理论、新机制、新观点、新技术和新疗法不断问世，所以，临床各科医师除了必须完成十分繁重的日常临床工作外，还必须加强对临床医学各科的学习，不断充实和提高自己的执业能力，方能适应临床医学发展的要求。为了反映当前外科最新研究成果，更好地为临床工作服务，编者在广泛参考国内外最新文献资料的基础上，结合多年的临床经验编写了本书。

全书共分为九章，详细介绍了甲状腺疾病、乳腺疾病、腹部疝、胃十二指肠疾病、急性腹膜炎、急腹症、腹部损伤等方面的内容。本书对外科的基本理论、基础知识和基本技能有较为详尽的论述；对每种疾病结合发病机制加强了诊断、鉴别诊断和治疗的阐述，力求为临床医师提供一本既具有临床实用价值，又能反映现代外科学诊疗水平的参考用书。

由于编者水平有限，加之时间仓促，书中难免会有失误与不足之处，恳请各位读者予以批评指正。

目　录

第一章 甲状腺疾病

第一节 甲状腺肿

甲状腺肿可分为单纯性甲状腺肿和结节性甲状腺肿两类，根据发病的流行情况，又可分为地方性甲状腺肿和散发性甲状腺肿。单纯性甲状腺肿一般指甲状腺代偿性肿大而不伴明显的功能异常的甲状腺肿，又称为非毒性甲状腺肿。结节性甲状腺肿多由突眼性甲状腺肿演变而来，随着甲状腺肿病程发展，扩张和增生的滤泡集结成大小不等的结节，继而发生变性、坏死、囊性变和囊内出血。坏死组织也可逐渐纤维化或钙化，形成多结节性甲状腺肿，此类型在临床中更为常见，一般女性发病率比男性高。

一、病因

1. 甲状腺激素原料（碘）的缺乏

这是地方性甲状腺肿发病的主要原因。由于原料碘的缺乏，碘摄取量减少，甲状腺不能生成和分泌足够的甲状腺素，血中浓度明显下降，通过负反馈作用，刺激腺垂体 TSH 分泌增多，促使甲状腺代偿性增生和肿大。这种肿大实际上是甲状腺功能不足的表现。

2. 甲状腺激素需要量的剧增

青春发育、妊娠、哺乳期或绝经期妇女，或某些疾病、中毒和外伤等，均可使机体代谢旺盛，甲状腺素的需要量激增，以致体内碘相对不足，引起腺垂体 TSH 分泌过多，导致甲状腺代偿性肿大。

3. 甲状腺激素生物合成和分泌障碍

常为散发性甲状腺肿的发病原因。

(1) 长期服用抗甲状腺药物或食物：如硫脲类、磺胺类、过氧氯酸钾、保泰松、对氨基水杨酸、硝酸盐、萝卜、木薯、卷心菜、大豆等均可抑制甲状腺激素的合成，使 TSH 分泌增加而致甲状腺肿大。

(2) 隐性遗传和先天性缺陷：如甲状腺素合成酶的缺乏（过氧化物酶或脱碘酶）可影响甲状腺素的合成；蛋白水解酶缺乏可使甲状腺素与甲状腺球蛋白的分离受阻，血中游离甲状腺素减少，经负反馈作用使甲状腺肿大。

二、病理

单纯性甲状腺肿是在致病因素的作用下，甲状腺组织发生的代偿性反映到病理性损伤的一个发展过程。由于各种原因导致血浆中甲状腺激素水平降低时，机体通过大脑皮质-下丘脑-腺垂体系统的反馈机制，刺激甲状腺滤泡上皮增生。甲状腺滤泡增生性变化，表现为滤泡密集，滤泡脱水，胶质减少，上皮细胞增多，呈高柱状，甲状腺腺体增大。当机体对激素的需要趋于缓和时，甲状腺滤泡则呈"复原"状态，滤泡肿大，滤泡腔充满胶质，上皮细胞呈立方状。这种"增生—复原"的变化随生理功能的变化反复交替进行。当机体长期受到致病因素的刺激时（如

长期缺碘)，上述"增生—复原"的变化幅度加大，时间持续延长，如此反复、长期进行便造成甲状腺弥漫性肿大。在这一阶段如患者就诊，则可发现患者甲状腺双叶弥漫性肿大，表面平滑，质地较软有弹性，而甲状腺功能并无明显紊乱，称"弥漫性甲状腺肿"，是甲状腺肿的早期病变。

如果甲状腺肿的致病因素仍然持续存在 (如长期而严重的缺碘)，甲状腺组织的"增生—复原"将更为严重，表现为"过度增生—过度复原"。甲状腺滤泡上皮细胞的代谢发生更为严重的变化。在肿大的甲状腺中，有些区域过度增生明显，有些区域过度复原严重，如此反复、持续的变化，过度增生区域或过度复原区域逐渐扩大，彼此相互融合，因而在弥漫性肿大的腺体中形成单个或数个早期结节。有的结节是由增生的上皮巢或密集的小滤泡逐渐发展而成，称"早期增生性结节"(early hyperpastic node)；有的结节则是由过度复原的胶质潴留性滤泡逐渐扩展或彼此融合而成，称"早期潴留结节"(early retention node)。随着结节的增大，压迫周围甲状腺组织，或潴留结节中的胶质渗出，引起纤维组织增生和包围而形成比较清楚的，临床上可扪及或术中肉眼可以辨认的结节。此时，即由弥漫性甲状腺肿转变为结节性甲状腺肿。弥漫性甲状腺肿是单纯性甲状腺肿的早期阶段，进一步发展便演变成结节性甲状腺肿。结节性甲状腺肿是弥漫性甲状腺肿进一步发展的结果。

1. 弥漫性甲状腺肿

甲状腺呈棕褐色或红褐色，质地较软，有弹性。切面显示棕红或棕褐色，分叶状，结构均匀一致。光学显微镜下，小镜结构清晰可辨，但大小、形状变化较多。有些滤泡形态基本正常；有些则为增生的小滤泡，滤泡密集，滤泡上皮单层或双层或密集成团，细胞呈立方形，胞质淡染，核圆形或椭圆形，滤泡腔可见少量稀薄的胶质，有的无胶质；有些滤泡显示功能活跃，滤泡上皮增生、肥大、呈高柱状，形成许多小乳头突入滤泡腔，细胞顶部的胞质中可见许多胶质颗粒；尚可见明显胀大的滤泡，其直径为 500 ～ 600 mm，甚至可达 800 mm 以上，滤泡上皮为矮立方或扁平状，核小，椭圆形，细胞质淡染，滤泡腔充满深染的胶质，显示胶质潴留的形态特点。上述各种类型的滤泡以不同的比例组成各个小叶，故小叶的大小、形态很不规则。滤泡间及小叶间的血管明显增多、管腔扩张，充血。小叶间纤维组织轻度增多，因而小叶的轮廓更加清晰可辨。

2. 结节性甲状腺肿

其主要病变特点是结节形成。外诊甲状腺往往增大，可以扪及一个或多个结节。早期，可见弥漫性肿大的腺体中出现初形成的结节，随着结节病变的发展，引起大量纤维组织增生和瘢痕形成；到晚期，整个甲状腺被瘢痕组织及埋藏于其中的结节所替代。结节性甲状腺肿的早期，甲状腺外面无明显变形，晚期则完全失去甲状腺的原有状态，成为颜色有异、形状不规则的肿块。

结节可分为两种：①潴留性结节 (retention node)，由胶质潴留而高度肿大的滤泡组，其滤泡充满浓稠的，呈棕褐色、半透明状的胶质，有时可见有白色的纤维组织间隔穿插胶质中；②增生性结节 (hyperplastic node)，又称腺瘤样结节 (adenoma node)，由增生滤泡上皮组成，因细胞密集程度不同和胶质的多少不同而呈灰白色、淡黄色、黄褐色，质致密或呈细海绵状。两种结节可能单独或共同存在于同一腺肿中。

早期形成的结节多无明显边界，随结节的增大，在结节的周围逐渐形成薄的纤维组织包膜，周围的腺体组织可呈现轻度萎缩，在增生性结节的边缘常见扩张的血管，并向结节的中心伸展以维持增生细胞的营养。这些血管曲张，壁很薄，故易出血。结节进一步增大，结节间的血管受压，致使结节血液供应不足，甚至完全断绝，或血液回流受阻，血管过度曲张致使整个结节成为纤维组织包裹的豆渣样物质。出血可为片状，也可使整个结节成为血肿，如出血多，可使腺体急剧增大而有局部疼痛或压迫症状。有的结节，其腺组织液化，潴留胶质变性而使结节中形成大小不等、形状不一的囊腔，称"旗性变"。囊性变区域进一步扩大或几个囊性变区域相互融合可形成紫肿。出血和坏死组织逐渐纤维化，形成不规则的瘢痕。瘢痕围绕在结节边缘，或瘢痕由结节的中心向四周放射，整个结节由瘢痕组织代替。陈旧性出血区、坏死区可见含铁血黄素沉着或胆固醇结晶析出，透明变性的瘢痕和坏死区，可发生钙盐沉着，甚至骨化。有时整个结节成为坚硬的结石。

结节性甲状腺肿的肉眼形态可分为多结节型、单结节型、腺瘤型及囊肿型。多结节型是指同一腺肿中存在两个以上的结节。多结节可为潴留性、增生性，或者两种结节混合存在。多结节型较多见，在地甲病流行区占 40% ~ 60%。单结节型是指相同一腺肿只有单个结节，约占1/3，可为潴留性结节，也可为增生性结节。结节大小不一，很小者仅能触及，一般为 2 ~ 6 cm，甚至可达 10 cm 以上，其发病率各地不一。腺瘤型与增生性单结节在临床上很区别，甚至在术中肉眼也难以鉴定，必须依赖病理学确定，包膜周围的腺体组织有明显的压迫性萎缩，腺瘤以外多为正常的甲状腺组织，腺瘤内的组织学结构多较单一，增生性结节则常常多样，腺瘤常为一个，增生性结节则为多个。腺瘤型约占 2.5%，也有作者的报道高达 10%。囊肿型实际多为结节继发病变的结果。结节组织液化、胶质变性、降解以血浆成分渗出都可引起囊肿形成，原来结节的包膜进一步增厚即可形成囊肿壁。囊肿直径多在 3 ~ 8 cm，也可达 15 cm 以上。囊内容物可因形成原因不同而颜色、黏稠度不一；淡黄色清液、酱油样、胆汁样黏稠液体、胶冻体、黄褐色混浊体，有的液面漂浮有油滴。囊壁为透明变性的结缔组织构成，厚度可达 2 ~ 3 mm，囊内壁光滑，可附有残留的坏死组织。结节性甲状腺肿的单个囊肿型与甲状腺肿囊腺瘤在临床上亦很难鉴别，须由病理学确诊。

三、临床表现

1. 甲状腺肿大

病程早期为弥漫性甲状腺肿大，增大速度较缓慢，肿大程度轻重不等。弥漫性肿大时两侧腺叶常对称，保持正常甲状腺形状。查体可发现甲状腺表面光滑，质软，随吞咽运动上下活动度正常，无血管杂音及震颤。在青春期、妊娠期或哺乳期，甲状腺肿大可明显加重。如病程较长出现结节性甲状腺肿时，甲状腺内可出现大小不等的多个结节，质地不一。结节性肿大的腺体常在一侧较显著，结节囊性变或囊内出血时，可在短期内突然增大，并伴疼痛。如甲状腺肿增大较快，甲状腺结节质地变硬，活动度受限，应警惕癌变的可能。

2. 压迫症状

(1) 压迫气管：比较常见，常向一侧压迫，气管向对侧移位或弯曲，也可有两侧压迫，气管变为扁平。

由于气管内腔受压狭窄，可出现呼吸困难。气管壁长期受压可发生软化，严重者可引起窒息。

(2) 压迫食管：少见。较大的胸骨后甲状腺肿可能压迫食管，引起吞咽不适感，一般不会引起梗阻症状。

(3) 压迫喉返神经：可引起声带麻痹，声音嘶哑，多为一侧。如双侧受压可出现失声和窒息。

(4) 压迫颈深部大静脉：引起头颈部血液回流障碍，多见于胸廓上口或胸骨后甲状腺肿。患者颜面水肿，呈青紫色，颈胸部浅表静脉扩张。

(5) 压迫颈部交感神经节：可引起霍纳 (Horner) 综合征，极少见。

3. 结节性甲状腺肿

可伴发甲状腺功能亢进症或发生恶变。

4. 甲状腺功能测定

血液 T_3、T_4 和 TSH 多数正常，少数患者 TSH 可升高。

5. 甲状腺 B 超

可明确甲状腺有无结节，了解结节数量、大小、性质及有无囊性变。

6. 甲状腺同位素扫描

早期可见甲状腺弥漫性肿大，放射核素分布均匀。结节性甲状腺肿时可见放射核素分布不均匀，一般显示为温和凉结节，囊性变结节可表现为冷结节。

7. 颈部 X 线检查

可发现气管有无因甲状腺肿大而移位及软化，可发现胸骨后甲状腺肿并了解其位置、大小。

四、分类

(一) 地方性甲状腺肿

是碘缺乏病 (iodine deficiency disorders，IDD) 的主要表现之一。地方性甲状腺肿的主要原因是碘缺乏，所以又称为碘缺乏性甲状腺肿，多见于山区和远离海洋的地区。碘是甲状腺合成甲状腺激素的重要原料之一，碘缺乏时合成甲状腺激素不足，反馈引起垂体分泌过量的 TSH，刺激甲状腺增生肥大。甲状腺在长期 TSH 刺激下出现增生或萎缩的区域、出血、纤维化和钙化，也可出现自主性功能增高。长期的非毒性甲状腺肿可以发展为毒性甲状腺肿。

WHO 推荐的成年人每日碘摄入量为 150 mg。尿碘是监测碘营养水平的公认指标，尿碘中位数 (MUI)100 ~ 200 mg/L 是最适当的碘营养状态。一般用学龄儿童的尿碘值反映地区的碘营养状态：MUI < 80 mg/L 为轻度碘缺乏，MUI < 50 mg/L 为中度碘缺乏，MUI < 30 mg /L 为重度碘缺乏。甲状腺肿的患病率和甲状腺体积随着碘缺乏程度的加重而增加，补充碘剂后，甲状腺肿的患病率显著下降。部分轻度碘缺乏地区的人群在机体碘需要增加的情况下可出现甲状腺肿，如妊娠期、哺乳期、青春期等。

预防：

1. 多食含碘丰富的海产食物，如海带、紫菜、虾米、海蜇、淡菜等。

2. 卷心菜、大豆、豌豆、花生、核桃等可引发甲状腺肿，故宜慎用。

3. 保持情绪的舒畅、平静，尽量控制急躁易怒的情绪。

4. 妊娠期甲状腺肿，可在妊娠后自行消退，一般无须治疗。

5. 用碘制剂与甲状腺素片时应病愈即止，不可长期服用。

6. 注意勿将甲亢作为本病误治，甲亢常伴有神经系统症状及代谢亢进等表现。

(二) 散发性甲状腺肿

散发性甲状腺肿原因复杂。外源性因素包括食物中的致甲状腺肿物质、致甲状腺肿药物和碘过量等。一种新的观点是应用甲状腺生长免疫球蛋白 (thyroid growth immunoglobulins, TGI) 解释本病。TGI 仅能刺激甲状腺细胞生长，不能刺激甲状腺细胞的腺苷酸环化酶的活性，所以仅有甲状腺肿而无甲状腺功能亢进。内源性因素还包括儿童先天性甲状腺激素合成障碍，这些障碍包括甲状腺内的碘转运障碍、过氧化物酶活性缺乏、碘化酪氨酸偶尔障碍、异常甲状腺球蛋白形成、甲状腺球蛋白水解障碍、脱碘酶缺乏等，上述的障碍导致甲状腺肿，部分患者发生甲状腺功能减退 (呆小病)。先天性甲状腺功能减退伴神经性耳聋称为 Pendred 综合征。

五、诊断

1. 青春期甲状腺肿

(1) 发生于青春发育期，特别是女性。

(2) 甲状腺肿大：甲状腺看不见但易扪及，或者看得见也摸得着。双叶对称，峡部肿大较明显，质地柔软如海绵状，无结节、无触痛、无震颤、无血管杂音。

(3) 甲状腺肿大程度有自发性波动，可能与情绪波动和月经周期有关；身体发育、智力发育正常。

(4) 血清 T_3、T_4、FT_3、FT_4 测定正常，摄 ^{131}I 率正常，甲状腺 SPECT 检查或 B 超检查显示甲状腺弥漫性增大，但无结节。

2. 弥漫性甲状腺肿

(1) 自觉颈部增粗持续时间较长。

(2) 甲状腺弥漫性肿大：一般达 II 度以上肿大，左右叶对称或右叶比左叶更显著。甲状腺外形无明显改变，表面光滑或轻度隆起，质地柔软或稍硬，无明显结节、无触痛、无震颤、无血管杂音。

(3) 血清 T_3、T_4、TSH 测定正常，摄 ^{131}I 率正常，甲状腺 SPECT 检查或 B 超检查显示甲状腺弥漫性增大，但无结节。

3. 结节性甲状腺肿

(1) 年龄常超过 30 岁，颈部增粗时间较长。有些患者发现有某个结节突然增大且伴有胀痛。

(2) 甲状腺肿大，多为双叶不对称。甲状腺可扪及两个以上结节，结节大小不一，质地不一，光滑，无触痛。有时结节界限不清，甲状腺表面仅有不规则或分叶感觉。巨大的结节性甲状腺肿或胸骨后甲状腺肿可以出现与相邻器官受压的症状和体征。

(3) 血清 T_3、T_4、FT_3、FT_4 测定正常，摄 ^{131}I 率正常。但如合并有甲亢时，则这些检查会有相应的改变。甲状腺 SPECT 显示甲状腺多个结节。甲状腺 B 超可显示甲状腺结节的数目、大小、有无囊性变或钙化。

(4) 巨大结节性甲状腺肿应行颈胸部 X 线检查，以了解有无胸骨后甲状腺肿，气管受压、移位及结节钙化情况。

4. 地方性甲状腺肿

除了上述弥漫性甲状腺肿或结节性甲状腺肿的甲状腺检查特点外，主要是生长或长期居住在甲状腺肿流行区，有长期缺碘史。T_3 正常或升高，T_4 正常或偏低，血清 T_3/T_4 比值升高。TSH 正常，严重缺碘时 TSH 升高。24 小时尿磷排泄降低 (正常值 > 100 mg)。甲状腺吸 ^{131}I 率增高，高峰值提前，但可为外源性甲状腺激素所抑制。

六、鉴别诊断

甲状腺肿最重要的是与颈前区非甲状腺疾病，如颈前区脂肪过多、颈部黏液水肿及颈前区其他肿块性病变 (如上前胸纵隔伸出前颈部的畸胎瘤) 等进行鉴别。鉴别的要点是：甲状腺及甲状腺的结节或肿块可随吞咽而上下移动。鉴别有困难时，甲状腺 SPECT 检查或甲状腺 B 超检查便可明确。其次与甲状腺其他疾病进行鉴别。例如，甲状腺峡部的结节要与甲状舌管囊肿或异位甲状腺进行鉴别；弥漫性甲状腺肿要与亚急性甲状腺炎或淋巴细胞性甲状腺炎进行鉴别；结节性甲状腺肿的单个结节型、腺瘤型、囊肿型要与甲状腺肿瘤进行鉴别，但这种鉴别通过甲状腺外诊、B 超均难以确定，有赖于手术切除的病理学检查。

七、治疗

1. 非手术治疗

青春发育期的弥漫型单纯性甲状腺肿多属于生理性肿大，多能自行缩小，不需特殊治疗。此时手术治疗可妨碍甲状腺功能，影响生长发育，且术后复发率高。对此类患者可给予小剂量甲状腺素治疗。甲状腺素片每日 60 ~ 120 mg，或左甲状腺素片每日 50 ~ 100 μg，连续 3 ~ 6 个月，需要时可至 12 个月，以抑制腺垂体 TSH 分泌，减少对甲状腺的刺激。

2. 手术治疗

(1) 单纯性甲状腺肿：如有压迫症状或巨大甲状腺肿影响正常生活和工作者，应行手术治疗。

(2) 结节性甲状腺肿：原则上应行手术治疗，特别是：①多结节性甲状腺肿，结节巨大影响生活和工作或引起压迫症状者；②结节性甲状腺肿合并甲亢者；③结节性甲状腺肿可疑结节恶变者；④对于单发或小的结节，试用甲状腺素治疗无效，或结节增长速度加快者。

(3) 胸骨后或胸内异位甲状腺肿：应行手术治疗。

手术一般采用受累甲状腺叶次全切除或大部分切除术。

八、预防

随着对地方性甲状腺肿的普查和防治工作的全面深入开展，单纯性甲状腺肿的发病率有所降低。预防单纯性甲状腺肿的发生要从病因方面入手，要注意合理的膳食，清洁的饮用水和良好的生活卫生条件；要避免使用引起甲状腺肿大的药物。

第二节　甲状腺功能亢进症

原发性甲状腺功能亢进症 (简称甲亢) 治疗方法有内科治疗与外科治疗及同位素碘治疗。每个患者都需要选择恰当的治疗方法。每种治疗方法各有其优缺点。若能获得良好的治疗效果，内科治疗最好。当今，欧美、日本及我国治疗甲亢都施行甲状腺次全切除术，其最大理由系内科治疗难以获得永久缓解。甲状腺肿对患者带来诸多不便，此类甲亢病例最适合手术。美国几乎都采用同位素碘治疗甲亢，这是因为同位素碘治疗甲亢价廉易行，而选择外科治疗需高额费用，对手术并发症持严厉批判态度。实际上，注意手术操作完全可以预防手术并发症。内科治疗需要时间长而无法缓解的病例选择外科治疗可获得确实效果，提高患者生存质量。

一、病因

近年来研究发现，Graves 病的发病主要与自身免疫有关，其他病变引起的甲亢在发病上各有特点或仍有不清之处。现分述如下。

1. 免疫因素

1956 年，Adams 等发现长效甲状腺刺激素 (LATS) 作用与 TSH 作用相近，它是一种由 B 淋巴细胞产生的免疫球蛋白(IgG)，是一种针对甲状腺的自身抗体，可与甲状腺亚细胞成分结合，兴奋甲状腺滤泡上皮分泌甲状腺激素而引起甲亢。甲亢患者中 60% ～ 90%LATS 增多。此后又发现 LATS-P 物质，也是一种 IgG，只兴奋人的甲状腺组织，又称为人甲状腺刺激免疫球蛋白 (HTSI)，甲亢患者 90% 以上为阳性。

甲亢发病免疫机制的直接证据有：①在体液免疫方面已知有多种抗甲状腺细胞成分的抗体，如针对 TSH 受体的甲状腺刺激性抗体 (TISI)，或 TSH 受体抗体 (TRAb)，它能与 TSH 受体或其相关组织结合，进一步激活 cAMP，加强甲状腺功能，这种抗体可通过胎盘组织引起新生儿甲亢，或甲亢治疗后不彻底，抗体持续阳性，导致甲亢复发；②细胞免疫方面，证实这些抗体系由于 B 淋巴细胞产生。甲亢患者血中有针对甲状腺抗原的致敏 T 淋巴细胞存在，甲亢时淋巴细胞在植物血凝素 (PHA) 的激活作用下可产生 LATS，PHA 兴奋 T 淋巴细胞后再刺激 B 淋巴细胞，从而产生能兴奋甲状腺作用的免疫球蛋白，如 TSI 等，而引发甲亢。器官特异性自身免疫疾病都是由于抑制性 T 淋巴细胞 (Ts) 功能缺陷引起免疫调节障碍所致，因此，免疫反应是涉及 T 与 B 淋巴细胞及吞噬细胞相互作用的复杂结果。现认为主要与基因缺陷有关的抑制性 T 淋巴细胞功能降低有关，Ts 功能缺陷可导致 T 细胞致敏，使 B 细胞产生 TRAb 而引起甲亢。

间接证据有：①甲状腺及眼球后有大量淋巴细胞及浆细胞浸润；②外周血液循环中淋巴细胞数增多，可伴发淋巴结、肝与脾的网状内皮组织增生；③患者与其亲属同时或先后可发生其他一些自身免疫性疾病；④患者及其亲属中的血液抗甲状腺抗体，TRAb 及抗胃壁细胞抗体与抗心肌抗体等阳性；⑤甲状腺内与血液中有 IgG、IgA 及 IgM 升高。

Graves 病的诱发始动原因目前认为系由于患者 Ts 细胞的免疫监护和调节功能有遗传性缺陷，当有外来精神创伤等因素时，或有感染因素时，体内免疫遭破坏，"禁株"细胞失控，产生 TSI 的 B 淋巴细胞增生，功能变异，在 Ts 细胞的作用下分泌大量的 TSI 自身抗体而致病。有精神创伤与家族史者发病较多，为诱发因素。近年来发现，白种人甲亢 HLA-B8 比正常人高出两倍，亚洲日本人 HLA-BW35 增高，国外华人 HIA-BW46 阳性易感性增高，B13、B40 更明显，这些都引起了注意。

2. 遗传因素

临床上发现家族性 Graves 病不少见，同卵双胎先后患 Graves 病的可达 30% ～ 60%，异卵仅为 3% ～ 9%。家族史调查除患甲亢外，还可患其他种甲状腺疾病如甲状腺功能减低等，或家族亲属中 TSI 阳性，这说明 Graves 病有家族遗传倾向。这种遗传方式可能为常染色体隐性遗传，或常染色体显性遗传，或为多基因遗传。

3. 其他发病原因

(1) 功能亢进性结节性甲状腺肿或腺瘤，过去认为本病多不属于自身免疫性疾病，因血中未检出 IgG、TSI、IATS 等免疫佐证。1988 年国内曾报道单结节检出血清甲状腺球蛋白抗体和微粒体抗体，阳性率为 16.9%(62/383)，多结节阳性率为 54.7%(104/190)。这些结节中增生的甲状腺组织不受 TSI 调节，成为自主功能亢进性或功能亢进性甲状腺结节或腺瘤。目前甲状腺腺瘤与癌瘤发病还认为系由于肿瘤基因所致。

(2) 垂体瘤分泌 TSH 增加，引起垂体性甲亢，如 TSH 分泌瘤或肢端肥大症所伴发的甲亢。

(3) 亚急性甲状腺炎、慢性淋巴细胞性甲状腺炎、无痛性甲状腺炎等都可伴发甲亢。

(4) 外源性碘增多引起甲亢，称为碘甲亢。如甲状腺肿患者服碘过多，服用甲状腺片或左甲状腺素钠 (L-T$_4$) 过多均可引起甲亢，少数患者服用胺碘酮药物也可致甲亢。

(5) 异位内分泌肿瘤可致甲亢，如卵巢肿瘤、绒癌、消化系统肿瘤、呼吸系统肿瘤及乳腺癌等分泌类促甲状腺激素可致临床甲亢。

(6)Albright 综合征在临床上表现为多发性骨纤维结构不良，皮肤色素沉着，血中 AKP 升高，可伴发甲亢。

(7) 家族性高球蛋白血症 (TBG) 可致甲亢，本病可因家族性有遗传基因缺陷或与用药有关。

二、临床表现

甲亢可发生于任何年龄，大多数年龄在 20～40 岁，一般女性比男性发病率高，约为 4：1。但是地方性甲状腺肿流行区，则女性稍多于男性，约为 4：3。青年女性常可出现青春期甲亢，症状较轻，有的人未经治疗，在青春期过后也可自愈。

老年患者较年轻者更易见"隐匿性"，或"淡漠型"甲亢，其神经过敏和情绪症状较轻，突眼发生率也较少。甲亢时多系统受累，临床表现多变，20～40 岁中青年发病较常见，但近年来老年甲亢不断增多。起病较慢，多有精神创伤史和家族史。发病后病程迁延，数年不愈，复发率高，并可发生多种并发症。

1. 能量代谢与糖、蛋白质及脂肪代谢异常

甲亢时基础代谢率 (BMR) 增高，可烦热、潮汗、体重减轻、工作效率低、肌肉消瘦、乏力、易疲劳。蛋白质代谢负平衡，胆固醇下降或正常，皮下脂肪消失，脂肪代谢加速。肝糖原与肌糖原分解增加，糖原异生增快，血糖可升高或出现餐后高血糖，糖代谢异常重者可发生糖尿病。

2. 水盐代谢与维生素代谢紊乱

甲状腺激素可促进利尿、排钾与排镁，故甲亢时易发生低钾性周期麻痹与低镁血症。钙与磷运转加速，常有高尿钙与高尿磷和高尿镁；久之，可发生骨质脱钙与骨质疏松，当有低血钙发生后患者又摄钙不足，少数患者可发生继发性甲状旁腺功能亢进症。同时由于甲亢时吸收差，代谢快，消耗多，可发生维生素 B$_1$、维生素 C、维生素 D 等多种维生素缺乏症及微量元素缺少症。

3. 皮肤肌肉代谢异常症状

蛋白质呈负代谢平衡，肌酸负平衡，负氮平衡，ATP 减少，磷酸肌酸减少，易发生甲亢性肌病、眼肌无力、重症肌无力，或经常性软瘫。皮肤发生黏液性水肿，多见于眼睑与胫骨前。指甲变软或发生变形与感染。

4. 心血管系统症状

甲状腺激素兴奋心肌交感神经，增强儿茶酚胺作用，出现心动过速、心律失常、心音增强、

脉压加大，甚至心脏扩大、心尖部收缩期杂音。老年人易发生心房纤颤、心绞痛甚至甲亢性心脏病与冠心病同时发生，以致心力衰竭。

5. 精神与神经系统症状

甲状腺激素可兴奋神经肌肉，易产生精神紧张，急躁、激动、失眠、头晕、多虑、易怒、多言、手抖、反射亢进，严重时可发生甲亢性精神病与自主神经功能紊乱。

6. 消化系统症状

甲状腺激素可增加肠蠕动，发生易饥饿、食欲亢进、大便次数增多、消化不良性腹泻，营养与吸收不良，严重时可出现低蛋白血症及腹水，呈恶病质状态而卧床不起，老年人多见。

7. 内分泌与生殖系统症状

甲亢时内分泌系统功能可有紊乱，最常见的是性腺功能受累，女性闭经和月经不调，男性阳痿，但女性妊娠不受影响，分娩时应注意防止发生甲亢危象和心力衰竭。

8. 甲状腺肿大

一般呈对称性，少部分呈非对称性肿大，分Ⅰ°、Ⅱ°、Ⅲ°；增大，多数呈弥漫性肿大，常有血管杂音及震颤。甲状腺也可不增大，或甲状腺有囊性、结节性肿大，但甲亢症状不减。

9. 突眼

眼球突出超出 16 mm 为突眼。一般有良性突眼与恶性突眼（浸润性突眼）之分，前者多见。过去有人认为突眼系由于垂体分泌致突眼物质所致，目前则认为突眼是自身免疫因素所致。即：①甲状腺球蛋白与抗甲状腺球蛋白复合物沉积在眼肌细胞膜而引起水肿和淋巴细胞浸润，眼外肌肥大，致突眼和球外肌麻痹；②球后脂肪及结缔组织细胞发生免疫反应。严重时上下睑不能闭合，眼球调节作用差，辐辏反射失调。交感神经活动亢进使上睑退缩，眼裂增宽与凝视。恶性突眼时眼压升高，可发生角膜溃疡、穿孔、结膜充血、水肿甚至失明。

10. 局限性黏液性水肿

多在胫骨前发生对称性的浸润性皮肤病变，还可发生在手指、掌背及踝关节等部位。皮肤增厚，变韧，出现大小不等的棕红色斑块状皮肤结节，凹凸不平，面积逐渐扩大融合，形似象皮腿，此种患者 LATS、LATS-P、TGA、TMA 多呈阳性。

三、分型分级

甲亢临床表现多种多样，但某一患者往往表现为以某一系统或某一器官方面的症状最为突出，故临床上常将甲亢分为若干型（表 1-1）。值得注意的是，临床分型并非一成不变，随年龄增长，病情的发展，可以有转化状况发生。

表 1-1 甲亢的临床分型

	临床特点
混合型（典型）	最常见。临床表现有心悸、劳动后气短，多汗，急躁，情绪不稳定，手颤抖，全身无力，食欲亢进，大便次数增多，消瘦，体重减轻。体格检查：眼球突出，甲状腺肿大，或有杂音，心率快，手心温暖潮湿，双手平伸时有细颤、动作急速。BMR 和摄 ^{131}I 率增高。

（待续）

（续表）

	临床特点
神经 - 精神型	起病大多缓慢，部分患者表现为神经兴奋性增高，情绪高涨，欣快、多动；部分患者表现为头晕，头痛失眠，多梦，平时注意力不够集中，记忆力减退，敏感易疲劳，急躁易激动，悲观易流泪。有些患者孤僻，萎靡不振与兴奋周期性交替出现。还有长期严重甲亢出现记忆障碍及其他智力低下者，如出现谵妄，常提示已有甲状腺危象发生。体格检查：心率增速，甲状腺功能改变以摄 ^{131}I 率增高多见。
心血管型	主要表现为心跳，心慌，常自诉有"心脏病"。体格检查：颈动脉搏动明显，心率多在 100 次 / 分以上，各瓣膜区可闻及程度不等的收缩期吹风样杂音或出现心房颤动，后期可有心脏增大、右心衰竭的系列体征，易误为各种心脏病。
胃肠型	多以慢性腹泻为突出表现，大便多为软便，少数为稀水便，镜检无特殊成分。极少有腹痛与里急后重，胃肠 X 线钡餐检查常见钡剂通过加速，常因 ALT 升高、体重减轻较显著而诊断为"肝炎"。
肌肉型	突出表现为肌肉显著萎缩或无力，常诊断为重症肌无力，以周期性瘫痪来诊时，多诉突发软瘫，神志清，从无发热，腱反射减弱或消失。ECG 及血钾测定常示低血钾，发作轻重与甲亢程度成正比，甲亢经治疗后周期性瘫痪发作可终止。多可询问出甲亢病史及查出甲亢体征。
低热型	以长期低热主诉就诊，温度一般不超过 38℃。匹拉米酮试验阴性，一般抗生素、磺胺类药与解热药不能退热，而使用抗甲状腺药两周左右体温可降至正常。体格检查：温度与心率不同比例的心动过速，应注意与其他常见低热疾病相鉴别。
淡漠型	中、老年较青年多见。无精打采，反应迟钝，嗜睡，皮肤干冷起皱，色素沉着，突眼少见。甲状腺轻度肿大，有时可扪及结节，严重肌肉消耗，大多有近端性肌病，累及肩、髋关节，心率很少超过 120 次 / 分，多有心房颤动。
恶病质型	以极度耗竭类似晚期癌症患者的恶病质为特征。体重可轻至 30 kg 左右，皮下脂肪乃至肌肉重度萎缩，典型的"皮包骨"。极易误诊为重症肺结核或晚期癌症，此型可以一开始便如此特征，亦可从他型转变而来。
妇科型	部分女患者以月经稀少、闭经或诉月经过多，去妇科就诊，而误诊为妇科疾患。
肥胖型	过多的甲状腺激素虽然增加物质氧化速度，但伴随贪食，使摄入的总热量超过旺盛消耗所需，呈正热量平衡，可超过标准体重的 30% 以上。诊断上必须肯定是发病后未经任何治疗而体重增强，注意与胰岛功能亢进、性腺功能紊乱、丘脑 - 垂体或 Friihlich 综合征进行鉴别。
脂肪萎缩型	极为少见，多发生在女性患者，从面部开始消瘦，渐延至上半身，而下半身可见较多的皮下脂肪聚积。

（待续）

	临床特点
骨关节型	部分患者可发现高钙血症，骨质疏松并伴有病理性骨折。亦有以肩关节周围炎、腱鞘炎、滑囊炎为突出表现者。对于常规使用的各种疗法反应都很差，甲状腺功能不恢复正常，这些骨关节症状很难得到改善。

从疾病的病理生理过程出发，将甲亢分为 4 期。

第一期（神经期）：神经症状显著，甲状腺轻度肿大。

第二期（神经体液期）：甲状腺显著增大，甲亢症状明显。

第三期（内脏病理期）：内脏器官发生病理性损害。

第四期（恶病质期）：全身各系统和器官发生不可复转的萎缩性改变。

按病情程度分为 3 级。其分级的依据是根据其基础代谢率、心率、体重减轻程度和劳动力丧失情况等。分为轻、中、重 3 级，临床上也常适用。

四、诊断

（一）问诊要点

1.注意询问患者有无怕热多汗、心悸胸闷、手抖、多食消瘦、兴奋易怒或焦虑，是否大便频数、不成形等。

2. 有无颈部粗大、突眼，有无畏光、流泪、复视等。

3. 如为女性，应询问有无月经稀少、闭经、不孕等；如为男性，则询问有无乳房发育、阳痿。

4. 有无发作性低血钾、肌肉柔软无力等。

5. 以往有无甲亢病史，如有，应询问患者以往的诊治经过、所用药物及效果如何。

6. 有无长期服用含碘的药物（如胺碘酮）、含碘造影剂、含有海带或紫菜的保健品，如有，应询问具体名称、剂量及时间。

（二）查体要点

1.注意观察皮肤温度和湿度。

2. 注意观察眼部体征

眼多为中度或重度进行性单侧或双侧突眼，突眼多在 19 ～ 20 mm。眼睑水肿，眼球转动受限。因眼球突出，眼睑收缩，眼睑闭合不良或不能闭合，角膜暴露，出现角膜干燥、炎症、溃疡甚至角膜穿孔而失明。如果有眼病的证据且甲状腺激素升高，则可确定 Graves 病的诊断。

3. 观察甲状腺大小、质地、有无结节、压痛、听诊有无血管杂音或震颤等。如果患者甲状腺有压痛，提示为亚急性甲状腺炎。

4. 观察是否有心动过速、心律失常（心房颤动）、心力衰竭以及水冲脉、股动脉枪击音、毛细血管搏动征等。

5. 做手震颤试验，部分患者有甲亢性肌病、肌无力、肌萎缩、周期性瘫痪、杵状指、胫前黏液性水肿等表现。

（三）进一步检查

1. 血清甲状腺激素和促甲状腺素测定

血清总 $T_3(TT_3)$、总 $T_4(TT_4)$、游离 $T_3(FT_3)$、游离 $T_4(FT_4)$、反 $T_3(rT_3)$ 水平均升高。TT_3、TT_4 指标稳定，可重复性好，在排除受甲状腺结合球蛋白 (TBG) 的影响外，能最佳反映甲状腺功能状态，通常情况下，两者的变化相平行，但 TT_3 对轻型甲亢、甲亢治疗后复发的诊断更加敏感。FT_3 和 FT_4 不受血中 TBG 浓度的影响，较 TT_3 和 TT_4 能更准确地反映甲状腺的功能状态。血清促甲状腺激素 (TSH) 水平降低，应用免疫化学发光法测定的高灵敏 TSH(sPSH) 已成为国际上公认的诊断甲亢的首选指标，甲亢患者 sTSH < 0.1 mU/L，因 sTSH 是诊断甲亢最敏感的指标，因此，也将其作为单一指标进行人群中甲亢的筛查。

2. 甲状腺自身抗体

95% 以上的患者甲状腺过氧化物酶抗体 (TPO-Ab) 阳性；50% 的患者抗甲状腺球蛋白抗体 (TgAb) 阳性；甲状腺刺激性抗体 (TSAb) 阳性支持甲亢的病因诊断是 Graves 病；促甲状腺素受体抗体 (TRAH) 阳性与 TSAb 阳性意义相同，初发 Graves 病 60% ~ 90% 患 TRAb 阳性。

3. 甲状腺 B 超

可测定甲状腺大小、形态、有无结节、血流情况等。甲亢时 B 超检查显示甲状腺体积增大，血流丰富，甚至呈"火焰状"。B 超对发现手诊未能触及的甲状腺结节极有价值。眼球后 B 超检查可早期发现眼外肌肥大，协助诊断 Graves 眼病，并可帮助判断病变的程度和观察其变化。

4. 心电图检查

甲亢性周期性瘫痪者心电图可见 ST 段压低，T 波低平及出现高大 U 波等低钾改变。

5. 肌电图检查

甲亢合并重症肌无力患者可出现动作电位衰减现象，开始检测时电位正常，以后波幅与频率渐减低，提示神经-肌肉接头处病变 甲亢性肌病患者一般可出现平均动作电位时限明显缩短、动作电位电压及多相电位增多等肌病型改变。

6. 肌肉活检

慢性甲亢性肌病患者的肌肉超微结构改变主要是线粒体失去正常形态，可见到巨大线粒体，内含不平行排列的嵴，横管扩张，肌纤维内微管积聚等。

7. 新斯的明试验

甲亢合并重症肌无力的患者可见肌无力症状明显缓解，而甲亢伴周期性瘫痪患者对此试验无反应。

（四）诊断

1. 诊断的程序

(1) 确定有无甲状腺毒症，测定血清 TSH 和甲状腺激素的水平。

(2) 确定甲状腺毒症来源于甲状腺功能的亢进。

(3) 确定引起甲状腺功能亢进的原因，如 Graves 病、结节性毒性甲状腺肿、甲状腺自主高功能腺瘤等。

2. 诊断要点

(1) 甲亢的诊断：①高代谢症状和体征；②甲状腺肿大；③血清 TT_4、FT_4 增高，TSH 减低。

具备以上三项诊断即可成立。应注意的是，淡漠型甲亢的高代谢症状不明显，仅表现为明显消瘦或心房颤动，尤其是老年患者；少数患者无甲状腺肿大；T_3 型甲亢仅有血清 T_3 增高。

(2)GD 的诊断：①甲亢诊断成立；②甲状腺弥漫性肿大（触诊和 B 超证实），少数病例可以无甲状腺肿大；③眼球突出和其他浸润性眼征；④胫前黏液性水肿；⑤ TRAb、TSAb、TPOAb 阳性。以上标准中，①②项为诊断必备条件，③④⑤项为诊断辅助条件。TPOAb 虽然不是本病致病性抗体，但是可以交叉存在，提示本病的自身免疫病因。

五、鉴别诊断

①单纯性甲状腺肿，除甲状腺肿大外，并无上述症状和体征，虽然有时 ^{131}I 摄取率增高，T_3 抑制试验大多显示可抑制性，血清 T_3、rT_3 均正常；②神经官能症；③自主性高功能性甲状腺结节，扫描时放射性集中于结节处：经 TSH 刺激后重复扫描，可见结节放射性增高；④其他，结核病和风湿病常有低热、多汗、心动过速等，以腹泻为主要表现者常易被误诊为慢性结肠炎，老年甲亢的表现多不典型，常有淡漠、厌食、明显消瘦，容易被误诊为癌症，单侧浸润性突眼症需与眶内和颅低肿瘤鉴别，甲亢伴有肌病者，需与家族性周期麻痹和重症肌无力鉴别。

典型的甲亢有高代谢症状，甲状腺肿大、眼球突出等症状，诊断并不困难，但有约 20% 的甲亢患者临床表现不典型，多见于老年、年龄较大的患者，有慢性疾病的患者或是甲亢早期和轻症甲亢患者，症状和体征不典型，往往无眼球突出，甲状腺肿大不明显，特别是有一些患者甲亢症状隐匿，而以某种症状较为突出，容易误诊为另一系统疾病，常见的不典型表现有以下几点。

1. 心血管型

以心血管症状为突出症状，心动过速，心律失常，心绞痛或心力衰竭。

多见于妇女或年龄较大的患者及毒性结节性甲亢患者，临床上往往诊断为冠心病、高血压性心脏病、心律失常等病，此型甲亢患者，心血管症状用抗甲状腺药物治疗才能缓解，单纯用心血管药物治疗效果不佳。

2. 神经型

以神经精神症状为突出表现，患者神经过敏，注意力不集中，情绪急躁，坐立不安，失眠，幻觉，多见于女性，易误诊为神经官能症或更年期综合征。

3. 胃肠型常以腹泻为突出症状

大便一天数次甚至数十次水样腹泻，无脓血便，常误诊为肠炎、慢性结肠炎、有部分患者以腹痛为主要症状，呈弥漫性或局限性腹痛，可类似胆绞痛、肾绞痛、溃疡病、胰腺炎、阑尾炎，往往诊断为急腹症而收到外科治疗，偶尔少数患者以剧烈呕吐为主要症状，甚至呈顽固性呕吐而误诊为胃肠炎，本型多见于中、青年人。

4. 肌肉型

以肌无力、体力减退和周期麻痹为突出表现，往往无突眼、无甲状腺肿等甲亢体征和症状，或症状出现较晚，多见于中年男性，多在患者饱餐后及摄入大量糖类食品发生。

5. 恶病质型

以消瘦为突出症状，体重迅速下降，肌肉萎缩，皮下脂肪减少或消失，甚至出现恶病质，往往误诊为恶性肿瘤，多见于老年患者。

6. 低热型

约半数甲亢患者有低热，体温一般 < 38℃，部分患者长期以低热为主要症状，伴有消瘦、心悸等症状，易误诊为风湿热、伤寒、结核病、恶急性细菌性心内膜炎等，主要见于青年人。本型低热的特点，体温升高与心率加快不呈正比，心率快更显著，应用解热药、抗生素治疗无效，而抗甲状腺药治疗效果明显。

7. 肝病型

以黄疸、上腹胀痛、肝大、转氨酶升高、白细胞减少为主要症状，往往误诊为肝病。

除上述不典型症状外，还有一些不典型体征，如甲亢性肢端病，男性乳房发育症，白癜风，指甲与甲床分离症 (Plummer 甲)，局部常色素沉着，高糖血症，多饮多尿，肝掌，高钙血症等，这些都需要有进一步认识，以免误诊。

一般甲亢还需要与单纯性甲状腺肿 (地方性甲状腺肿)、急性甲状腺炎、恶急性甲状腺炎、桥本病、甲状腺瘤、甲状腺癌、自主神经功能紊乱等症鉴别。

六、甲状腺功能亢进症的治疗

(一) 原发性甲状腺功能亢进症治疗历史

应用抗甲状腺药物治疗与同位素碘治疗研制开发之前，切除甲状腺肿是治疗甲亢确实有效的唯一方法。19 世纪后半期，Billroth、Kocher 等人对甲亢均施行手术治疗。1909 年，瑞士人 Theodor Kocher 获得诺贝尔医学奖金时，获奖的演讲题目"轻度甲状腺疾病状态"之中，施行 4000 例甲状腺手术中甲亢手术为 155 例，其死亡率为 2.5%，取得优秀的治疗成绩。Kocher 获此成绩时供职于瑞士的伯尔尼大学外科。当时瑞士为缺碘地方甲状腺肿流行地区。其实论文中作为甲亢病例含有现在称为中毒性结节性甲状腺肿。当时，甲亢手术最大并发症是术后甲状腺危象，死亡率高。中毒性结节性甲状腺肿多为轻度功能亢进。不管怎样，呈甲状腺功能亢进状态手术发生甲状腺危象可能性很大。1923 年美国 MAYO 诊所的 Plummer 报道使用碘剂后可以安全地进行甲亢手术。1942 年，Hamilton 发现 ^{131}I 于甲状腺内聚集，从而将其应用于甲亢治疗。1943 年，Astwood 用硫氧嘧啶治疗甲亢，因硫氧嘧啶毒性大，以后广泛应用带丙基的硫氧嘧啶。同时期研制开发甲巯咪唑，才开创甲亢内科治疗。美国广泛应用同位素碘治疗甲亢以来，似乎甲亢外科手术成为过时的治疗方法。但是用抗甲状腺药物治疗甲亢缓解率很低为 40% ～ 50%，为了获得缓解多数患者需要长时间服药。也有用抗甲状腺药物治疗使甲状腺肿越来越大。美国用同位素碘治疗甲亢 50 余年，日本有 40 余年，中国也有 30 余年经验来看，已经否定其致畸性与对性腺影响，否定发生白血病与癌的可能性。因而广泛应用同位素碘治疗甲亢。但对妊娠者当属禁忌，近期希望妊娠女性也不合适。

关于放射线对甲状腺影响，众所周知婴幼儿时期颈部照射 X 线可能成为发生甲状腺癌的因素。Belarux 报道切尔诺贝利核电站的核泄漏事故后发生很多小儿甲状腺癌病例，可能系放射性碘为主要发病因素之一。关于同位素碘治疗后发生甲状腺癌与甲状旁腺癌的频率还没有结论。Holm 等人报道 10 552 人同位素碘治疗后调查结果胃癌发生率上升。而美国所有年龄组甲亢患者均为同位素碘治疗对象。

(二) 甲亢手术适应证

1. 年轻者，结婚希望妊娠者，对于中年或高龄者用侵袭不大的同位素碘治疗为好，本人希望手术的病例也适合手术。某些眼球突出非常严重病例适合手术。

2. 用抗甲状腺药物治疗不能获取永久缓解的病例。用抗甲状腺药物几年也无法定期到医院检查治疗者。控制甲亢需要大剂量的抗甲状腺药物的病例不如做手术为好。每日服用甲巯咪唑90 mg 以上，甲状腺功能难以达到正常化的病例需同时服用碘剂地塞米松暂时将甲状腺功能达到正常就施行手术。

3. 因抗甲状腺药物副作用，使其无法继续服用抗甲状腺药物的病例。服用抗甲状腺药物最严重并发症是颗粒细胞减少症，大约 500 例中可有 1 例发生此症。对于年轻患者发生颗粒细胞减少症时即使甲状腺肿小也需要劝其手术治疗。如发生其副作用如皮疹、关节痛、肝功能障碍无法使用抗甲状腺药物的病例需要考虑手术治疗。

4. 甲状腺肿大超过 40 g，或 TRAb(促甲状腺激素受体抗体) 呈高值为 60% 以上者。因甲状腺肿比较大，应用抗甲状腺药物多数难以缓解，或多次复发。甲状腺肿大即使应用同位素碘治疗也不容易缓解。

5. 只有手术才能治疗的病例，如甲亢合并甲状腺恶性肿瘤。甲亢合并有潜在性分化癌的频率高。为手术适应证的恶性肿瘤均为显性癌。合并甲状腺良性肿瘤体积比较大者也是手术对象。

6. 可以说社会性适应情况，希望早期缓解拒绝同位素碘治疗病例，如到医疗机构不发达的国家或地区工作，或无法定期到医院复查的病例也是手术对象。从美容角度看劝其手术治疗。患者自身熟知甲亢病态也多数希望手术治疗。

(三) 甲状腺次全切除术

1. 手术目的

甲状腺大部分切除，使甲状腺刺激发生反应的甲状腺滤泡细胞数目减少，使分泌甲状腺激素保持正常状态。

2. 术前准备

如前所述甲亢手术主要使甲状腺功能恢复正常。如果甲状腺功能正常的话，那么完全不用担心术后发生甲状腺危象。通常使用抗甲状腺药物可使甲状腺功能正常化。当其药物疗效差、副作用强无法继续服药时，可用如下方法使甲状腺功能正常化。即只用抗甲状腺药物，抗甲状腺药物 + 碘剂；抗甲状腺药物 + 碘剂 + 肾上腺皮质激素；抗甲状腺药物 + 碘剂 + 肾上腺皮质激素 + 普萘洛尔；只用碘剂；碘剂 + 肾上腺皮质激素；碘剂 + 肾上腺皮质激素 + 普萘洛尔；只用普萘洛尔。

大剂量碘剂有抑制甲状腺激素分泌与合成的作用。一般轻度或中度甲亢者待甲状腺功能恢复正常时需要服用复方碘溶液，每次 10 滴，每日 3 次，连服 7 ~ 14 天手术，服用碘剂 3 周以上出现逃逸现象失去作用。

即使应用碘剂甲状腺功能仍呈高功能状态可并用肾上腺皮质激素。肾上腺皮质激素促进 T_4 向反 T_3 转换以减少血中 T_4，使代谢正常化。应用地塞米松，倍他米松 6 ~ 8 mg，4 ~ 6 天口服。如脉搏频数时可并用普萘洛尔。也有单用普萘洛尔做术前准备的方法。因术前术后普萘洛尔的剂量不好掌握，术后 1 周继续口服普萘洛尔。有少数患者术后发生甲状腺危象。

3. 甲状腺次全切除手术操作要点

为了获得确实治疗效果，应该施行并发症少的手术方式。现在一般广泛施行甲状腺次全切除术。为了保护喉返神经及甲状旁腺，手术开始时不要触及甲状腺背侧。尽可能保留甲状腺后方被膜。也有确认喉返神经后再施行甲状腺次全切除。当甲状腺肿比较大或甲状腺与周围组织粘连密切病例，确认喉返神经很困难。一般甲状腺残留量两侧为 4～6 g。Feliciano 认为甲亢手术的新进展，即：①保留甲状腺下动脉可确保上甲状旁腺的血液循环；②保留喉上神经外支；③完整切除锥体叶；④甲状旁腺自家移植；⑤置放持续吸引的引流管。

4. 手术步骤

(1) 切口与颈前肌群显露：切开皮肤及颈阔肌，显露胸锁乳突肌，胸骨甲状肌的前面。

(2) 手术入路：一般常用正中与侧方手术入路，可用正中颈白线纵行切开，直达甲状腺峡部，用于甲状腺瘤非常小，可以很好地观察甲状腺左右叶。如图 1-1 所示的侧方手术入路充分显露甲状腺上下动静脉，喉返神经与甲状旁腺。当锥体叶大时难以处理。于胸锁乳突肌前缘切开筋膜剥离胸骨舌骨肌与胸骨甲状肌间隙。直达甲状腺表面。

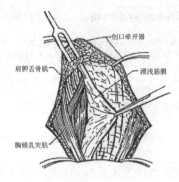

图 1-1 手术入路

(3) 显露甲状腺上动静脉：以甲状腺钳子挟持甲状腺上极附近，将甲状腺向前下方牵引，仔细剥离显露甲状腺上动静脉分支，通过止血钳子。

(4) 结扎切断甲状腺上动静脉：于甲状腺上动静脉分支的头侧通过结扎线行双重结扎。紧贴甲状腺上极结扎甲状腺上动静脉的前支、外侧支、保留、背支。

(5) 结扎切断甲状腺中静脉：向正中方向夹持甲状腺，显露甲状腺侧方的甲状腺中静脉，双重结扎。

(6) 显露甲状腺下动脉：喉返神经。靠近颈总动脉，牵引甲状腺侧方，使甲状腺下动脉紧张，剥离其周围组织，确认喉返神经，此图中系喉返神经位于甲状腺下动脉主干之下处。

(7) 确认喉返神经与甲状旁腺：如图 1-2 所示，喉返神经位于甲状腺下动脉分支间或外侧，各占 20%，余下 10% 系甲状腺下动脉不发达难以确认。

(8) 结扎切断甲状腺下动脉：结扎甲状腺下动脉，术后甲状旁腺功能减退症发生率不增高。注意不要将甲状腺下动脉与喉返神经一起结扎。数针缝合甲状腺峡部的实质遮断对侧叶的血流。为了保护后方甲状腺与甲状旁腺按甲状腺后方缝合结扎一周。

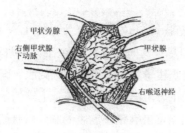

图 1-2 确认喉返神经与甲状旁腺

(9) 切除甲状腺侧叶：首先切断峡部锐性剥离气管与甲状腺之间隙，应用手术刀切除甲状腺，其断端缝合止血。一般先切除右叶，同样操作切除左叶，两叶残留量合计 6 ～ 8 g。距离创口数厘米处插入硅胶引流管，24 ～ 48 小时拔引流管。

（四）甲状腺超次全切除术（栗原手术）

1. 甲状腺次全切除术后有 10% ～ 20% 的患者甲亢复发

日本国栗原英夫教授首创甲状腺超次全切除术。指甲状腺组织残留量为 2 g 的甲状腺切除手术。施行此手术可使原发性甲状腺功能亢进症百分之百缓解而治愈。其理由系一般的甲状腺次全切除不能完全去除甲状腺刺激抗体，患者认为手术是最好的治疗措施，术后不应复发；当甲状腺组织残留量 2 g 以下术后无复发病例；术后发生甲状腺功能减退可应用甲状腺激素补充疗法调整治疗；甲状腺组织残留量 1.5 ～ 2.0 g 时患者没有正确服用甲状腺激素呈潜在性甲状腺功能减退症，但不会呈现严重甲状腺功能减退状态。

2. 手术要点

(1) 需特殊准备的器械：为了确认游离甲状旁腺与喉返神经准备一个手术用放大镜与几把小蚊式钳子，甲状腺钳子或二齿式宫颈钳子；甲状腺组织残留量模型用黄铜制造，由 1 ～ 6 g 共 6 个模型。

(2) 为了完成此术式需要研习：①甲状旁腺及甲状腺游离手术技术；②确认喉返神经方法；③关于 Berry 韧带周围的局部解剖等。

(3) 游离甲状旁腺的方法如下进行：将覆盖甲状腺表面的外科被膜剥离开，去显露甲状旁腺，需将支配甲状旁腺的血管分支与甲状腺交通支一支一支地仔细处理，将其向外侧游离。发现甲状旁腺有血液循环障碍时，应将其细切后移植于胸锁乳突肌内。

(4) 确认喉返神经的方法：多数术者喜欢应用喉返神经与甲状腺下动脉交叉部位判断确定。一般从外侧游离甲状腺在第 1、第 2 气管软骨高度的所谓 Zuckerkandl 结节背部，Berry 韧带外侧可见喉返神经。本法优点在于此部位肯定有喉返神经，因为喉返神经不贯穿甲状腺与 Berry 韧带，故在甲状腺表面仔细地游离不会损伤喉返神经。如果错误地将一侧喉返神经切断时，应对端缝合神经，对于正常生活没什么妨碍。

(5) 甲状腺残留量问题：游离甲状旁腺，确认喉返神经，在左右 Berry 韧带周围只留下 1 g 甲状腺组织，甲状腺残留组织位于喉返神经前内侧。手术中于甲状腺背面游离甲状旁腺非常困难时，可将附有甲状旁腺的甲状腺组织残留量大小为 1 ～ 2 g 而对侧叶全切除。也可将甲状旁腺向背外侧游离确认喉返神经，使左右 Berry 韧带周围各留下 1 g 甲状腺组织。

3. 手术步骤

(1) 切口与显露甲状腺：皮肤切口位置在胸骨上缘 1 ～ 1.5 横指处，沿着皮肤皱纹做 Kocher 切口。如需延长皮肤切口尽量延向侧方，避免沿颈部纵向切开 (图 1-3)。与皮肤切开的同一线上切开游离颈阔肌。用组织钳子将皮下组织与颈阔肌一同夹持上提，在颈阔肌下面向上方游离到可触及甲状腺上极，向下方游离到可触及锁骨上缘为止。将皮瓣在上方固定二处，下方在中央与皮肤缝合固定。显露出覆盖有颈浅筋膜的胸骨舌骨肌。显露甲状腺有三种方法 (图 1-4、图 1-5、图 1-6)。当甲状腺肿小时可行正中切开，一般行颈前肌群于两方外侧切开加横行切断颈前肌群；甲状腺肿大时再加肩胛舌骨肌也横行切断，能触及左右甲状腺上极为止。颈前肌群横行切断时，先将胸骨舌骨肌的上下两侧的肌肉全层缝合结扎切断，即在胸骨舌骨肌背面插入两把 Kocher 钳子在两钳子之间以电刀切断。再将胸骨甲状肌也双重结扎其间切断。因为胸锁乳突肌，胸骨舌骨肌与胸骨甲状肌以各自筋膜覆盖，且三者之间血管穿通支很少均为疏松地结合。将颈前肌横行切开时，很容易用手指剥离开颈前肌的间隙。

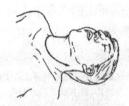

图 1-3 皮肤切口

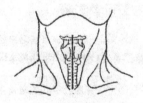

图 1-4 正中切开

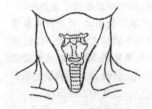

图 1-5 双外侧切开

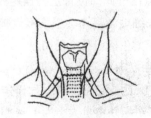

图 1-6 颈前肌群横行切断

(2) 游离甲状腺

1) 因甲状腺与胸骨甲状肌之间有小血管穿通支，应当一支一支地仔细钳夹止血进行剥离。甲状腺肿比较大时，游离胸骨甲状肌的外侧，尤其是上方充分剥离后处理甲状腺上极就容易多了。游离外侧时因血管多必须慎重剥离。这样制止出血可顺利地将甲状腺暴露出来。

2) 从峡部上方游离甲状腺及锥体叶需紧贴甲状腺，结扎切断甲状腺上动脉前支外侧支，如图 1-7，为了保留甲状旁腺血液循环，不能切断甲状腺上动脉的背支，甲状腺上极背侧不要剥离很深、避免损伤甲状旁腺。从外侧向背部平行剥离不会损伤喉上神经外支。

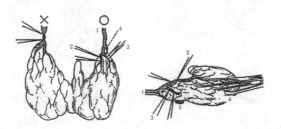

游离上及时，保留甲状腺上动脉背支，保留上甲状旁腺血液循环，

左图不要像 X 那样集束结扎。O 只结扎甲状腺上动脉的前支与外侧支。

1. 甲状腺上动脉主干；2. 前支；3. 外侧支；4. 背支；5. 甲状旁腺；6. 甲状腺右侧叶

图 1-7 游离甲状腺的术式

3) 在游离甲状腺外侧与下及时，应用甲状腺钳子或组织钳子将甲状腺向内侧牵引，切断结扎甲状腺中静脉，继续游离一直到甲状腺后被膜处，此时应将覆盖于甲状腺表面的薄薄的纤维性被膜 (外科被膜) 用蚊式钳子剥离。将与甲状腺之间疏松结缔组织用剪刀锐性剥离将甲状腺向前方游离起来。当处理甲状腺动静脉时尽可能靠近甲状腺被膜处结扎切断。并不损伤甲状旁腺血液循环。当甲状腺残留量小时，甚至气管、食管以至甲状腺上动脉向甲状旁腺的侧支循环也减少，故不结扎甲状腺下动脉主干可保留甲状旁腺的血液循环。

(3) 游离甲状旁腺：一般行甲状腺次全切除时，即使甲状旁腺位于前方也不会损伤甲状旁腺。当甲状腺切除很多时两叶总残留量为 2 g 以下，为了保留甲状旁腺血循必须将甲状旁腺从甲状腺上游离下来移向背外侧，将黄色物体全部留下。

如图 1-8 所示，按点线做切断面不会损伤甲状旁腺。

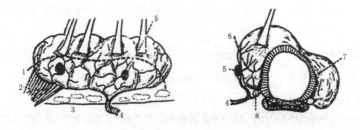

1. 切断线；2. 喉头；3. 食管；4. 甲状腺下动脉；5. 甲状旁腺；6. 切断面；7. 气管；8. 喉返神经

图 1-8 游离甲状旁腺的术式

施行甲状腺超次全切除时，残留甲状腺组织非常小，多数情况下必须将甲状旁腺游离移动到后被膜处。在游离甲状旁腺时，为了保留其血液循环尽可能远离甲状旁腺而靠近甲状腺处结扎切断血管，如图 1-9 中的点线为甲状腺切断面，位于 Berry 韧带处的残留甲状腺组织重量约 1 g。

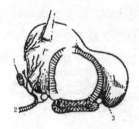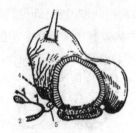

1. 甲状旁腺；2. 甲状腺下动脉；3. 韧带；4. 切断面；5. 喉返神经

图 1-9 游离移动甲状旁腺处理血管时，尽可能距甲状腺近，

离甲状旁腺远些。点线为切断面，甲状腺残留量为 1 g

如图 1-10 所示，将甲状腺向前内方向边牵引，边将甲状腺由外侧向背部纵深进行剥离。在第 1 第 2 气管软骨高度可见甲状腺呈半球状隆起部分称为 Zuckerkandl 结节。

当游离甲状旁腺之际，应用蚊式钳子或小镊子将覆盖甲状腺表面的外科被膜钝性分离显露甲状旁腺。为了保留甲状旁腺血液循环尽可能接近于甲状腺处结扎切断血管，反复多次进行这个操作来游离甲状旁腺。当确认甲状旁腺有血液循环障碍时，应将其切成 1 mm^3 大小移植于胸锁乳突肌内。

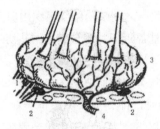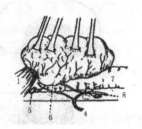

1. 喉头；2. 甲状旁腺；3. 甲状腺右侧叶；4. 甲状腺下动脉；5. 甲状旁腺；

6.Zuckerkandl 结节；7. 气管；8. 喉返神经

图 1-10 第 1～2 气管软骨高度有个半球状隆起称为 Zuckerkandl 结节

(4) 显露喉返神经：进一步将 Zuckerkandl 结节剥离到背侧可显露出喉返神经，其内侧可见 Berry 韧带。此 Berry 韧带系将甲状腺固定于喉头与气管的结缔组织。Berry 韧带周围残留甲状腺组织重量约有 1 g。图中的点线表示甲状腺切断线。

在 Berry 韧带的外侧肯定有喉返神经走行。如果需要游离喉返神经则必须沿着神经走行插入蚊式钳子，边做隧道式分离组织，边显露喉返神经可追溯到喉返神经入喉之处。

(5) 切除甲状腺方法：游离甲状腺上极背侧到 Berry 韧带附近，游离甲状腺下极到气管前外侧的 Berry 韧带附近，将韧带周围的甲状腺组织保留下来，左右叶各 1 g。也可行一侧叶切除对侧叶保留 2 g。

切除甲状腺之前，将峡部由气管前游离下来，然后通过两根粗丝线分别结扎峡部，结扎线之间横断峡部，向左右侧叶分离。在切除甲状腺之前，在切断线以下细丝线缝合结扎一周后，这样切除甲状腺组织时可呈无血状态。

如图 1-11 A、B 于左右 Berry 韧带附近各叶残留 1 g 组织。

如图 1-11 C、D 一侧叶切除对侧叶残留 2 g 组织。

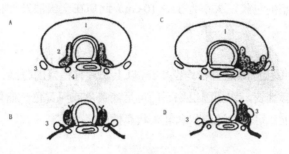

1. 切除甲状腺组织；2. 甲状腺残留部；3. 甲状旁腺；4. 喉返神经

图 1-11 切除方法

(6) 测量甲状腺残留量：经常应用佐佐木纯教授研制发明的甲状腺残留量模型，在手术中加以比较判定甲状腺组织残留量多少。

(7) 切口缝合：需要冲洗创腔确认无出血，胸骨柄下 3 cm 皮肤戳孔，置剪有侧孔的胶管持续负压引流创腔。缝合颈前肌群，再仔细缝合切断的颈阔肌与皮肤。

(8) 确认声带功能：手术结束时，患者麻醉清醒拔除气管内插管之际用喉镜检查确认声带功能。

4. 术后处置

术后第二天早晨开始离床洗漱饮食活动。饮食从喝茶水、喝粥开始。最初不要饮用果汁那样有刺激性饮料。如果没有误咽、恶心呕吐可适应患者情况逐渐改成普食。甲状腺超次全切除术后可导致甲状腺功能减退症或潜在性甲状腺功能减退症。故术后继续进行甲状腺功能检查适当补充甲状腺激素。

年轻人 (20 岁左右年龄段)，甲状腺很大 (40 g 以上)，甲状腺刺激抗体 TRAb 呈高值者单纯行甲状腺次全切除术后易复发，认为均是甲状腺超次全切除术适应证。因本手术的术后患者均无甲亢复发，且术中边确认喉返神经及甲状旁腺边进行手术，故并发症极少。术中仔细手术操作处理血管，出血量极少经常不输血也不必备血。

因术后一过性甲状腺功能减退，故术后所有病例均需服用左甲状腺素钠 (商品名优甲乐)。术后 3 个月甲状腺功能降低到最低值。一年后恢复正常。一部分患者一年后 TSH 还很高，可能是潜在性功能减退症。如果医生正确地指导患者坚持服用甲状腺激素可达到预期治疗效果。

第三节 甲状腺腺瘤

甲状腺腺瘤是起源于甲状腺滤泡细胞的良性肿瘤，是甲状腺最常见的良性肿瘤。好发于甲状腺功能的活动期。临床分滤泡状和乳头状实性腺瘤两种，前者多见。常为甲状腺囊内单个边界清楚的结节，有完整的包膜，大小为 1 ～ 10 cm。此病在全国散发性存在，于地方性甲状腺肿流行区稍多见。

一、病理

临床上可触及的甲状腺腺瘤直径均在 1 cm 以上，具有完整的包膜，通常为单发的圆形或椭圆形肿块，可部分囊性变，切面因组织不同可呈淡黄色或深黄色。瘤体可发生坏死、纤维化和钙化等。病理切片上，可分为滤泡状和乳头状囊性腺瘤两种。

1. 滤泡状腺瘤

为最常见的甲状腺腺瘤，瘤组织由大小不等的滤泡组成，细胞里单层立方形或扁平形。腔内含有粉红色胶状体，间质常有出血或水肿。胶原纤维常伴透明变性、钙化等。滤泡状腺瘤可分四个亚型，即：①胎儿型腺瘤 (小滤泡状腺瘤)；②胚胎型腺瘤；③胶质型腺瘤；④嗜酸性细胞腺瘤。

2. 乳头状囊性腺瘤

少见。常为囊性变，故称之。乳头由单层立方上皮或砥柱状细胞以及结缔组织束构成。乳头短，分支较少。乳头大小不等，可突出至囊腔内，腔内含有胶质。有的病理学家认为，乳头状腺瘤具有低度恶性倾向，特别是具有乳头状结构者。

二、临床表现

好发于 20 ～ 40 岁女性，40 岁以上的发病逐渐减少。一般不产生明显的自觉症状，绝大部分为偶然触及或他人发现。肿瘤多为单发，表面光滑，质地坚韧，边界清楚，随吞咽上下活动，与皮肤无粘连。腺瘤内出血可致瘤体迅速增大，局部伴疼痛，但几日后可自行好转。约 20% 的病例在一定阶段可出现甲状腺功能亢进症，称为高功能性甲状腺腺瘤。当肿瘤大于 5 cm 时，可压迫气管，引起呼吸困难，也可出现严重嘶哑。颈部淋巴结一般无肿大，甲状腺功能正常 (除伴发甲亢者外)。同位素扫描多为凉结节或冷结节。B 超显示为充血性肿物，囊内出血或囊性变者可表现为囊性肿物。

甲状腺腺瘤应与小结节性甲状腺肿的单发结节相鉴别：①甲状腺腺瘤多见于单纯性甲状腺肿流行地区以外的其他地区；②甲状腺腺瘤可以长期保持单发，而结节性甲状腺肿经过一段时间后多数会形成多个结节；③针穿抽吸细胞学检查有助于鉴别。

三、检查

1. 血 T_3、T_4

在正常范围。各项功能检查多正常。

2.B 超检查

可进一步明确肿物为实性或囊性，边缘是否清楚，肿物多为单发，也可多发，为 2 ～ 3 枚小肿物，同侧腺叶也相应增大，实性为腺瘤，囊性为甲状腺囊肿。

3. 同位素扫描

^{131}I 扫描示甲状腺为温结节，囊腺瘤可为凉结节。甲状腺核素扫描多为温结节，也可以是热结节或冷结节。

4. 颈部 X 线片

若瘤体较大，正侧位片可见气管受压或移位，部分瘤体可见钙化影像。

5. 甲状腺淋巴造影

显示网状结构中有圆形充盈缺损，边缘规则，周围淋巴结显影完整。

四、诊断和鉴别诊断

大部分典型的甲状腺腺瘤通过甲状腺外诊便可明确诊断。通过甲状腺 SPECT 检查或 B 超检查可以得到证实。常规测定 FT_3、FT_4、TSH 排除合并存在的甲亢。

与下列疾病鉴别。

1. 结节性甲状腺肿

甲状腺腺瘤主要与结节性甲状腺肿相鉴别。后者虽有单发结节但甲状腺多呈普遍肿大，在此情况下易于鉴别。一般来说，腺瘤的单发结节长期间仍属单发，而结节性甲状腺肿经长期病程之后多成为多发结节。另外，甲状腺肿流行地区多诊断为结节性甲状腺肿，非流行地区多诊断为甲状腺腺瘤。在病理上，甲状腺腺瘤的单发结节有完整包膜，界限清楚。而结节性甲状腺肿的单发结节无完整包膜，界限也不清楚。

2. 甲状腺癌

甲状腺腺瘤还应与甲状腺癌相鉴别，后者可表现为甲状腺质硬结节，表面凹凸不平，边界不清，颈淋巴结肿大，并可伴有声嘶、霍纳综合征等。

五、治疗

由于甲状腺腺瘤有癌变危险 (癌变率达 10%)，且可引起甲状腺功能亢进 (发生率约为 20%)，因此应早期切除。手术方式应为患侧甲状腺次全切除术，国外同行也有报道采用患侧甲状腺全切除术。手术同时应切除甲状腺峡部。单纯摘除肿瘤的方法不可采用，否则日后复发或发生甲癌的可能性较大。术中仔细观察切除的肿瘤标本，如为恶性可能立即送冷冻切片检查，病理证实为恶性肿瘤后应按甲状腺癌处理。术中应同时探查对侧甲状腺叶，如发现有小结节应一并切除送冷冻切片检查。国内近年来的许多报道证实，在甲状腺瘤所在患侧叶或对侧叶常可能有微小癌的存在，直径多在 0.2 ~ 0.5 cm。许多临床外科医师常不注意探查对侧腺叶，或发现有小结节也以为无必要切除，从而放弃对侧小结节的处理，或者仅仅切除小结节即结束手术，常会给患者留下隐患或需再次手术切除对侧叶甲状腺 (术后病理检查证实对侧叶小结节为微小癌时)。

六、预后

甲状腺腺瘤是甲状腺常见的良性肿瘤，切除后即可治愈，无须特殊治疗及随访，预后良好，偶有复发者，可再行手术治疗。

第四节 甲状腺癌

甲状腺癌是最常见的内分泌恶性肿瘤,占全身恶性肿瘤的 1.1%(男性约 0.5%,女性约 2.0%)。随着地理位置、年龄和性别的不同,甲癌每年的发病率也不同。美国每年约有 17 200 例甲状腺癌新病例。以年龄为基准的年发病率为 55/100 万。女性发病率 (80/100 万) 比男性 (29/100 万) 高得多。女男发病比例为 3 : 1。某些地区是世界上甲癌发病率最高的地区,如夏威夷,女性发病率为 104/100 万,男性 39/100 万。而波兰的发病率为最低,女性为 14/100 万,男性为 4/100 万。甲状腺癌在 15 岁以下儿童比较罕见,女童年发病率约为 2.2/100 万,男童 0.9/100 万。甲状腺癌的年发病率随年龄增长而增加,至 50 ~ 80 岁达到高峰,(90 ~ 100)/100 万。甲状腺癌死亡率低,约占所有肿瘤死亡的 0.2%,说明大多数甲癌病例预后较好。近年来,甲癌发病率有所上升,但死亡率却在下降。文献报道,甲状腺癌 5 年相对生存率达 95% 以上,这与甲癌的早期诊断和治疗水平的不断提高有关。

一、病因

甲状腺癌的发病原因和发病机制至今仍不十分清楚,有关因素有:

1. 放射线

颈部的放射线外照射可导致甲状腺癌已得到证实。如在儿童时期接受胸腺照射以作为一种预防哮喘的措施,头颈部外照射以治疗颈淋巴结炎和腮腺炎,或用以治疗儿童霍奇金病等情况下,由于甲状腺部位受到照射,经过 10 ~ 20 年,甚至长达 50 年的随访,发现接受了 5 ~ 10 Gy 外照射剂量者有 7% ~ 9% 发生了甲状腺癌。Winships 等收集的 562 例儿童甲状腺癌,其中 80% 曾经有放射线照射史。从外照射治疗到做出甲状腺癌诊断的平均时间各地报道不一,在 10 ~ 50 年之间。人类的生活环境如受到放射性污染也可导致生活在该地区的人群发生甲状腺癌的病例增多,如日本广岛和长崎地区在原子弹爆炸后幸存的人群中发生甲状腺癌的比例比其他地区明显增高,在儿童表现更为突出,白俄罗斯地区的切尔诺贝利核电站事故后 5 年发现儿童甲状腺癌患者达 100 例以上,仅 1991 年就发生 54 例,而事故发生前 10 年中总计才 7 例。

2.TSH 的长期刺激

TSH 水平长期增高可能导致甲状腺高度增生而诱发肿瘤。TSH 可作用于甲状腺滤泡上皮细胞的 TSH 受体上,使滤泡细胞增生而致癌。长期缺碘所致的地方性甲状腺肿流行区,甲状腺癌的发生率就比其他地区高。此外,凡是能促使甲状腺滤泡细胞生长的因素,如甲状腺腺叶切除、抗甲状腺药物等都可能刺激甲状腺形成癌。

3. 遗传因素

目前已明确家族性甲状腺髓样癌是常染色体显性遗传性疾病,约占甲状腺髓样癌的 20%,其他类型的甲状腺恶性肿瘤绝大多数为散发型,但也有家族遗传性病例报道。

4. 致癌基因的作用

从 20 世纪 90 年代开始,许多学者都在致力于甲状腺癌的致病基因研究。初步的研究结果发现,分化型甲状腺癌与 ras 合 gap 致癌基因有一定关系,而 ret/MCT 致癌基因与髓样癌的发生关系密切。现已证明，在各种类型甲癌中有几种不同的致癌基因和至少一种抑癌基因在起作用。研究结果表明，甲状腺癌极可能是由多种基因突变所致。当前提出的一种各种类型甲癌发生的分子生物学事件过程为：TSH 受体和 GSP-a 基因的激活突变刺激甲状腺滤泡细胞生长和功能改变，产生自主功能性滤泡性腺瘤，发生恶性改变的可能性较小。而 ras 基因突变，如仅引起甲状腺变异细胞迅速生长，则促进非功能性滤泡性腺瘤形成；如影响 ras 受体或诱导端粒酶表达的基因突变则可能导致乳头状癌生长。另一方面，如引起 myc 和（或）fos 基因过度表达和突变，则可将滤泡性腺瘤转变为滤泡性腺癌。在乳头状和滤泡状变异细胞系中，p53 基因的突变失活可导致高度恶性的低分化性甲状腺癌的生成。

二、病理

根据甲状腺癌的组织病理学特点，一般分为四种类型。

（一）乳头状腺癌

乳头状腺癌（papillary carcinoma）是起源于甲状腺实质的恶性肿瘤，占 50% ～ 89%，20 岁或 30 岁前后为第 1 个高峰，晚年可再次出现高峰，少数为多发或双侧结节，质地较硬，边界不规则，活动度差，多无明显的不适感，故就诊时，平均病程已达 5 年左右，甚至达 10 年以上，小的直径可小于 1 cm，坚硬，有时不能触及，常因转移至颈淋巴结而就诊，甚至在尸检时病理切片才得以证实为甲状腺癌，常因病程长易发生囊性变，造成吞咽困难，穿刺可抽出黄色液体，易误诊为囊肿，转移较晚，易侵犯淋巴管，故早期多见颈淋巴结转移，尤多见于儿童，主要位于双侧颈部淋巴结，肿大的淋巴结可多年未被发现，晚期亦可转移至上纵隔或腋下淋巴结，肿块穿刺及淋巴结活检有助于诊断的确立。

镜下肿瘤组织多呈乳头状结组成，乳头大小，分支 3 级以上，外被以单层或多层立方形癌细胞，分布均匀，似毛玻璃样，为本型特点。

（二）滤泡性腺癌

滤泡性腺癌（follicular carcinoma）是指有滤泡分化而无乳头状结构特点的甲状腺癌，其恶性程度高于乳头状癌，占甲状腺癌的 20%，仅次于乳头状癌而居第 2 位，特别是 40 岁以上的女性，大多为实性，可以发生退行性变，包括出血，常与良性滤泡性腺瘤相似而不易区分，甚至在病理冰冻切片时，诊断亦有一定困难，呈多样性改变，类似正常甲状腺的组织，也可以是无滤泡和胶样物的低分化改变，内有包膜及血管浸润，如以嗜酸性细胞为主的，可诊断为嗜酸性细胞腺癌，为透明细胞癌，较易向周围浸润，属中度恶性，主要转移途径是血行转移至肺和骨。

（三）髓样癌

髓样癌（medullary carcinoma）起源于甲状腺 C 细胞（即滤泡旁细胞，parafficular cell），属中度恶性肿瘤，占甲状腺恶性肿瘤的 3% ～ 8%，但在同一个癌巢中癌细胞形态一致，无乳头及滤泡结构，其分类主要来源于欧洲癌症研究与治疗组织（EORTC），全美甲状腺癌治疗协作研究组（NTCTCS）和甲状腺癌监视，家族型约占 20%，平均年龄约 50 岁，癌肿常为单发，多局限于一侧甲状腺，质地较硬，边缘清楚，病程长短（数月至十多年）不一，经淋巴结转移，常转移的部位是颈部淋巴结，可产生压迫症状及转移性肿块，复发转移时可重新出现，可通过 CT 测定来筛选家族成员，人们已用 ret 基因突变分析来诊断本病，并筛选家族成员中的高危对象。

Girelli 总结意大利 1969 ～ 1986 年 78 例甲状腺髓样癌的病历资料，其结果为：年龄

15 ～ 89 岁，平均 45 岁，男女比例为 1 ∶ 2.9，3 例为家族型非 MEN 型，3 例为 MEN2A 型，2 例为 MEN2B 型，死亡 34 例 (其中 4 例死于与本病无关的其他疾病)，22 例仍存活者的术后存活时间为 10 ～ 24 年，存活时间长短主要与肿瘤的分期和就诊治疗时的年龄有密切关系，早期治疗的疗效良好，而异常者却在术后不同时期内复发，血 CT 水平越高，复发越早，但亦有 30% 的患者仅有血 CT 升高 (个别达 15 年之久) 而无病灶复发。

(四) 未分化癌未分化癌 (undifferentiated carcinoma) 临床上包括巨细胞癌和小细胞及其他类型的恶性程度较高的甲状腺癌 (鳞状细胞癌，是甲状腺肿瘤中恶性程度最高的一种，病情发展迅速，早期即发生局部淋巴结转移，或侵犯喉返神经、气管或食管，并常经血行转移至肺，约占甲状腺癌的 5%，但短期内肿块迅速增大，并迅速发生广泛的局部浸润，形成双侧弥漫性甲状腺肿块，肿块大而硬，边界不清，并与周围组织粘连固定，伴有压痛，也易经血行向远处播散。

三、临床分期

甲状腺癌根据原发癌灶的大小、浸润的程度、淋巴结的转移及远处转移情况等进行临床分期，以利治疗方案的制订。

1. 甲状腺隐匿癌

甲状腺隐匿癌 (ocult carcinoma of the thyroid，OCT) 系指癌块最大直径＜ 1.0 cm 的甲状腺癌，也有学者称微癌。甲状腺隐匿癌的资料大多源于尸检报道。国外报道的检出率为 5.6% ～ 35.6%，一般为 10% 左右。国内胡锡琪报道为 4.3%。吴毅等报道 135 例为 2.1%。对 OCT 的定义，目前仍有争议，过去定为病灶最大直径＜ 1.5 cm。从临床实际考虑，当瘤体＞ 1.0 cm，临床多可扪及，尤其当瘤体位于腺体表面或峡部时，0.5 cm 者亦可被发现。但如瘤体位于腺体深面，患者肥胖，特别是在甲状腺上极深面者，则瘤体＞ 1.5 cm 也难以发现，而且临床对瘤体的大小估计亦不准确。所以一般以瘤体的病理学检查为标准，其最大直径＜ 1.0 cm 称"隐匿癌"。

甲状腺隐匿癌的诊断比较困难，大部分的首发症状是颈淋巴结肿大。病程可以较长，有长达 30 年者。由于临床医师对 OCT 认识不足，往往误诊为慢性颈淋巴结炎、颈淋巴结结核。OCT 的颈淋巴结转移率很高，国外资料为 14% ～ 43%。吴毅等报道的 135 例为 57%。OCT 的颈淋巴结转移最多见于颈内静脉链，而淋巴结慢性炎或结核常见于颈后三角。另外一种情况是在施行其他甲状腺手术中，经病理快速切片发现癌灶者，此种"意外"的发现，临床报道有增多之势，即甲状腺良性腺瘤或其他甲状腺良性疾病如结节性甲状腺肿与甲状腺癌共存。

甲状腺隐匿癌预后很好。根据 OCT 的临床肿瘤生物学行为，有人建议将 OCT 分为两型：Ⅰ型是在为其他甲状腺疾病施行手术时"意外"发现，其生物学行为与尸检发现的 OCT 一样，大多伴随宿主终生而无临床表现，预后极好；Ⅱ型是以颈淋巴结转移为首发症状的 OCT，此型男性多于女性，瘤体相对较大，病灶分化状况较之Ⅰ型差，临床可以致死，预后相对差。

2. 腺内型甲状腺癌

腺内型甲状腺癌系指甲状腺癌的原发癌灶仅局限在腺体内，尚未浸出 (突出) 甲状腺的包膜，具体来说，其癌灶尚局限在甲状腺的真被膜内，尚未进入外科旗内，故此型又称甲状腺包膜内癌。其癌灶的直径＞ 1.0 cm，临床往往通过甲状腺外诊可扪及甲状腺的肿块 (或称结节)，但与甲状腺腺瘤难以做出临床鉴别。

3. 腺外形甲状腺癌

腺外形甲状腺癌系指甲状腺癌的原发癌灶不论其大小如何，均已侵及甲状腺内被膜，进入外科囊者，有的甚至侵及周围的组织或气管，诸如肌肉、筋膜，甚至气管、食管、喉返神经，并引起相应的临床症状和体征。其多伴有颈淋巴结转移灶，多系病程中后期，预后较差。

甲状腺癌的 TNM 分期：与其他癌症一样可以依据原发灶的局部生长情况 (T)、区域淋巴结的转移情况 (N) 和远处转移的有无 (M)3 个方面来分期。具体分期如表 1-2 所示。

表 1-2 甲状腺癌的 TNM 分期

Ⅰ期	$T_0N_6M_0$	癌灶在甲状腺内尚不可扪及 (T_0)；或仅为 1 个小结节，尚未致甲状腺变形 (T_1)，颈淋巴结不可触及 (N_0)
Ⅱ期	$T_{0\sim2}N_{1\sim2}M_0$	甲状腺内 1 个结节，已导致甲状腺变形 (T_2)；或已有多个结节 (T_2)、同侧颈淋巴结已肿大 (N_1)；或对侧颈淋巴结亦肿大 (N_2)
Ⅲ期	$T_3N_3M_0$	肿大的甲状腺已粘连固定 (T_3)，同侧或对侧颈淋巴结已固定 (N_3)
Ⅳ期	$T_xN_xM_1$	已有远处转移 (肺、骨等)

值得临床注意的是，上述甲状腺癌的分期，仅仅是提供手术医师术前对病情的预计以及对术式选择的参考，具体准确的临床分期有待术中的探查，确切的病理分期则有待术后的石蜡切片报道出来后方可确立。但对甲状腺癌患者，手术医师在术前有必要对患者的临床分期做出比较准确的预计，尽可能使治疗 (手术) 方案制订得较为合理些。

Lahey 医院根据多年的临床资料，主张将分化良好的甲状腺癌，根据性别、年龄及组织分型分成 3 组以指导治疗方案。

(1) 低危组：包括＜ 40 岁男性、＜ 50 岁女性的乳头状癌、混合型癌或滤泡状癌。

(2) 中危组：包括＞ 40 岁男性、＞ 50 岁女性的乳头状癌或混合型癌。

(3) 高危组：包括＞ 40 岁男性、＞ 50 岁女性的滤泡状癌。

四、诊断和鉴别诊断

(一) 诊断

甲状腺肿块生长较速，有转移灶，且有明显压迫症状，甲状腺功能减退，甲状腺扫描多冷结节，或发现甲状腺 CT 扫描及 MRI 影像有异常及转移现象，最后诊断应根据病理活检，明确为甲状腺乳头状癌。

1. 诊断要点

临床上有甲状腺肿大时，应结合患者的年龄，有以下表现者应考虑甲状腺癌。

(1) 一般资料：应特别注意性别，故应特别注意了解患者的碘摄入情况，尤其要询问有无较长期缺碘病史。

(2) 病史：

1) 现病史：儿童期甲状腺结节 50% 为恶性，青年男性的单发结节也应警惕恶性的可能，要特别注意肿块或结节发生的部位，是否短期内迅速增大，是否伴有吞咽困难，是否伴有面容潮红，发生气管压迫引起呼吸困难，则恶性的可能性大。

通过现病史调查，要对患者的甲状腺功能状态有个总体评估，应详细了解有无食量增加，还应注意询问有无肿瘤转移的系统症状（如头痛）。

2) 既往史：是否因患其他疾病进行过头颈部手术。

既往是否有甲状腺疾病（如慢性淋巴细胞性甲状腺炎）。

3) 个人史：有无暴露于核辐射污染的环境史，从事的职业是否有重要放射源以及个人的防护情况等。

4) 家族史：髓样癌有家族遗传倾向性，家族中有类似患者，可提供诊断线索。

(3) 体查：可发现甲状腺肿块或结节，颈部熟练的触诊可提供有用的诊断资料，质硬或吞咽时上下移动度差而固定，病变同侧有质硬，如淋巴结穿刺有草黄色清亮液体，多为甲状腺转移癌淋巴结转移。

甲状腺癌多为单个结节，结节可为圆形或椭圆形，有些结节形态不规则，质硬而无明显压痛，常与周围组织粘连而致活动受限或固定，常伴有颈中下部，甲状腺单个结节比多个结节，但多发性结节，并可有压痛。

1) 压迫与侵袭体征：甲状腺癌较大时可压迫和侵袭周围组织与器官，常有呼吸困难，可出现相应的临床表现。

2) 类癌综合征：甲状腺髓样癌可有肠鸣音亢进。

(4) 辅助检查：在临床上，甲状腺的良性或恶性肿瘤均表现为可扪及的"甲状腺结节"，除多数"热"结节外，其他类型的大小结节或经影像学检查发现的"意外结节（意外瘤）"均要想到甲状腺肿瘤的可能；有些甲状腺癌亦可自主分泌 TH，故亦可表现为"热结节"，所以事实上凡发现甲状腺结节均要首先排除甲状腺肿瘤（有时，甲状腺癌仅在镜下才可诊断），周围无或有肿大的淋巴结；肺或骨有原发灶不明的转移灶；血清中降钙素升高，大于 600 mg/L。

2. 分类分期

有关甲状腺癌的分期，目前国际和国内最通用的是 TNM 分期，UICC) 和美国癌症协会 (American Joint Committee on Cancer，AJCC) 第五次修订的 TNM 分期标准，影响甲状腺癌分期的有关因素首先是病理类型，肿瘤的大小和淋巴结受侵犯程度也与分期有关，年龄则对分化性甲状腺癌的分期有重要影响，以最大的肿瘤为标准进行分期。

(1)TNM 的定义

1) 原发肿瘤 (T)

T_X：无法对原发肿瘤做出估计。

T_0：未发现原发肿瘤。

T_1：肿瘤局限于甲状腺内，最大径 ≤ 1 cm。

T_2：肿瘤局限于甲状腺内，1 cm ＜最大径 ≤ 4 cm。

T_3：肿瘤局限于甲状腺内，最大径＞ 4 cm。

T_4：肿瘤不论大小，超出甲状腺包膜外。

2) 区域淋巴结 (N)：区域淋巴结是指颈部和上纵隔的淋巴结。

N_X：无法对区域淋巴结情况做出估计。

N_0：未发现区域淋巴结转移。

N_1：区域淋巴结转移，可分为 N_{1a} 同侧颈淋巴结转移，N_{1b} 双侧或对侧颈淋巴结。

3) 远处转移 (M)

M_x：无法对有无远处转移做出估计。

M_0：无远处转移。

M_1：有远处转移。

(2) 分期标准

1) 甲状腺乳头状癌和滤泡状癌的分期标准。

2) 甲状腺髓样癌分期标准。

3) 甲状腺未分化癌分期标准，所有病例均属Ⅳ期。

(二) 鉴别诊断

1. 结节性甲状腺肿

一般有缺碘的基础，中年妇女多见，病史较长，病变常累及双侧甲状腺，呈多发结节，结节大小不一，平滑，质软，结节一般无压迫症状，部分结节发生囊性变，腺体可对称性缩小，甲状腺肿块迅速增大并使周围组织浸润，肿块坚实，活动性差，继而颈深淋巴结，锁骨上淋巴结转移。

2. 甲状腺炎

各种类型的甲状腺炎都可能误诊为甲状腺癌，如甲状腺不对称性增大，结节状，与周围组织粘连和固定，但光镜下的表现不同。

(1) 亚急性甲状腺炎：常继发于上呼吸道感染，甲状腺滤泡的破坏，释放出胶体，有体温升高，甲状腺肿大，一侧甲状腺变硬，伴有轻压痛，数周后可累及另一侧甲状腺；有的病例可在数月内反复缓解，血清 T_3，但甲状腺 ^{131}I 吸收率显著降低，这种分离现象有诊断价值，用肾上腺皮质激素及甲状腺素补充治疗效果较好，大多数病例可根据典型的临床表现诊断。

(2) 慢性淋巴性甲状腺炎：多发生在 40 岁以上妇女，双侧甲状腺慢性，橡皮样硬度，表面有结节，一般与周围组织不粘连或固定，颈淋巴结无肿大，而且部分与甲状腺癌并存，如黏液性水肿，甲状腺抗体明显升高。

(3) 硬化性甲状腺炎 (Riedel 病)：又称纤维性甲状腺炎，为全身慢性纤维增生性疾病局部表现，平均 2 ~ 3 年，基础代谢正常或稍高，质硬如木样，但保持甲状腺原来的外形，常与周围组织固定并出现压迫症状，表现为呼吸紧迫，难与甲状腺癌鉴别。

3. 多发性内分泌腺瘤

(1)MEN 2 A 型：为单侧或双侧肾上腺嗜铬细胞瘤，患者多有家族史，在 C 细胞增生阶段就可以认为髓样癌存在，然后才发生嗜铬细胞瘤，且分泌儿茶酚胺，儿茶酚胺异常增高时，可出现心悸，可出现于甲状腺髓样癌之前，做局部病变的病理检查，可见表皮与真皮间有淀粉样物沉积，产生原因未明，可能预示髓样癌。

(2)MEN 2 B 型：为甲状腺髓样癌，包括舌背或眼结膜下黏膜神经瘤，Marfanoid 体型 (体形瘦长，肌肉发育差，可出现肠梗阻或腹泻，较早出现转移，病变可能已扩展到颈部以外，但仅少数为恶性，如腹泻，往往为双侧性，且常因嗜铬细胞突然死亡，应先处理嗜铬细胞瘤，术后再择期切除甲状腺髓样癌，应先处理甲状腺髓样癌，皮质醇增多症多可缓解，预后差，

MEN 2 A 型较好，散发型居中）。

五、手术治疗

甲状腺癌一经诊断或高度怀疑甲状腺患者，一般均需尽早手术治疗，可使手术操作更容易，同时也可抑制癌细胞扩散的作用，以进一步明确病变性质及决定手术方式，有学者主张对非多中心的、有利于降低术后复发率及复发的病死率，如颈部淋巴结受累，应行颈部淋巴结清除术，同时也可确定远处的转移灶。

（一）手术原则

外科手术切除原发灶和转移灶是甲状腺癌手术的基本原则，一般标准术式是甲状腺近全切（near-total thyroidectomy），仅遗留 2 ～ 4 g 上叶组织，并清扫全部可疑淋巴结，术后不必行局部放疗，但对肿瘤大于 1 cm 直径的"低危复发"患者和所有"高危复发"患者，在术后必须进行放疗，或给予治疗量的放射性碘，应行外放射治疗。

1. 乳头状腺癌

(1) 甲状腺切除范围：一种意见主张做甲状腺全切除术，不做甲状腺全切除术，往往遗留病灶，日后造成复发。残留的恶性程度低的乳头状腺癌能转化为恶性程度高的未分化癌。全甲状腺切除可预防此种转化。全甲状腺切除为远处转移癌作放射性碘治疗打下了基础。

有些人不主张作全甲状腺切除，其依据是：全甲状腺切除将造成永久性甲状腺功能低下或甲状旁腺功能低下，有些患者即便对侧存在一些癌细胞，未必会有临床表现，术后行内分泌治疗可以控制复发和转移。故此应根据具体的情况，区别对待。

癌肿局限于一侧腺体，肿瘤的局部切除术范围是不够的，此术式不能保证完全切除原发癌，行此术后再行患侧甲状腺腺叶的切除术，标本病理检查 20% ～ 60% 仍可查见残余癌。

国外有不少学者主张局限于一侧腺叶内的癌，行全或近全甲状腺切除术，平均 66% 采用近全甲状腺切除术，22% 行全甲状腺切除术，8% 行两侧次全切除术，仅 4% 行患侧叶切除术，双侧甲状腺应视为一个整体，应予全部切除，患单侧甲状腺癌的患者，80% ～ 87.5% 在对侧腺体内可查见多癌灶，10% ～ 24% 对侧腺体出现复发癌，而全甲状腺切除后，仅 2% 对侧复发，有利于日后 ^{131}I 检测及治疗甲状腺以外部位的转移灶，注意保留甲状旁腺或对侧甲状腺后包膜，可使永久性甲状旁腺功能低下并发症减少到 2% ～ 5%。

近年有些人主张根据患者或病变的具体情况做重点选择。

Block 认为全或近全甲状腺切除的适应证为：组织学证实为多癌灶，尤其 > 2.5 cm 的癌，并注意保留甲状旁腺及喉返神经；对低危组，即男 < 40 岁、女 < 50 岁者，或对微小癌则均行腺叶切除术，因全甲状腺切除便于解剖甲状腺周围组织及做到彻底切除，并有利于清楚解剖甲状腺后被膜，以保存甲状旁腺。

当单侧甲状腺乳头状腺癌，临床上尚未证实有多灶癌存在时，目前多数人主张行患侧腺叶合并峡部切除术，但临床观察，一侧腺叶切除后，在随诊期间对侧腺体出现癌者并不多见，但原发灶以外的多发灶大多处于隐性状态，可以允许观察，再次手术一般并不影响彻底切除，也不影响预后，在甲状腺癌中占有一定的比例，并无必要进行全甲状腺切除，其远期疗效并无统计学差异，并发甲状旁腺功能不足者约占 1/3，即使经仔细解剖可将并发症降低到 3%，也必将带来患者永久性的痛苦，仍须力求避免发生。

作者认为对局限在一侧腺叶，行腺叶合并峡部切除适合于临床应用，术后病理报道为乳头状腺癌，而手术已行患侧腺叶切除且患侧淋巴结无肿大，一般可不再次手术。

对侧腺体受累或有多发癌灶，此种多属施行全或近全甲状腺切除的适应证，采取保留一侧甲状腺的上或下极少许腺体。

当癌位于峡部时，应将峡部连同两腺叶的大部整块切除。

当癌肿累及腺叶外组织时，多数并非手术禁忌证，不可轻易放弃手术治疗，如能将局部肿瘤与受累组织一并彻底切除，一些患者仍有可能获得长期生存，多数可以从气管锐性分离，若已侵犯气管浅层，可切除部分气管软骨与肿瘤组织；如已侵犯气管全层，则需切除受累的全层气管壁，缺损难以修复时，可开放造口，则须做全喉切除术，可切除受累的肌层或全层，并修复食管，如难以全部切除时，可残留少量的癌组织于动脉壁，术后再行二期处理，由于以上情况切除大部瘤体后，局部残留有量不等的癌组织，经 10 年以上观察，其中 65.3% 生存，无明显不适，争取切除可能切除的癌组织，不要轻易放弃手术，可行全甲状腺切除术，为术后放射性碘治疗打下基础。

(2) 颈淋巴结转移癌的外科治疗：由于乳头状腺癌其组织学形态和生物学表现不一致，在是否行预防性颈淋巴结清扫术方面，各家学者也有意见分歧，而且颈淋巴转移阳性率高，即便临床上摸不到受累的淋巴结，但在切除的标本中，颈淋巴结的阳性率仍达 61.2% ～ 68.7%，而且颈清扫术可以提高生存率，也主张行预防性颈清扫术，恶性程度低，生长缓慢，预后相对良好，主要为淋巴转移，过早地清除颈淋巴结反而破坏了防止肿瘤扩散的第一道防线，即切除原发肿瘤，仅在临床上出现淋巴结转移时，才行颈清扫术，本病发生颈淋巴结转移并不影响预后，日后颈淋巴结转移仅为 7% ～ 15%，对预后并无明显影响。

近年多数人主张根据原发癌侵犯情况来决定是否施行此手术，术中探查气管旁及颈内静脉中段肿大淋巴结，证实为转移癌者，行选择性颈清术。Cady 主张在原发癌侵及甲状腺外组织时行颈清术。

根据原发癌的侵犯程度而选择适当的术式，是近年来本病的发展趋势，应剖检大体标本，检查包膜是否完整，如具完整包膜 (包膜内型)，无须预防性清扫术，无复发及转移，或镜下发现浸出肿瘤包膜，无论腺内型或腺外形，首选功能性颈清扫术。

作者认为，对临床上颈淋巴结阳性，而且原发灶可以切除，一般均主张行甲状腺原发与转移癌联合根治切除术，即使未触及原发灶，亦应施行同侧联合根治术，颈清扫术后少见复发，且患者常为青年女性，为减少破坏以保存功能及外形完整，除广泛转移侵犯周围组织外，近年已很少采用传统的颈淋巴结清扫术，而逐渐应用具有优点较多的改良式甲状腺癌根治术，上臂抬举功能完好，颈部无明显变形，远期疗效与传统的颈清扫术相比，并无明显差异。

3. 滤泡状腺癌

原发灶的治疗原则基本上同乳头状腺癌，而很少经淋巴转移，往往已有血行转移，一般不做颈清术，则应行全甲状腺切除加颈清扫术，可应用放射碘治疗，但应在甲状腺全切除后进行，才能吸收放射碘。

4. 髓样癌

单纯髓样癌手术原则基本上同分化型甲状腺癌，在甲状腺手术前，要先处理嗜铬细胞瘤，否则，在颈部手术时可激发致死性高血压。

5. 未分化癌

高度恶性，生长快，存活期短，且局限在腺体内可手术切除，手术已有困难，一般只做姑息性峡部切断，以解除压迫症状。

（二）术前准备

1. 身体状况的准备

调整患者身体至最理想的状态，保持生命体征的正常，应控制血糖至正常水平才施以手术。

2. 对甲状腺癌可能侵及的部位进行认真检查，检查气管是否受压及受压程度，纵隔有无钙化淋巴结及肺转移，以明确是否存在继发性食管癌，了解声带活动情况，以判定喉返神经受侵情况等，应做基础代谢率检查，并于术前做相应处理。

3. 甲状腺的准备

对腺体较大而且较软的病例，可于术前给患者口服碘 / 碘化钾（复方碘溶液），目的是减少甲状腺的血流量，减少甲状腺的充血，使甲状腺变小变硬，减少术中出血，3 次 / 天，持续 1 周。

4. 手术前 30 分，给予一次足够量的抗生素，预防感染。

（三）麻醉、体位与切口

1. 麻醉方式

根据手术方式采取颈丛神经阻滞麻醉，或气管内麻醉，或静脉复合麻醉。

2. 手术体位

患者取仰卧位，手术台头侧稍微抬高（约 15°），以降低头颈部血压，尤其是降低静脉压，以减少术中出血，使头部后仰，颈部呈过伸位，最好能使颏部与肩部处于同一水平面上，使患者颈部进一步过伸，以保证术中满意的显露。

3. 甲状腺叶切除术，切口宜在胸锁关节上方约 2 cm 处，按皮纹走行方向做弧形切口，可清除淋巴结的区域和范围作用"X"形切口，或"L"形切口。

（四）手术方法

1. 甲状腺叶次全切除术

(1) 显露甲状腺：切开皮肤，在颈中线处切开颈白线显露甲状腺，通过颈中正中线切口将颈前肌群向左右拉开的方法，往往不能提供充分的显露，必须切开甲状腺前肌群（胸骨舌骨肌和胸骨甲状肌）。

切开甲状腺前肌群的操作方法：切开颈阔肌后，充分游离切口上，将切口上下皮瓣拉开，显露清楚两侧胸锁乳突肌前缘，用止血钳或手术刀柄插入胸锁乳突肌下方，在胸锁乳突肌前缘与胸骨舌骨肌之间剥离，形成一明显的分离间隙，上自甲状软骨下缘，下至胸锁关节水平，于两镊子中间将被提起的组织切开，这样不仅不易伤及甲状腺，而且可因切口位于颈白线上而出血很少。

用止血钳在切口内提起覆盖在甲状腺上的疏松筋膜，并将其剪开，找到并形成明显的分层间隙，保证愈合后肌肉功能，应选择在欲切断的肌肉群（胸骨舌骨肌与胸骨甲状肌）的上 1/3 处横行切断，在手指前放置一把大止血钳，注意切勿夹到颈动脉鞘上，自血管钳的顶端分别向上，以方便牵开切断的肌肉，甲状腺可良好地显露出来。

(2) 切除甲状腺

1) 囊内法：切开甲状腺假被膜 (外科囊)，紧贴甲状腺腺体表面 (即真被膜，也称纤维膜)，分别结扎，然后切除甲状腺，有保证喉上神经外支和喉返神经不受损伤的优点，有可能损伤其他组织 (包括甲状旁腺及喉返神经)。

2) 囊外法：不切开甲状腺的假被膜 (外科囊)，在甲状腺前肌群的下方直接显露甲状腺侧叶上极及甲状腺外侧间隙，在甲状腺外侧结扎，继而切除甲状腺，虽有结扎血管的彻底性，但也存在患者术后甲状旁腺因供血不足而引起甲状旁腺功能低下的可能。虽然不涉及喉返神经，但在结扎甲状腺上极，在切除大部分甲状腺腺体及缝合残余甲状腺时也存在与囊内法同样的损伤可能，切除甲状腺均应显露喉返神经，在气管食管沟附近显露喉返神经，明确甲状腺下动脉的主干及其分支与喉返神经的关系后，在直视下结扎，显然能保证残余甲状腺 (甲状旁腺) 的供血；而且消除了切除大部分甲状腺腺体及缝合残余甲状腺时可能伤及喉返神经的危险，也可能会增加损伤喉返神经的机会，应仅在甲状腺侧叶下极处显露一小段喉返神经，不宜全程解剖。

3) 囊内，结扎，采用囊内法；游离甲状腺下极，结扎。

(3) 甲状腺次全切除的程序

1) 自甲状腺上极游离法：甲状腺上极血管结扎，用丝线或血管钳在甲状腺上极向下，尽量提起甲状腺上极，从此口伸进止血钳，在外科囊内以钝性剥离法将甲状腺自喉头部推开，示指伸至甲状腺上极血管后方抵住甲状腺外侧缘，在靠近甲状腺腺体处用止血钳做血管与甲状腺的钝性分离，结扎，不可连带任何其他组织，术者可根据是否在上极保留一些甲状腺组织而决定切除结扎甲状腺上血管的主干或分支，不必分开，可一并结扎，止血钳可置于甲状腺上端或夹在甲状腺上极 (约在上极顶端向下 1 cm 处) 的腺体实质内。

甲状腺中静脉结扎，顺势剥离甲状腺的外侧，将腺体轻轻向上，显露甲状腺中静脉并将其结扎，否则可能将甲状腺中静脉拉成细线样而不易辨认，结扎，一定要将甲状腺外侧面游离清楚，在紧靠腺体处操作，否则可能引起下步操作中的出血。

甲状腺下极血管的处理：向上，以提起甲状腺下极，用小止血钳或手指在假被膜外显露甲状腺下极后方，其下面便是气管，在双重结扎，应注意不要损伤气管，并由此进入甲状腺峡部下面，可用钝头止血钳小心将其与气管分开，按常规结扎，喉返神经在创口内的位置较通常高得多，因此，在广泛切除甲状腺组织前，应注意辨认清楚喉返神经行程及其与甲状腺下动脉 (主干及分支) 的位置关系，然后再结扎切断甲状腺下动脉分支。

切断峡部：将甲状腺向外牵拉，从气管方游离甲状腺峡部并切断，应一并将其切除，由内向外游离甲状腺不可太深，一般游离到气管外侧即可，因喉返神经就在其深部的气管食管旁沟上行。

甲状腺叶切除：确定切除甲状腺的范围，要根据患者年龄及疾病性质等因素决定甲状腺腺体残留量，楔形切除 (呈凹陷形) 后的残留量约拇指头大为标准，即为前者的 1.5 ～ 2 倍量，老年人 (甲状腺滤泡退化)，其残留量也要相对多一些。

在看清楚气管的情况下，于创口内提起甲状腺，在设定的切除线上，深入腺体实质置一排蚊式止血钳，沿止血钳上方，朝向甲状腺峡部断端下缘切开甲状腺腺体，在保证保存甲状旁腺和确保喉返神经的前提下，呈楔形切除甲状腺一侧叶的大部腺体，将保留的甲状腺组织与甲状腺后侧被膜缝合起来，其后方应有保存下来的甲状旁腺和受到很好保护的喉返神经，可以同样方法次全切除另一侧甲状腺。

2) 自甲状腺外侧开始游离法：甲状腺中静脉结扎切断，自甲状腺外侧钝性游离，靠近甲状腺结扎。

甲状腺下动静脉结扎切断：顺势游离甲状腺下极，轻轻将甲状腺向内，显露甲状腺下静脉，将其在远离甲状腺处结扎，可于甲状腺侧叶后缘中点或侧叶缘稍下方找到甲状腺下动脉，甲状腺下动脉在被发现处，分两支穿入甲状腺筋膜鞘，与在该处通过的喉返神经之间的相互关系有很多变化，在与甲状腺下动脉（分支）相互位置关系变化中，56.3% 的右侧喉返神经和 33.9% 的左侧喉返神经被列为手术中易受损伤的"危险型"关系，即喉返神经穿过甲状腺下动脉主干或分支之间，或喉返神经在喉外出现分支，甲状腺下动脉在其分支间通过，被夹锁在甲状腺下动脉之间的喉返神经也将被随之拉动，如恰恰在该处进行锐性游离或切割甲状腺，往往会造成喉返神经的损伤，一定要仔细探查清楚甲状腺下动脉与喉返神经的关系，在确保喉返神经万无一失的情况下，再结扎。

甲状腺上极血管处理：放松已游离的甲状腺下极，沿甲状腺外侧向上游离，轻轻向下方牵拉甲状腺上极，仔细显露甲状腺上极，喉上神经外支与甲状腺上动脉多数相伴下行，几乎在快要到达甲状腺腺叶时候上神经外支才弯向内侧，经甲状腺悬韧带进入环甲肌，喉上神经外支较为纤细，不注意观察很难发现，要求术者在处理甲状腺上极时，不要随便钳夹甲状腺上极血管周围组织，尤其是甲状腺上动脉内侧的组织（喉上神经外支多位于甲状腺内侧走行），应注意发现喉上神经外支，分两次结扎甲状腺上级的动。

切断峡部：将游离之甲状腺腺叶向外牵引，游离甲状腺峡部，在气管和甲状腺后壁之间边分离边前进插入血管钳，然后在欲切断处的两边各从上，在其之间切断整个峡部，应将其一并切除，往往是进入锥状叶的血管被切断所致，应妥善结扎处理，提起切断的甲状腺峡部，在气管和甲状腺后壁之间稍作分离至气管侧缘。

切除甲状腺体：切除方法同自甲状腺上极游离程序，以同样方法切除对侧腺叶，应注意检查甲状旁腺是否还留存在原位，同时检查切下的标本，应该将其移植回胸锁乳突肌内，将保留的甲状腺组织与甲状腺后侧被膜缝合，缝闭残腔，又留下无效腔。

关闭切口缝合颈前肌群以前，取出垫在肩胛下的软枕，使颈前区组织松弛，查无出血后，置放引流，逐层关闭切口。

2. 甲状腺叶全切除术

主要用于甲状腺乳头状癌病灶局限于一侧叶，无淋巴结转移，或甲状腺乳头状微小癌的手术。

(1) 切口：向下游离到胸锁关节水平，应注意避免损伤连接两侧颈前静脉的颈静脉弓，必须在此交通弓下方贯穿结扎，以防发生空气栓塞，用两把止血钳提起覆盖在甲状腺上的疏松筋膜，用刀切开，其下方便是甲状腺外科囊（假包膜）与甲状腺纤维囊（真包膜）之间的间隙，将欲切除侧甲状腺完全显露出来。

(2) 甲状腺血管的处理：同甲状腺叶次全切除术。

(3) 切除峡部。

(4) 切除甲状腺叶：将游离的甲状腺一侧腺叶再翻向内侧，从后面逐渐向靠近气管方向剥离，将甲状腺一侧腺叶完整地切除，如不慎刺进气管筋膜，将增加患者术后的不适，如粗暴地撕破纤薄的气管黏膜，术后患者可感觉异常疼痛及发生气管炎。

如甲状腺癌与颈前肌群粘连或浸润颈前肌群，应切除颈前肌群，应常规探查双侧的胸锁乳头肌内及后方淋巴结有无肿大，如证实为转移癌，应行颈淋巴结清扫术。

(5) 关闭切口：关闭切口前要再一次检查甲状旁腺，相当于甲状软骨下部水平，即使已经确信甲状旁腺被保留下来了，仍有必要再一次仔细检查手术切下来的标本，如发现切下来的标本上有甲状旁腺附着，哪怕是可疑甲状旁腺的扁平结节，也应做自体移植，将其移植至胸锁乳突肌内为宜。

撤除肩胛下的软枕，松解颈部的张力，用温盐水冲洗创口，如术野已无出血或渗血，可于气管旁放置胶皮膜引流或胶管引流，从胸锁乳突肌与舌骨下肌群之间引出，有导致遗留残腔的可能时，可考虑采用负压吸引引流，将其短臂劈开 (剪去一端短臂)，置于残余甲状腺后方的气管隐窝内，其长臂自颈前肌间隙穿出，从切口中点下方 2 ～ 3 cm 处另切一小口引出，接一次性负压吸引器，质地柔软而抗压，分别间断缝合颈阔肌和皮下组织，不能缝合在一起，以免术后形成粘连，或用可吸收线皮内缝合。

3. 全甲状腺切除术

为完整地切除全部甲状腺腺体，临床用于：①分化型甲状腺癌 (包括乳头状癌、滤泡状癌及乳头状滤泡状混合癌)；②甲状腺双腺叶多发性甲癌；③髓样癌；④滤泡状癌发生远处转移，全切除有利于术后应用 ^{131}I 放射治疗；⑤早期可切除的肿瘤较小的未分化癌；⑥甲状腺恶性淋巴瘤，局限于腺体内。

(1) 显露甲状腺：按甲状腺叶次全切除术进行，在颈阔肌下方间隙潜行分离皮瓣，分开舌骨下肌群，于肌群组织的上 1/3 处横行切断双侧胸骨舌骨肌和胸骨甲状肌，显露出甲状腺。

(2) 游离甲状腺叶：在甲状腺真包膜外，以手指或止血钳由内向外仔细钝性游离甲状腺侧叶至其边缘 (一般先从右侧叶开始)，继续稍作分离，紧靠甲状腺结扎。

(3) 结扎：钝性游离甲状腺下极，显露甲状腺下静脉将其结扎，仔细辨认其主干及分支与喉返神经的解剖位置关系，紧靠甲状腺结扎，显露甲状腺上极，紧靠甲状腺结扎，注意勿伤及喉上神经外支。

(4) 切除甲状腺腺叶：游离甲状腺峡部，切断甲状腺峡部，仔细向气管方向游离甲状腺，在确切保留甲状旁腺。以同样方法切除对侧甲状腺腺叶。

在游离，一定要在切除的全程看到喉返神经，以防切除甲状腺的同时损伤喉返神经，但也不需游离全段喉返神经，以防发生术后暂时性声带麻痹。

(5) 缝合：创面充分止血，缝合切断的肌肉组织，于气管两旁置引流，从胸锁乳突肌与舌骨下肌群之间引出，缝合皮肤，结束手术。

4. 近全甲状腺切除术

主要用于分化型甲状腺癌 (包括乳头状癌，滤泡状癌)。

切除甲状腺叶方法同全甲状腺切除术，保留喉角部位喉返神经入喉处的少许甲状腺组织，峡部和锥状叶应同时切除，应切除颈前肌群，术中常规探查双侧胸锁乳头肌内外群及后方淋巴结有无肿大，如有应切除送冰冻切片，证实为转移癌后，应行颈淋巴结清扫术。

5. 根治性颈淋巴结清扫术

完整地切除颈前后三角区, 颌下区及颏下区内所有脂肪淋巴组织, 以及胸锁乳头肌, 是为根治性颈淋巴结清扫术 (cervical lymph node clearence)。临床用于: ①分化型甲状腺癌合并颈淋巴结转移; ②髓样癌合并颈淋巴结转移。

(1) 颈部淋巴结分组。颈部淋巴结可分为 11 组: ①喉前淋巴结, 甲状腺软骨, 喉返神经入喉处的气管旁淋巴结; ②甲状腺周围淋巴结, 在甲状腺前面和侧面与甲状腺接近的淋巴结, 在甲状腺外侧与甲状腺附着的组织中的淋巴结; ③颈深上淋巴结, 分布于环状软骨缘以上, 沿颈内静脉分布的淋巴结, 5 a 颈总动脉下方淋巴结, 5 b 颈总动脉上方淋巴结; ④颈深下淋巴结, 分布于环状软骨上缘以下, 沿颈内静脉分布的淋巴结, 含锁骨上淋巴结; ⑤颈深外淋巴结, 胸锁乳突肌, 为根治性颈淋巴结清扫术, 如胸锁乳突肌, 是为改良式颈淋巴结清扫术。

(2) 切口选择。根据清除淋巴结的区域和范围有多种选择, 同时行颈部淋巴结清扫术常用的 "X" 形切口, 即由两个钝角切口通过一垂直短切口连接起来而成, 切至颌中线的下方; 下切口自斜方肌起, 切至颈中线, 连接上下切口的垂直切口则为上下两切口线钝角顶点的连线, 术中证实为癌改做颈淋巴结清扫术时, 可沿胸锁乳突肌后缘向上伸延, 形成 "L" 形切口, 即在颌下 2 cm 做横切口, 沿胸锁乳突肌后侧缘向前下伸延, 至胸骨切迹上方。

切口与皮瓣: 对已经确定做甲状腺一侧腺叶切除, 同时行颈部淋巴结清扫术的患者, 按设计的切口线切开皮肤, 沿颈阔肌深面用剪刀或电刀锐性游离皮瓣, 以保证术后皮瓣的存活, 也利于创口愈合后不致发生皮肤与颈深部组织粘连造成的瘢痕。

游离皮瓣: 后侧方游离至斜方肌前缘, 前侧游离至颈正中线, 上方游离至下颌骨下缘, 下方游离至锁骨上缘, 游离上方皮瓣时, 必须注意勿伤及面神经下颌缘支, 横行穿过颌外动脉和面前静脉, 与下颌骨下缘平行, 偶尔此神经也有位置较高者, 一定要注意保护, 应在下颌骨下缘至少 1 cm 处找出面动, 将其结扎, 向上翻起固定在颈阔肌上, 覆盖住面神经下颌缘支, 起到保护面神经下颌缘支的作用。

(3) 清扫颈外三角。将下方皮瓣向下翻转, 在锁骨上方约 2 cm 处结扎, 并在锁骨和胸骨上方将其切断, 要注意勿伤及深面颈动脉鞘内的颈内静脉, 用锐性和钝性交替的办法显露斜方肌前缘, 不得不切断副神经, 沿锁骨上方向前解剖, 显露肩胛舌骨肌后腹和颈横动, 以增加对深部肌肉和臂丛神经的显露, 位于前斜角肌上, 否则此神经应予以保存, 以防相应部分的膈肌瘫痪。

(4) 清扫颈深淋巴结及颈后三角。牵拉胸锁乳突肌断端向上解剖显露颈后三角, 仔细游离出颈内静脉, 在其下端双重结扎, 再贯穿缝扎, 然后将其切断, 避开胸导管, 解剖覆盖在颈深部肌肉的椎前筋膜 (如左侧颈部手术应注意避开胸导管), 同时也将沿颈内静脉行程的该区域疏松结缔组织及淋巴组织, 连同颈内静脉一起整块向上翻转, 膈神经和臂丛均被椎前筋膜覆盖, 在清扫中如若遇到, 从穿出处切断即可, 可予以结扎。

(5) 游离甲状腺, 在胸骨切迹上方, 将颈前肌群横行切断, 或与颈内静脉一并向上翻转, 将患侧甲状腺完全显露, 结扎, 显露并认清甲状腺下动静脉与喉返神经的解剖位置关系后, 在远离甲状腺的后下方, 在靠近颈总动脉处双重结扎, 显露并结扎, 在颈外动脉分叉处将甲状腺上动脉结扎, 向甲状腺方向清扫气管前, 连同甲状腺一并清除。

在切断胸骨甲状肌及清扫甲状腺上周围淋巴结时, 要注意防止喉上神经的损伤, 如甲状旁腺未受癌的侵犯，可将其保存。将游离的甲状腺与颈内静脉等到被清扫组织同时做整块向上翻转。

(6) 清扫颌下三角和颏下三角。为彻底清扫颌下三角，宜先沿颈正中线切开颈筋膜，显露二腹肌前腹及其下方的下颌舌骨肌，先清扫颏下三角内的淋巴结，并将其从基底部解剖出来，结扎，切除颌下腺。

有时为了更清楚地显露颌下三角，也可先向上解剖胸锁乳突肌，于近乳突处切断之，便可在颈总动脉分叉上方约 1 cm 处看见横过颈外动脉浅面的舌下神经，二腹肌后腹的深面便是颌下三角，结扎，故结扎颈内静脉必须在高位置钳，尚需切除腮腺尾部，可完全切断甚至切除二腹肌后腹，以增加显露，做局部彻底清扫。

此时，包括颈内静脉及其周围淋巴组织，如此切下整个手术标本，整块清扫切除的大块组织中可不含甲状腺叶，于创腔内只能见到气管。

(7) 关闭切口。用温盐水冲洗创腔，认真止血，置入创腔部分要剪有多个侧孔。间断缝合颈阔肌。

6. 改良式颈淋巴结清扫术

既往认为，如无颈部广泛淋巴结转移，则可行保留胸锁乳突肌和颈内静脉的改良根治术，有人主张即使发现了广泛的颈部淋巴结转移，也可采取"改良的甲状腺癌颈部清扫术"，满足患者在生活质量方面的要求，因为术后一旦发生皮瓣坏死，则可造成难以处理的颈总动脉裸露；再者，如果术后做放射疗法，表浅的颈总动脉在放射线的作用下很容易发生破裂，导致难以救治的大出血。

改良的甲状腺癌颈淋巴结清扫术的做法，可按根治性颈淋巴结清除术用切口，并将其向上翻起，清扫颈外三角内的疏松结缔组织内的淋巴组织，方法可以用纱布条将其牵拉起来，清扫其下方的颈内深淋巴组织，再将切断的胸锁乳突肌缝合起来，不切断胸锁乳突肌，仅将其游离起来，在其下方进行适当范围的淋巴结清扫，行改良的甲状腺癌颈淋巴结清扫术，清扫颈后三角时不可游离得过深，切勿损伤纵向走行于前斜角肌筋膜下的膈神经和颈总动脉伴行的迷走神经。

对颈部淋巴结根治性清扫术的改进，旨在保留更多的组织和功能，如胸锁乳突肌。

操作方法：一般采用"7"或"L"形切口，向上，以暴露术野，在切除甲状腺叶后，将甲状腺床外侧缘深筋膜切开，暴露颈动脉鞘，打开颈动脉鞘，分离颈内静脉，沿颈内静脉向上切开深筋膜直至颌下，向下达锁骨上，将其外侧颈动脉鞘壁分离，向外翻转，上方将颈上区的淋巴结和脂肪组织向下向外剥离，必要时将颌下淋巴结一并剥离，并沿斜方肌前缘切开深筋膜，将椎前筋膜前整块的淋巴结和脂肪组织从上向下清除，注意保护副神经，下方清除直达锁骨上窝区，也可视情况切除与胸骨附着的肌束，而保留与锁骨附着的肌束，一般仅缝合颈阔肌和皮肤即可。

(五) 术后处理

不论是何种甲状腺癌，均应在术后 (至少 5 年内) 应用左甲状腺素钠 $(L-T_4)$ 抑制血 TSH 水平在 0.1 mU/L 以下 (sTSH 或 uTSH 法)，5 年后可用左甲状腺素钠 $(L-T_4)$ 维持在 $0.1 \sim 0.3$ mU/L 范围内。

甲状腺癌术后应常规用左甲状腺素钠 (L-T$_4$) 替代治疗，以维持甲状腺功能，如肿瘤摘除后仍保留有足够的甲状腺组织，一般亦主张加左甲状腺素钠 (L-T$_4$)(或甲状腺片)，其目的是抑制 TSH 分泌，防止肿瘤复发，血 Tg 正常或稍高，停用 T$_4$ 后 Tg 升高；无复发的临床表现和影像学依据，用 T$_4$ 治疗时或停用 T$_4$ 后 Tg 均正常，后两类患者均应积极使用 T$_4$ 抑制 TSH 分泌，一旦确诊为复发，应再次手术或采取放射性碘治疗。

术后追踪的主要生化指标是血清 TSH 和 Tg，一般每 3 ～ 6 个月复查 1 次，亦可考虑做全身放射碘扫描追踪 (至少相隔 2 年)，而上述影像检查阴性，可考虑做 ^{201}Tl，或 ^{99m}Tc(^{99m}Tc-sesta-MI1 B1) 扫描，或 18 氟 - 脱氧葡萄糖 -PET，或 11 G- 蛋氨酸 -PET 扫描，以确定复发病灶的部位和程度。

1. 患者取半卧位，以降低颈部的静脉压，以减少术后创腔发生出血的机会，不能过伸，以防误吸发生，均应在术后监护 48 小时。

2. 床边备气管切开包，给予吸氧，以防发生急性气管塌陷，有无手足麻木和搐搦等，可经静脉注射 10% 葡萄糖酸钙 20 mL；同时口服甲状腺片，每天 80 ～ 120 mg 或左甲状腺素钠每天 100 ～ 150 mg。

3. 静脉输液直至患者能口服流质饮食。

4. 术后 24 ～ 48 小时以后可根据情况拔除引流胶皮膜或胶管，5 天后即可拆除缝线。

(六) 术后并发症的处理

1. 创口血肿

术后创口一旦形成血肿，可先采用穿刺抽吸或包扎，可开放引流，用换药方法使其愈合。

2. 皮瓣坏死

小范围的皮肤坏死，可不必处理，待其自然脱落，应将其切除，然后用换药或植皮等方法处理，有可能使颈总动脉受腐蚀破坏引起出血，若发现有感染趋向，应早期做坏死皮肤切除，预防感染腐蚀血管引起出血。

3. 乳糜漏

对较轻的乳糜漏，用压迫的方法一般可以治愈，用压迫方法无效者，可考虑采用手术结扎漏口。

术后患者的病情变化可能有 3 种主要类型：①局部复发或远处转移；②临床上有或无症状体征；用 T$_4$ 治疗时，血 Tg 正常或稍高，停用 T$_4$ 后 Tg 升高；③无复发的临床表现和影像学依据，用 T$_4$ 治疗时或停用 T$_4$ 后 Tg 均正常，后两类患者均应积极使用 T$_4$ 抑制 TSH 分泌，一旦确诊为复发，应再次手术或采取放射性碘治疗。

六、非手术治疗

甲状腺癌最有效，术后的多种非手术辅助治疗对长期生存率及复发率，特别是高危组患者有很大的影响，某些不能完整切除的甲状腺癌，如局部固定，或不能切除的恶性程度甚高的甲状腺癌，如已浸润腺体外组织，以及已有远处转移或局部复发无法切除的肿瘤，非手术的辅助治疗尚有缓解症状，延长寿命的效果。

(一) 分化型甲状腺癌的促甲状腺素抑制疗法

DTC 术后正确应用促甲状腺素 (TSH) 抑制疗法可使多数患者获得良好的疗效，局部复发率及远处转移率明显下降。30 年生存率也明显提高。

1.TSH 抑制疗法的机制

尽管现已发现许多刺激甲状腺生长的因子以及与甲状腺肿瘤有关的基因，如表皮生长因子 (EGF) 及其受体 (EGFr)，但仍以 TSH 最为重要，刺激甲状腺滤泡摄碘及促进碘的有机化，通过腺苷环化酶 (adenylate cyclase) 使细胞内的单磷酸环化酶 (cyclic adenosine monophosphate，cAMP) 增加，导致胞质蛋白磷酸化和增加细胞核的复制能力，从而加速肿瘤恶化，腺苷环化酶已增高，再抑制 TSH 时，反应性便降低，TSH 抑制疗法对已形成的癌肿并无治疗作用，但可延缓其发展，而且，只有去除了原发灶，抑制疗法才可能有较好的疗效。

现已证实，在滤泡细胞源性 DTC 中均有 TSH 受体，体外实验也发现此受体对 TSH 刺激有反应，服用甲状腺素抑制 TSH 可预防甲状腺肿瘤产生，TSH 尚可刺激磷脂酰肌酐磷酸激酶 (phosphate-dylinositol phophokinase C，PKC) 系统，特别在缺碘时，促使甲状腺结节形成。

Dunhill(1937) 首先提出应用抑制 TSH 的方法治疗甲状腺癌，并广泛应用于已有转移的 DTC，以及预防已切除的肿瘤复发。

甲状腺素对 TSH 具负反馈作用，是实施抑制疗法的基础，但生理功能相当于 T_4 的 $3 \sim 5$ 倍，主要由肝，80% 的甲状腺乳头状癌及滤泡状癌对各种治疗均有很好的疗效，可造成诸多危害，另外，使用半衰期较长的制剂如甲状腺片，有的学者反对抑制治疗，但比较 30 年生存率，抑制疗法组明显高于对照组，如指征，注意及避免各种副作用，抑制疗法的确有肯定的价值。

2.TSH 抑制疗法的实施

(1) 治疗指征：由于高危组 DTC 的预后不及低危组，而甲状腺素对心脏耗氧的增加及导致骨质疏松，因此抑制疗法的最佳指征是年龄＜ 65 岁，尤其是高危组及绝经期前妇女。

其次，DTC 做全甲状腺切除术后也应使用抑制疗法，特别在容易复发的术后 5 年内，必须根据局部复发或全身转移的可能性评估，做出个体化处理，当存在某些预后不佳因素时，应给予抑制疗法，如不摄碘的甲状腺癌，侵犯包膜等。

(2) 制剂的选择：目前常用制剂为左甲状腺素钠 (1 evothyroxine，$L-T_4$)，半衰期较长，约 7 天，而碘塞罗宁 (T_3) 的半衰期仅 24 小时，对于随时须做核素扫描的高危组患者有利，以缩短检查前停药时间，及时做扫描检查。

左甲状腺素钠 ($L-T_4$) 制剂纯净，甲状腺素的含量精确，无过敏反应之虞，但价格昂贵，生物制剂甲状腺片虽其制剂粗糙，但因其价廉，仍有应用价值，须将甲状腺片与左甲状腺素钠 ($L-T_4$) 互换时也很方便。两者互换的对等剂量约为甲状腺片 40 mg 相当于左甲状腺素钠 ($L-T_4$)100 mg。两者半衰期也相似。

(3) 剂量的掌握：应根据高敏度免疫测定法测得的血清中 TSH(S-TSH) 浓度及 T_3，而 T_3 通常为＜ 0.3 mU/mL，甚至＜ 0.01 mU/mL，常在 0.3 ～ 1.0 mU/mL(S-TSH 正常参考值为 0.3 ～ 6.3 mU/mL)。

美国临床内分泌协会和美国甲状腺协会推荐的方案为对低危组患者，即 MACIS 积分＜ 6.0，使 TSH 小于正常低值；对中危组患者，即 MACIS 积分 6.0 ～ 6.9，但不应出现临床甲亢；对高危组者患者，即 MACISS 积分＞ 7.0，但要密切监察其并发症，特别是绝经期妇女的骨质疏松。

此外，甲状腺素的剂量须随年龄的增加而减少，以免骨质疏松，心肌耗氧增加之虞。但有以下因素时剂量必须增加：①胃肠道吸收不良者，如肝硬化；②同时服用某些阻止 T_4 吸收的药物，如氢氧化铝；③同时服用某些阻断 T_3 向 T_4 外周转化的药物者，如胺碘酮（乙胺碘肤酮）；④同时服用抑制非去碘化 T_4 清除的药物，如哌替啶；⑤硒缺乏者；⑥妊娠。

甲状腺癌术后初期或高危组患者的治疗应采用全抑制疗法，每天左甲状腺素钠 (L-T_4) 有效剂量为＜ 60 岁，2.2 mg/kg；＞ 60 岁，1.5 ～ 1.8 mg/kg，须随甲状腺功能的测定值调整剂量。低危组患者只需部分抑制疗法即可。

(4) 治疗时限：术后何时给药尚未统一，不论单侧或双侧甲状腺叶切除，术后 3 周内血清甲状腺素水平基本处在正常范围内，不会产生甲减的临床表现，尤以单侧切除者多见，且术后 5 天左右 T_4 和 FT_4 并不明显降低，早期给予外源性激素可能会进一步升高体内激素水平，加重上述症状，部分患者术后短期内 S-TSH 尚处于短暂抑制状态，故从抑制角度讲，早期服药尚不合适，应待术中释放激素的效应消失后再开始给药，单侧甲状腺切除的患者术后 3 周，超出正常范围上限一倍，因此建议在术后 2 ～ 3 周起，即单侧甲状腺切除术后 3 周起，双侧甲状腺切除术后 2 周起给予抑制疗法较为妥当。

至于服用期限，高危组患者最好终身服用，而低危组因术后最初 5 年为容易复发时间，在术后 5 年内可施行全抑制治疗，并严密随访，定期做病理学检查，5 年后可做部分抑制治疗或不予治疗，或术后已做核素碘消融治疗，将残留甲状腺已全部毁灭，则在随访时监测血清 TG 水平极有意义，TG 不应增高，血清 TG 增高＞ 5 ng/mL，必须警惕肿瘤复发或转移，血清 TG 水平比核素扫描还敏感，即使核素扫描阴性，也不能完全除外癌肿转移，Duren 等认为 TG 的敏感性及特异性达 91% 及 99%，由于 TG 由 TSH 刺激甲状腺滤泡所致，因此任何使甲状腺功能增加的疾病均可增高，如结节性甲状腺肿，当存在有功能的甲状腺滤泡时，TG 增高并不意味有恶性肿瘤。

3. 抑制疗法的副作用

只要甲状腺素的剂量恰当，大多无甚副作用，必须预防。

(1) 甲状腺功能亢进（甲亢）或亚临床型甲亢：只要定期复查甲状腺功能，使 T_3，便可避免此副作用。

(2) 骨质疏松：表现为骨痛，血清甲状旁腺激素降低，特别在摄钙不足。

(3) 心肌耗氧量增加，促发心绞痛，甚至心肌梗死，对伴有冠状动脉硬化性心脏病，以及伴心房纤维性颤动时必须慎用或弃用抑制疗法。

4. 抑制疗法的疗效

抑制疗法使甲状腺乳头状及滤泡状腺癌的复发率及与甲状腺癌相关的死亡率减少，甚至在老年进展期患者中已获证实，显示术后应用左甲状腺素钠 (L-T_4) 抑制疗法者累计复发率为 17%，而对照组达 34%，尽管抑制疗法组与对照组的 10 年生存率无明显差异，但 30 年生存率显示抑制疗法组明显优于对照组。

(二) 核素碘治疗

1. 分化型甲状腺癌的核素碘治疗

某些 DTC，如乳头状，因此这些甲状腺癌具良好的疗效，但必须在至少去负荷手术后才能发挥其最大作用，即只能作为 DTC 的辅助治疗。

由于核素碘伴有一定的副作用，因此，DTC 术后是否均须行核素碘治疗仍有争论，10 年生存率已相当高，而且 Crile(1988 年) 认为抑制疗法的疗效与核素碘相仿，发现术后用核素碘加上抑制疗法者为 6.4%，单独应用抑制疗法者为 13.1%，两种疗法均不用者达 40%，发现术后行核素碘治疗组达 100%，而对照组仅 33.3%。

近年来越来越多的学者重视核素碘的治疗，但因其对低分化及未分化甲状腺癌的疗效极差，较少应用。

根据治疗目的，核素碘的治疗可分为甲状腺切除术后的消融 (ablation) 疗法，及发现转移而无法再手术的内照射治疗两种。

(1) 消融疗法：消融疗法系在 DTC 做甲状腺近全切除术后，应用核素碘销毁残留的正常甲状腺，达到甲状腺全切除的目的，而无甲状腺全切除术的众多并发症，如甲状旁腺功能减退，无须另外再服用核素碘及其他准备，通常可发现以 2 mCi 小剂量 ^{131}I 所做的诊断性扫描不能探及的病灶，可发现 24% ～ 39% 术中及胸部 X 线片不能发现的转移灶，故兼有进一步诊断转移灶的作用。

基于消融疗法所用的核素碘剂量较大，故术后是否均须用此疗法尚有争议，此疗法并不能改善长期生存率及肿瘤复发率，发现消融组与对照组相比，他们认为若求 30 年生存率，应考虑术后消融疗法，只要初期手术范围恰当，对低危组患者，特别是乳头状癌患者，术后消融疗法的意义不大，发现术后永久性甲状旁腺功能减退的发生率为 2%，永久性喉返神经损害发生率为 1%，30 年复发率也仅为 19.1%，而术后消融组也有 16.6%(P=0.89)，无明显差别 (P=0.43)，滤泡状特别是 Hurthle 细胞甲状腺癌，应做术后消融治疗，以达到早期发现转移灶及延长寿命的作用，完全消融后血清 TG 一旦升高，特别是在 TSH 增高时便可考虑有转移的可能，应及早处理，近年在适当剂量的控制下术后消融疗法已被广泛接受。

采用消融疗法的意义在于：①甲状腺本身系多病灶性，根据甲状腺全切除标本的连续病理切片证实，对侧腺体的隐性癌肿发生率高达 10% ～ 25%，甚至 80%，因此可选择以核素碘消融甲状腺近全切除术后残留的腺体，既可达到全切除的目的，消除所有腺内隐性病灶，又无众多的甲状腺全切除的并发症，还可达到早期诊断难以发现的转移病灶，并及早行进一步治疗，若术后采用消融治疗，可减少此种转化的可能；②指征：而初次手术仍残留部分甲状腺时，作为进一步核素碘治疗的准备；③消融时机：通常以术后 2 ～ 3 周最为恰当，TSH 才增高达 30 mU/mL，此时，局限性转移灶或残留的病灶摄碘能力最强，＞ 50 mU/mL 时，反而抑制核素碘的吸收；④消融剂量消融成功的指标为：48 小时摄碘量＜ 1%；消融后甲状腺扫描不显影。

在一定范围内，核素碘的剂量与消融的有效率成正相关，100 ～ 150 mCi 为 85% ～ 95%，过大的剂量并不增加疗效，由于初次剂量越大，消融有效率越高，重复治疗次数减少，Balc 等建议初次应用核素碘的合适剂量应≥ 30 mCi，Beieraltes 认为，当服用 1 ～ 5 mCi 的核素碘，进行诊断性扫描不能显示隐性转移灶时，特别是术前摄碘率＜ 4% 时，须应用 100 ～ 149 mCi 大剂量核素碘治疗，初次治疗宁可应用较安全的剂量，必要时在初次核素碘治疗 6 ～ 12 个月后，再追加 75 ～ 100 mCi 或分次消融治疗，以求安全有效。

(2) 不能切除的原发灶，或发生颈部淋巴结转移时，应首选再次手术治疗，或伴肝，以及不能手术的原发病灶，只要局部能摄碘均可采用核素碘治疗，然后再用较大剂量的核素治疗，剂量依临床表现而定，最大剂量为 800 ～ 1000 mCi，但副作用极大。

核素碘治疗对复发，尤其是有约 70% 的甲状腺滤泡状癌有效，对儿童，具摄碘功能的甲状腺乳头状癌肺转移时，应用核素碘治疗后，10 年生存率可达 74%，而无摄碘功能者仅 6%，在 DTC 伴骨，5 ～ 10 年生存率在核素碘治疗的具摄碘功能者为 79%，而不摄碘者仅为 55%。

甲状腺癌的摄碘率明显影响核素碘的疗效，年轻者甲状腺癌的摄碘率高于年老者，伴有轻度甲状腺功能减退者的转移灶常伴甲状腺功能而易吸碘，其中 30 ～ 50 mU/mL 为最佳，> 50 mU/mL 时反而与摄碘率成反比，可抑制甲状腺释放碘而不改变碘的摄取功能，故可增加核素碘的疗效。

此外，核素碘的疗效还与以下因素有关：非浸润性而有淋巴结转移者的核素碘的疗效较好，而具周围组织浸润能力的 DTC 的核素碘的疗效较差，但被核素扫描发现的小灶性肺转移疗效较好，可减少 50% 的死亡率，而其他影像学发现的肺转移灶，死亡率是核素扫描发现小灶性肺转移的 6 倍，疗效较差，疗效更差，治愈率仅 7%，而改善率仅 36%，疗效也差，对水肿造成的神经损害，可应用肾上腺皮质激素或重组人类促甲状腺素 (rhTSH) 预防，防止严重的后果产生。

2. 髓样癌的核素碘治疗

家族性甲状腺髓样癌 ⅡA 型 (MEN ⅡA) 的预后较散发性好，散发性为 55%，10 年生存率仅 50%，又做甲状腺全切除者，10 年生存率达 95% 以上。若初次手术时已有腺外侵犯。

通常认为髓样癌不摄取碘，核素碘对其无治疗作用，当残留腺体内癌肿复发，尽管导致髓样癌的 C 细胞不摄碘，但正常甲状腺滤泡具摄碘功能，可照射附近 C 细胞，所谓旁观 (bystander) 效应达到一定的疗效。但也有人对此效应持反对意见。

若初次手术发现肿瘤局限在腺体内，未做甲状腺全切除而术后血清降钙素增高，说明残留腺体内可能有隐性病灶，核素碘仍可作为有价值的辅助治疗，并大多能延长生存期，对残留的局灶性病灶用 150 mCi 的核素碘治疗，但疗效并不可靠，如骨，核素碘治疗并不适用，因转移灶内只有不摄碘的癌变 C 细胞，而没有具摄碘功能的正常甲状腺滤泡。

3. 核素碘治疗的并发症

(1) 早期并发症：好发于服药后 3 周内，小剂量 (< 30 mCi) 核素碘治疗时极少发生。当剂量 > 200 mCi 时发生率便增高。

1) 急性放射病：发生率 < 1%，好发于服药后 12 小时内。表现为乏力。

2) 唾液腺炎：发生率为 5% ～ 10%，可在服药后即刻或数天后发生，严重时可有腮腺，而味觉改变可持续数周或数月。

3) 短暂的放射性胃炎：极少见，于口服药物后 1/2 ～ 1 小时内产生，表现为恶心。

4) 放射性膀胱炎：表现为膀胱刺激症状，保持每 2 ～ 3 小时排空膀胱 1 次，如服药 24 小时内饮水不够，或未及时排空膀胱，可发生放射性膀胱炎。

5) 腹部不适及轻度腹泻：好发于服药后第 1 ～ 2 天。

6) 颈部水肿：常见于消融疗法后，好发于残留甲状腺较多，且摄碘良好时，表现为类似血管神经性的颈部水肿。

7) 短暂性甲亢：核素碘导致甲状腺大量破坏，甲状腺素快速释放可致短暂性甲亢，肿瘤消退时。

8) 骨髓抑制：几乎均有产生，特别在剂量过大时，可导致严重的骨髓抑制。

9) 暂时性喉返神经麻痹：在甲状腺近全切除后作核素消融疗法时产生。

10) 肿瘤转移灶出血，也可造成致命性脑水肿，在脑转移应用核素碘治疗前，应使用肾上腺皮质激素预防。

(2) 后期并发症：治疗 3 个月后产生的并发症为后期并发症。

1) 放射性肺炎和肺纤维化：好发于摄碘功能良好的肺广泛转移者，特别是剂量过大时。预防方法有：48 小时内的核素碘剂量控制在 80 mCi 内；治疗前应用肾上腺皮质激素。

2) 持久性骨髓抑制：极少见。仅发生于骨转移应用的核素碘剂量过大时。

3) 白血病：少见，发生率 < 2%，尤在 50 岁以上的老人中发生。最佳预防方法是延长核素碘的治疗期达 6 ～ 12 个月。

4) 精 (卵) 子减少或无功能症：好发于 20 岁以下患者，长期随访可发现 12% 不育。因此建议应在治疗后 6 个月才妊娠。

5) 膀胱癌：极少发生，超大剂量 (> 800 mCi)。

6) 分化型甲状腺癌转化为未分化癌：大多数认为系癌肿本身转化，并非核素碘所致。

(三) 放射治疗

放射治疗 (即外照射治疗) 对控制甲状腺癌的残留病灶及某些转移灶有一定疗效，特别是对一些不摄取核素碘的病灶，如梭形细胞及巨细胞癌更是理想治疗方法，可与核素碘治疗联合应用，可采用放射线治疗，亦可用外放射治疗。

1. 指征

放射治疗的最佳指征是经过手术但残留了不摄碘的病灶，但对完全不能手术切除的病灶疗效较差。

以下情况是放射治疗的常用指征：①不摄取核素碘的颈中部，不论病灶是否摄碘，均以放射治疗的疗效较好；②脑转移及其他疗法无效的肝转移病灶；③为减轻软组织压迫所致致命症状者，如上腔静脉受压综合征；④对某些巨大甲状腺癌为增加切除率及提高疗效的某些术前治疗；⑤作为贯序或联合化学疗法的一部分，如甲状腺淋巴瘤，特别是甲状腺未分化癌。

2. 治疗剂量及疗程

对甲状腺淋巴瘤的放射剂量为 4 ～ 5 周内 45 Gy，对其他甲状腺癌的治疗剂量均较大，多在 7.5 周内应用 70 Gy 以上。

3. 疗效

放射治疗的疗效与病理类型有关。

(1) 分化型甲状腺癌：DTC 的预后较好，Mayo 医院报道在确诊时无远处转移，25 年生存率达 94.5%；而 197 例滤泡状癌为 75.2%，这类患者术后无须放射治疗。

因 DTC 通常能摄碘，故放射治疗的指征仅为不能摄碘的复发转移，放射治疗不应在核素治疗前进行，因为这样将有损核素碘的疗效。

Farahati 报道，Ⅳ 期的 DTC 99 例，在甲状腺全切除后经核素碘消融，并用 TSH 抑制疗法后再作放射治疗，包括甲状腺，照射剂量为每次 1.8 ～ 2.0 Gy，7 ～ 8 周内总量达

65 ～ 70 Gy，但对无淋巴转移者无效 (P=0.27)，区域性或远处转移率 (P=0.0 003)，肿块显著缩小或消失，生存期达 25 年。

Tubiana 报道，放射治疗 97 例 DTC 术中残留病灶，15 年及 25 年生存率分别达 57% 及 40%，而对照组 15 年生存率仅 39%；15 年局部复发率明显下降 (11% vs 23%)，但 15 年生存率相差甚远 (7% vs 39%)，表明放射治疗尚有一定疗效。

(2) 髓样癌：局部放射治疗对髓样癌的疗效尚有争议，10 年局部无复发的无瘤生存率达 86.5%，仅对有骨，放射治疗较好，能延长 75% 患者的生存期，5 例肿块缩小＞ 50%，一例获完全缓解，生存期达 6 年，另一例生存 4 年，5 例 3 年后死亡。放射治疗对骨转移所致的疼痛及区域转移所致的症状有一定的缓解作用。

(3) 未分化癌：甲状腺未分化癌的预后极差，1 年生存率仅 0 ～ 20%，单独放射治疗的疗效也不满意，中位生存期为 3 ～ 7 个月，部分病例甚至在 6 周内应用 60 Gy 仍无效，1 年生存率仅 6%，以维持治疗期间的气道通畅，有生存期延长数年的报道，但治疗的并发症甚多，而且能手术切除，特别是未侵及甲状腺包膜者，能明显延长生存期，对局限于腺体内的未分化癌仍以手术为主，放射作为辅助治疗，不延长生存期。

(4) 原发性甲状腺淋巴瘤：原发性甲状腺淋巴瘤较少见，仅占甲状腺肿瘤的 4% ～ 8%，占淋巴瘤的 1.3%，几乎均为 B 细胞淋巴瘤，常伴慢性淋巴性甲状腺炎，早期患者术后宜辅以放射治疗，在 4 ～ 5 周内总剂量 40 ～ 50 Gy，可控制局部病灶，疗效良好，应联合化学治疗，以增强局部疗效及预防远处转移。

Mayo 医院以 40 Gy 做颈部或加做纵隔放射治疗者，5 年无病生存率达 57%，且与病灶残留量有关，5 年生存率为 59%，其中局限于腺体内达 75% ～ 85%，低度恶性者可达 90%，侵犯到腺外者仅 35% ～ 59%。

(四) 化学治疗

甲状腺癌对化学治疗的敏感性及疗效不及核素碘及放射治疗，大多只能起局部缓解作用，单药治疗的疗效更差，特别是对核素碘及放射治疗不敏感者，可用于甲状腺癌综合性姑息治疗。对晚期甲状腺癌或未分化癌可试用环磷酰胺。

毛霉素 (manumycin) 为法尼基 (famesyl)- 蛋白转移酶抑制药，常单独或与其他药物 (如 paclitaxel) 联合用于治疗未分化性甲状腺癌。

近年来开始试用的单克隆抗体靶向治疗 (targeted therapy of monoclonal antibodies) 可能是治疗甲状腺癌 (主要是髓样癌) 的一种新途径 (如抗 CEA 放射标记的抗体)。

有人试用生长抑素类似物和干扰素治疗甲状腺髓样癌，有一定疗效，化疗药物与免疫调节药合用，可提高机体免疫力，加强抗癌效果。

1. 分化型甲状腺癌的化学治疗

对核素碘及放射治疗不敏感，或有手术反指征的进展期 DTC，特别是伴肺，化学治疗有一定疗效，治疗伴心力衰竭，有效率为 17%，但无 1 例显效，有效率达 26%，其中 11.6% 获显效，2 年以上生存率达 10%，5% 患者停药后仍存活。

Burgess 等 (1978) 单用多柔比星 (阿霉素) 治疗甲状腺癌 53 例，2/3 有效，肿块稳定或缩小，生存期延长，尤以分化型及髓样癌较敏感，未分化癌的疗效较差，中位有效期 8 个月，生存期为 17 个月，避免产生严重并发症。

2. 髓样癌的化学治疗

大多数甲状腺髓样癌的预后较好，但约有 20% 的患者进展迅速，出现远处转移，预后欠佳，即 APUD(amine precursor uptake and decarboxy) 肿瘤，特别是多柔比星 (阿霉素)，疗效可达 15% ～ 30%，单药治疗的疗效不及联合用药。

用长春新碱 (1.4 mg/m^2)，qd×2 静脉滴注，每个 3 ～ 4 周 1 疗程治疗伴肺，4 例有效，其中 2 例血清降钙素及肿块均见明显下降及缩小，持续达 14 ～ 19 个月，有效率 57%，其中 28% 显效，仅有轻到中度的消化道症状，少数 (2/7) 中度血常规减少。

Petursson 治疗 1 例 20 岁髓样癌伴肺，用链佐星，先以链佐星 (500 mg/m^2)qd×5，多柔比星 (阿霉素)(60 mg/m^2) 每 3 周静脉注射，每 6 周为 1 个疗程，待肺部转移控制后，改用达卡巴嗪 (250 mg/m^2) 和氟尿嘧啶 (5-Fu)(450 mg/m^2)qd×5，以后再用 75% 量，每 4 周为 1 个疗程，结果肿块缩小，持续达 10 个月，治疗后 21 个月最终因肺部病灶复发而死亡。

3. 甲状腺未分化癌的化学治疗

甲状腺未分化癌的预后极差，虽对化学治疗的疗效较差，但仍有一定的反应，反应率达 33%，而单用多柔比星 (阿霉素) 的反应率仅 5%，平均年龄 68 岁，2 例生存超过两年 (28，因此，对治疗方法匮乏的进展期末分化癌，在放射治疗无效或不宜应用时，化学治疗不愧为可能有效的方法。

4. 原发性甲状腺淋巴瘤的化学治疗

原发性甲状腺淋巴瘤的化学治疗与淋巴瘤相似，8 年生存率达 100%。

(五) 髓样癌的生物制剂疗法：

甲状腺髓样癌由滤泡旁细胞发展而来，尚分泌其他肽类物质，如血清素，P 物质等，导致髓样癌特有的某些临床症状，应用对抗这些肽类的生物制剂进行治疗，有对症治疗的作用。

生长抑素 (somatostatin) 可抑制肿瘤细胞中几种生长因子及激素的分泌，而且 50% 的髓样癌有生长抑素受体，生长抑素可使因这些激素造成的症状，如腹泻，生长抑素使肿瘤缩小的可能性较小，亦有报道称，生长抑素能使肿瘤稳定数月，IFN 对已有转移的 APUD 肿瘤也有某些疗效，可阻断肿瘤细胞在 G_0-G_1 期的分裂，并可激活免疫调节系统，干扰素 (rIFN-α-2 A) 在治疗神经内分泌肿瘤时，主要症状的改善率达 64%。

1. 生长抑素

自然生长抑素的半衰期仅 3 分钟，疗效短暂，必须持续不间断地用药，才能保持有效的血药浓度，因此临床上难以推广。

2. 生长抑素衍生物

目前常用的生长抑素衍生物有奥曲肽 (Octreotide)，它们的半衰期明显延长，已应用于临床。

生长抑素衍生物抑制肿瘤生长的机制是：①抑制促进肿瘤生长的介质；②抑制肿瘤的血管生长；③调节免疫活性；④通过肿瘤细胞的生长抑素受体，阻止肿瘤细胞的有丝分裂。

八肽奥曲肽可改善甲状腺髓样癌的症状，并降低血清降钙素及 CEA，但抗肿瘤的疗效较差，腹泻，且所有病例的血清降钙素均下降，奥曲肽只能改善虚弱，血清降钙素仅 4 例下降，只有 1 例具抗肿瘤效果，单独应用八肽奥曲肽的疗效并不十分满意。

3. 奥曲肽与干扰素联合应用

Joensuu(1992) 联合应用奥曲肽和干扰素（重组干扰素 a-2 b）治疗终末期转移性类癌，发现血清肿瘤标记物的水平下降，甚至正常，提示在治疗其他神经内分泌肿瘤时也可能有效，8 例散发性甲状腺髓样癌有已不能切除的转移灶（纵隔），并经 ^{111} In-DTPA 证实有生长抑素受体，300 mg/d 再皮下注射 6 个月，干扰素 (r-IFN-α-2 b)500 万 U/d，肌内注射，每周 3 次，共 12 个月，其中有 5 例的潮红，6 例的血清降钙素及 CEA 下降，为原来的 32%～88%，提示肿瘤被抑制，但转移灶并未缩小，也发现具有稳定病变，降低血清降钙素及 CEA 的结果，是必须每日注射奥曲肽，费用较高。

4. 缓释奥曲肽与干扰素联合应用

缓释奥曲肽 (Lanreotide) 是一种新型的环八肽生长抑素衍生物，与缓释剂螯合后半衰期大大延长，10～14 天注射 1 次即可维持有效的血药浓度，每 2 周肌内注射缓释奥曲肽 30 mg，6 个月后，改为每 10～14 天肌内注射缓释奥曲肽 30 mg，再用 6 个月，开始用干扰素 (r-IFN-α-2 b)500 万 U 肌内注射，每周 3 次，共用缓释奥曲肽 12 个月，r-IFN-α-2 b 11 个月，疗效明显，其中 2 例小转移灶消失，3 例肿瘤稳定，而大部分 (85%) 症状明显改善。

总之，生长抑素衍生物与干扰素（重组干扰素）联合应用，可缓解肿瘤分泌多肽类激素引起的症状，降低血清肿瘤标记物水平，提示肿瘤抑制，但对肿瘤本身的控制作用仍较为微弱。

（六）经皮乙醇注射治疗

主要用于实性小至中等结节的治疗，在结节内找到血管最丰富的区域后，用 21～22 号针头注入乙醇。治疗前和治疗后应追踪 TSH。此法可有 60% 左右的治愈率。

乙醇注射主要用于治疗无功能性甲状腺结节，尤其是有转移和局部压迫症状者，不能首选乙醇注射治疗。

（七）对症治疗

甲状腺癌术后出现甲状旁腺功能减退时，可补充钙剂和维生素 D，可服用赛庚啶缓解症状。

（八）甲状腺癌的综合治疗

甲状腺癌的治疗除手术外，有多种非手术疗法，各种疗法的单独使用有局限性，疗效有时不尽如人意，而在某些情况下联合应用，可达到事半功倍的作用，但必须恰当掌握指征，否则会造成事倍功半。

1. 分化型甲状腺癌的综合治疗

(1) 核素碘消融联合 TSH 抑制疗法：Mazzaferri 等认为，确诊时年龄＞40 岁，肿瘤＞1.5 cm 的 DTC，在较大范围的手术（甲状腺近全切除）后，联合应用核素碘消融残留腺体及 TSH 抑制疗法能有效地提高 30 年生存率及减少复发率，中位随访达 15.7 年，发现术后只用 TSH 抑制疗法的疗效不及核素碘消融治疗，后者的复发率减少 1/3，而术后两者联合应用无 1 例死于甲状腺癌。

由于 TSH 影响核素碘的摄取，以血清 TSH 在 30～50 mU/ml 时为核素碘治疗的最佳时机，甲状腺术后 2～3 周内 TSH 明显增高，故应在术后 2～3 周后监测血清 TSH，可做全身小剂量的核素碘 (1～5 mCi) 扫描了解有无摄碘能力，可做抑制疗法，若能摄碘，则可初步了解有无转移，则应用核素碘治疗剂量；若无转移可采用消融剂量做核素碘消融治疗，以了解有无未被小剂量核素碘显示的隐性转移灶，应追加治疗剂量，再用抑制疗法以增强疗效，确定须否再次应用治疗剂量的核素碘。

(2) 核素碘联合放射治疗：主要指征是具有一定摄碘能力但不足够的 DTC，或具有手术反指征，联合放射治疗可提高长年生存率。

Tsang 报道放射治疗手术后镜下残留病灶的乳头状癌 155 例，加用放射治疗较不用放射治疗，能增加 10 年生存率 (100% vs 95%) 及 10 年无瘤生存率 (93% vs 70%)，在大体标本残留乳头状癌病灶的 33 例，加用放射治疗后 5 年生存率也达 65%，5 年无瘤生存率为 62%；但无残留病灶者，加用放射治疗并不延长无瘤生存率。

2. 甲状腺未分化癌的综合治疗

若单独应用手术，明显提高疗效，5 年生存率可达 10% 左右。

Kin 以小剂量多柔比星 (阿霉素，$10 \ mg/m^2$周) 加放射 (1.6 Gy，2 次 / 天，每周 3 次，共 40 天，总量 57.6 Gy) 治疗进展期甲状腺未分化癌 19 例，2 年局部复发率仅 32%，中位生存期达 1 年，用放射治疗，其中 1 例 (10%) 存活 12 年，用多柔比星 (阿霉素) 联合术前 (30 Gy)，局部复发率 52%，仅 24% 的病例死于局部病变，且无转移，联合治疗并无重大并发症，表明放射治疗能延缓局部病灶的过程，联合治疗有效。

3. 原发性甲状腺淋巴瘤的综合治疗

大多数甲状腺淋巴瘤须做放射加化学的综合治疗，尤其是病变伴有纵隔延伸者，发现远处转移及复发率明显低于单独放射治疗组者，前者 5 年生存率达 100%，无瘤生存率为 72%。

(九) 各种甲状腺癌非手术治疗的选择

包括未分化癌在内所有甲状腺癌，在有条件时均应以手术为首选治疗方法，因手术治疗的疗效肯定，且为今后的非手术疗法奠定了基础，非手术疗法是在无手术条件或作为术后辅助治疗时的选择，通常在众多的非手术疗法中选择 TSH 抑制疗法。但应根据肿瘤的病理类型最后决定。

低危组 DTC 只要手术范围恰当，术后只需行 5 年 TSH 抑制疗法并定期随访，再辅以核素碘消融治疗，治疗方案应根据肿瘤摄碘情况而定，具摄碘功能者首选治疗量的核素碘，摄碘功能较差者可选用核素碘与放射联合治疗，无摄碘功能者单独应用放射治疗，其间仍应坚持 TSH 抑制疗法。

低分化甲状腺癌，如圆柱细胞癌有时对核素碘也有一定疗效。

甲状腺髓样癌术后只有血清降钙素或 CEA 增高，而无临床影像学复发，应首先除外因乳腺癌，可选用核素碘消融疗法，消融后 5 ～ 10 天扫描，只有生化复发者的 10 年生存率仍高达 86%，若已有临床或影像学的复发，而不能再手术时，可采用放射治疗，化学治疗也可能有效，可选用生物疗法，特别是联合应用生长抑素衍生物及干扰素 (r-IFN-α-2 b)，具减轻及缓和症状作用，只有淋巴转移者的 5 年生存率也有 94.5%，明显高于淋巴外转移 (41%)。

未分化癌若病变局限在腺内，仍以手术为主，术后辅以放射治疗，放射及化学联合治疗不失为可行的方法。

甲状腺淋巴瘤过去以广泛切除为主，但近来认为，大多数病例已同时伴有其他部位的淋巴瘤，因此仅对局限于甲状腺的淋巴瘤行手术切除，属 I ，手术只起诊断性作用，须在减负手术后加做放射与化学联合治疗。

　　Mayo 医院对 DTC 均做甲状腺近全切除术，术后根据 MACIS 积分，决定不同的术后处理方案，以减少术后复发率及提高长期生存率，并以最佳的经济效价比达到合适的治疗目的，既不治疗过分，也不治疗不足。

　　他们将 MACIS 积分＜ 6.0 的乳头状癌作为低危组，只应用抑制疗法到 TSH 正常低值即可，极少需要其他辅助治疗，只需进行物理学检查。

　　对于 MACIS 积分在 6.0 ～ 6.99 的乳头状及伴包膜浸润的滤泡状癌，纳入中危组，须积极处理，但与癌肿有关的死亡率并不高，术后应做核素碘的消融治疗 (^{131}I 30 ～ 75 mCi)，并做抑制疗法，只需使 TSH 刚低于正常值，手术 6 ～ 12 周后，做重组人类 TSH(rhTSH) 刺激后的核素扫描，术后 3 ～ 6 个月做 B 超，以后每年 1 次，至少维持 5 年，并在刺激试验后测血清 TG，即在停服甲状腺素时全身核素扫描前服用测血清 TG。

　　MACIS ＞ 7.0 的乳头状或广泛浸润 (血管)，术后应更积极地检查与治疗，术后 6 周须做核素消融治疗，数月后做进一步的核素治疗 (^{131}I 100 ～ 200 mCi)，5 ～ 10 天后全身扫描以发现隐性病灶，同时做更积极的抑制疗法，尽可能地降低血清 TSH 值，并在刺激试验后测血清 TG，以后至少在 5 年内每年重复 1 次。

　　对滤泡状癌的老年患者尚需检查远处转移，可用几个疗程的核素治疗延长寿命，放射治疗可减少局部症状及病理性骨折的危险性。无法切除的病灶可联合核素及放射治疗。

第二章 乳腺疾病

第一节 乳房发育异常和畸形

一、乳腺发育不良

乳腺发育不良表现为乳房发育不良，乳房发育不良是一种先天性疾患，主要为腺体组织缺少，皮肤仍光整而有弹性。发生在单侧者常伴胸大肌发育不良或缺如。也可因青春期前乳房区烧伤引起。双侧者可能系发育成熟期乳腺组织对性激素不敏感所致。乳头发育可以正常。乳房是一个外胚层器官，起源于皮肤，属于胸壁浅层结构。女孩从 12 ~ 13 岁起，乳房开始发育，至 15 ~ 17 岁基本成熟。尽管有种族群差异，大致上乳腺是由 15 ~ 20 个腺叶组成。乳房发育不良本质上是一种组织缺少，故治疗上宜增加乳房内容物，扩大体积、改善外形，使女性体现出特有的曲线美及其魅力。

（一）病因

乳腺发育不良是指女性，在无其他内分泌异常的情况下，至青春期后仍无乳腺发育或乳腺发育未达正常体积的情况。其发病率实际上要比估计的更高，大多患者并未因此就诊。

（二）发病机制

乳腺发育不良可为先天性。也可为获得性。获得性乳腺发育不良是由于幼年乳腺芽受损害，常见于婴儿期和童年期乳腺部位受到辐射，如因皮肤血管瘤接受放射治疗。

先天性乳腺发育不良常可伴有其他发育异常，如骨、肾、牙的发育不良。在 Becker 痣（单侧多毛色素过度沉着损害）可同时并发单侧乳腺发育不全和同侧胸大肌发育不良。据估计，90% 的先天性乳腺发育不良与胸大肌发育不良有关。获得性乳腺发育不良的严重程度与辐射剂量正相关。另外，早发育乳腺的不必要的活组织检查和不适当的外科治疗也可导致乳腺发育不良。

（三）病理

严重乳腺发育不良时在皮下活检时找不到乳腺原基上皮残留。

（四）分类

根据乳腺发育不良的严重程度可分为无乳腺发育、乳腺发育不良和小乳房。

（五）临床表现和诊断

因乳腺发育过程在正常妇女也存在较大的个体差异，故患者至发现异常后很久才就诊。患者常因女性性成熟年龄后仍无乳腺发育，或双侧乳腺发育明显差异而就诊。最严重的无乳腺发育包括乳头在内的单侧或双侧乳房完全缺如。

乳房的大小在人种和个体均存在很大差异，乳房大小与泌乳能力也并不完全相关。除无乳腺发育外，乳房发育不良和小乳房并无一定的诊断标准。

（六）治疗

乳腺发育不良无特殊治疗。对体形上的缺陷可用佩带义乳的方法纠正。成年后对有要求的患者可考虑手术纠正。

二、巨乳症

巨乳症又称乳房肥大、大乳房或巨乳房，是指女性乳房过度发育，含腺体及脂肪结缔组织过度增生，体积超常，与躯体明显失调。可发生胸部压迫感，慢性乳腺炎、疼痛、肩部酸痛沉重及乳房下皮肤糜烂等。巨乳症多见于青春期少女或青年女性，常发生在两侧，偶见限于一侧。乳房过大系因腺体及脂肪结缔组织对雌激素异常敏感所致。遗传因素亦属有关因素之一。许多巨乳患者由于体形欠美，逃避社交，滋生病态心理，故乳房缩小整形术具有治疗及美容的双重意义。理想的缩乳术应兼顾外观与功能。此外，巨乳症应与乳腺肿瘤相鉴别。

（一）病因

巨乳症病因尚不完全明了。

（二）发病机制

一般认为是乳腺组织的靶细胞对于雌激素敏感性增高有关。

（三）病理

主要表现为间质性胶质和脂肪细胞极度增加，仅有少数病例出现导管上皮增生。

（四）分类

青春期巨乳房，妊娠期巨乳房。

（五）临床表现

巨乳房主要临床表现为乳腺的进行性生长，导致在 1～2 年内乳腺大大超出正常范围。以后的数年里乳腺增大并不减小。常需进行不断的外科处理。部分巨乳症患者可伴有多毛等其他异常情况。

（六）特殊检查

部分患者可发现有内分泌的异常。

（七）诊断

正常人乳房的体积在不同个体可有很大差异，同一个体在不同生理阶段也有很大变化。目前尚没有一个公认的巨乳症诊断标准。临床上接受乳房减容整形手术的患者大多并不符合巨乳症诊断。一般认为巨乳症是指乳房在没有明显诱因的情况下持续的增大。

（八）治疗

目前主要依靠手术整形治疗。

三、男性乳腺发育症

男性乳腺发育症是常见的临床疾病。一般认为男性除了 3 种情况：新生儿的一过性乳腺增生症、青春期乳腺增大和偶尔发生在老年男性的乳腺增生外，可触摸到乳腺组织即视为异常。

（一）病因

男子乳腺发育都是由于雌激素分泌增多或雄激素 / 雌激素比值降低所致。雌激素过多是男子乳腺发育症的主要原因，给男性外源性雌激素制剂，如前列腺癌患者用雌激素治疗，转性男性长期使用雌激素以及肾上腺或睾丸肿瘤分泌过多的雌激素均可导致乳腺增生症。

（二）发病机制

男性乳腺发育可继发于身体其他病理情况，如睾丸、垂体、肾上腺皮质肿瘤，由它们引起体内激素不平衡而致病。也可继发于体内激素代谢障碍，如肝硬化时肝脏对雌激素代谢灭活能力降低。另外，应用洋地黄、利舍平、西咪替丁等许多药物也可引起男性乳腺发育。

（三）病理

男性乳腺发育的主要病理变化为腺体增生和腺泡形成，同时伴有腺泡外间质组织和脂肪组织增多，特别是在乳腺叶间组织更为明显。

（四）分类

青春期男性乳腺发育，成人型男性乳腺发育。

（五）临床表现

男子出现单侧或双侧可触及的乳腺组织，呈圆盘状结节或弥漫性增大，有时可伴有乳头和乳晕增大。局部可感隐痛不适或触痛，少数患者在挤压乳头时可见少量白色分泌物溢出。器质性疾病引起的病理性男子乳腺发育症，应还有原发病的临床表现。

（六）实验室检查

在男性乳腺发育患者中仅不到20%的患者可发现体内雌激素过高或雄激素过低。

（七）影像学检查

正常男性在乳晕不应有密度增高区，即使在体检中未发现乳房明显隆起的乳房，但如X线检查发现在结节状或树枝状阴影也应认为有男性乳腺发育。

（八）诊断

一般临床表现即可诊断，但要注意发现继发性男性乳腺发育的原发病变。只有在排除其他系统病变的基础上才可诊断原发性男性乳腺发育。

男性乳腺发育主要须与男性乳癌和假性男性乳腺发育症鉴别。

男性乳癌的肿块更偏硬一些，常不以乳头为中心而偏向某一个象限。肿块可与乳晕皮肤粘连，可有腋淋巴结肿大。红外热像图检查肿块增温可＞1℃。X线检查可见肿块边界呈毛刺状。

假性男性乳腺发育是由于胸部皮下过多脂肪组织形成假性男性乳腺发育。一般见于全身肥胖症，在乳腺X线检查中没有乳腺组织阴影而仅为脂肪组织。

（九）治疗

对继发性男性乳腺发育症应查明原因，治疗原发病变。男性乳腺发育一般不需要治疗而有自愈倾向。症状明显时，可用甲睾酮、三苯氧胺等药物治疗。对于经久不消或继发肿块或疑有男性乳癌可能的病例可予手术切除。手术时可做环乳晕的弧形切口，保留乳头与皮肤。

第二节 急性乳腺炎

急性乳腺炎是乳腺的急性化脓性感染，为外科女性患者中一种多见的化脓性疾病。常见于产后哺乳期妇女，特别是初产妇，往往发生于产后3～4周，亦可见于产后4个月，甚至1～2

年。可发生于乳房的任何象限。多为金黄色葡萄球菌感染，少数为链球菌或其他细菌。

一、分型

其临床表现可有明显个体差异，应用抗菌药物治疗的患者，临床症状可被掩盖。按典型临床过程可分为：

1. 急性单纯性乳腺炎

症状较轻，有压痛，乳房局部出现边界不清的硬结。

2. 急性蜂窝组织炎

疼痛可呈搏动性，有明显硬结，触痛明显加重，同时出现寒战、高热、头疼、无力、脉快等全身症状。

3. 脓肿形成

由于治疗不力和病情加重，局部组织坏死、液化，大小不等的感染灶相互融合形成脓肿，脓肿可分为单房或多房。感染严重或抵抗力低下者，可并发脓毒血症。

二、诊断

1. 诊断要点

(1) 病史：初产哺乳期妇女，乳房出现胀痛，伴全身发热，不能哺乳，应首先怀疑乳腺炎之可能。

(2) 症状

1) 局部表现：患侧乳房疼痛，体积增大，局部变硬，形成疼痛性硬结或包块，皮肤发红、发热，触之有压痛。进而局部变软，形成不同部位的脓肿，检查有波动，有时可自行破溃，若穿入乳管可有乳头溢脓，亦可侵入乳房后间隙的疏松结缔组织，形成乳房后脓肿。常可伴患侧腋窝淋巴结肿大疼痛。

2) 全身症状：起病时，全身可伴有高热、寒战、脉快、周身不适，食欲不振，头痛、无力、出汗等。严重者，亦可有全身中毒症状，出现败血症或脓血症的症状。

3) 治疗不当或引流不充分可导致慢性乳腺炎，乳房内形成硬结，边界不清，活动度不大。

(3) 体征：乳房出现局限性红、肿、热、痛；扪及炎性疼痛性肿块，触之压痛，波动试验阳性。

2. 辅助检查

(1) 常规检查

1) 血常规：白细胞计数可出现不同程度的升高，常伴有核左移现象，严重者亦可出现中毒颗粒。

2) 穿刺抽吸：压痛最明显处穿刺，若抽到脓液表示脓肿已形成。

3) 乳房 B 超：有助于确定炎性病灶有无脓肿形成。乳腺炎时，显示炎性肿块边缘模糊、界限不清，内回声增强，但分布不均且压痛。形成脓肿时边缘清楚，边界增厚，中间可见脓腔的无同声区，内可见有强光点和强光团回声，后方回声增强。

(2) 可选择检查：脓液细菌培养加药物敏感实验，随着抗生素应用的增多，应警惕原发性耐药菌株感染的可能，必要时应尽早行脓液细菌学培养及药物敏感试验，以指导临床用药。

三、鉴别诊断

本病可与积乳囊肿、浆细胞性乳腺炎及乳腺结核等混淆，但主要与炎性乳腺癌相鉴别。

炎性乳腺癌：多发生于年轻妇女，其皮肤病变范围一般较广泛，尤以乳腺下半部为甚。皮肤颜色为一种特殊的暗红或紫红色，皮肤肿胀，呈橘皮样。乳腺一般无明显疼痛和压痛，可触及无痛性肿块，并可伴同侧腋窝淋巴结肿大。全身炎性反应较轻或无。临床鉴别困难时往往需要病理确诊。

四、治疗

原则是消除感染、排空乳汁。根据炎症不同阶段而采取不同的治疗措施，方法有非手术治疗和手术治疗。

1. 炎症初期，卡他性炎症期

仅有轻度肿胀，尚无皮肤红肿及全身寒战高热时，即仅有乳汁淤积，而无细菌感染阶段，主要采取非手术治疗。

(1) 卧床休息，安静睡眠。

(2) 佩戴乳罩，将乳房托起，减轻症状。

(3) 局部冷敷，清洗乳头，可用注射器吸出，清除乳管开口堵塞物，亦可用吸乳器排出淤积的乳汁，起到引流作用。

(4) 局部封闭疗法：可用 0.25% ～ 0.5% 的普鲁卡因加庆大霉素或青霉素，于患乳的基底部或周围封闭注射治疗。

2. 急性蜂窝织炎期

此期尚未形成脓肿，是治疗的关键阶段，非手术治疗处理得当可防止形成脓肿，避免手术治疗。

(1) 全身治疗：因主要病原菌为金黄色葡萄球菌，可不必等待细菌培养的结果即可给予抗感染治疗。首选青霉素。若青霉素过敏，则应用头孢菌素或红霉素。如治疗后病情无明显改善，则应得复穿刺以证明有无脓肿形成，以后可根据细菌培养结果指导选用抗菌药。抗菌药物可分泌至乳汁，因此如四环素、氨基糖苷类、磺胺类和甲硝唑等药物应避免使用，以免影响婴儿。

(2) 局部治疗：可用 25% 硫酸镁局部湿热敷，每次 20 ～ 30 分钟，每日 3 ～ 4 次；亦可用 1：1 粥状甘油硫酸镁、鱼石脂油膏外敷。如有乳头皲裂或破损，可用 3% 硼酸溶液清洗干净后外敷消炎软膏促进愈合。

(3) 同乳或中断哺乳：炎症初期可继续哺乳，以防止乳汁淤积，但哺乳前后应清洗乳头及其周围和婴儿口腔。对停止哺乳者可用手法或吸乳器排乳，达到疏通乳管作用。

(4) 物理疗法：可用超短波、超声波、音波和红外线理疗促进炎症吸收。

(5) 中医治疗：应用清热解毒之中药亦有良好效果。蒲公英、野菊花各 9 g，水煎服；瓜蒌牛蒡汤加减：熟牛蒡、生山栀、银花、连翘各 9 g，全瓜蒌 (打碎)、蒲公英各 12 g，橘皮、叶各 4.5 g，柴胡 4.5 g，黄芩 9 g。

3. 脓肿形成期

应停止或中断哺乳 (一般健侧乳房不需要停止哺乳，因停止哺乳不仅影响婴儿喂养，且为乳汁淤积提供了条件。但患侧要停止哺乳，以防炎症扩散)。可口服溴隐亭 1.25 mg，每日 2 次，共 7 ～ 14 日；或己烯雌酚 1 ～ 2 mg，每日 3 次，共 2 ～ 3 日；或肌内注射苯甲酸雌二醇，每次 2 mg，每日 1 次，共 5 ～ 7 日；或中药炒麦芽 60 g 水煎，每日 1 剂，共 2 ～ 3 日；给予高热量、高蛋白、高维生素等易消化吸收饮食；有败血症时，亦可多次少量输入新鲜血液，增加机体抗感染能力；选用适当的广谱抗生素，可根据药敏试验针对性选用敏感抗生素。

但如此时仅用抗生素治疗，则可导致更多的乳腺组织遭受破坏，应及时采取手术治疗。可根据脓肿严重程度选择穿刺排脓或切开引流法。

(1) 穿刺排脓疗法：若波动不明显，可行穿刺排脓疗法。抽出脓液，用生理盐水冲洗脓腔，然后注入庆大霉素或青霉素，每日一次，一般经 3～4 次处理方可治愈，免去了手术切开引流的伤害和痛苦。

(2) 脓肿切开引流术：乳房脓肿形成，经上述治疗无效，应立即采取脓肿切开引流术。其注意事项有：

1) 适应证：检查有脓肿波动，即波动试验阳性；局部试穿抽出脓液者，应立即引流。

2) 切口选择：一般选用放射状或轮辐状切口，避免伤及乳管，形成乳瘘；乳晕下脓肿应沿乳晕边缘做弧形切口；深部脓肿或乳房后脓肿可沿乳房下缘做弧形切口，经乳房后间隙引流之；脓腔较大时，可在脓腔的最低部位另加切口做对口引流。

3) 麻醉选择：一般选择局部浸润麻醉即可获得良好的麻醉效果。

4) 通畅引流：切口要够大，与波动明显处切开，低位切开，便于体位引流。脓肿如超越两个象限者，亦可行对口引流。切开后探查脓腔，以手指轻轻分离脓肿的多房间隔，以利引流。

5) 避免副损伤：切口选择合适，避免伤及乳管，形成乳瘘；对乳房内脓肿，避免损伤乳房内动脉。

6) 细菌培养及药敏试验：引流的脓液必须做化脓菌涂片或细菌学培养以及抗生素敏感试验，以利有的放矢地选用敏感的抗生素治疗。

7) 引流物选择：不宜采用管状或膜状引流物。可采用干纱布、油纱布、油纱布包裹干纱布填塞三种方法，尤以后者为佳。

8) 术后换药：若敷料渗湿较轻，可于术后第三日开始换药；若敷料渗湿较严重，则可适当增加换药频率。换药时要不断清除创腔内坏死组织、脓苔、异物 (如线结) 等。应根据肉芽情况，适当调整换药次数，保护新鲜肉芽，促进愈合。换药时必须严格遵循无菌操作规程，动作敏捷，手法轻柔，避免创腔出血。

第三节　乳腺良性增生性疾病和肿瘤

一、乳腺良性增生性疾病

乳腺良性增生性疾病包括一大类发生在终末导管小叶单位 (TDLUs) 的良性增生性病变，主要表现为上皮和间质的增生和化生性改变。由于这类病变的组织形态学变化多样，故诊断名称繁多，目前尚未完全统一。

(一) 病因

主要是由于内分泌水平的不平衡或终末导管小叶单元的上皮或叶间结缔组织对激素的敏

感性增高引起。

（二）发病机制

正常情况下，乳腺组织受体内激素的周期性调节并产生相应的变化。雌激素诱导终末导管上皮和小叶间结缔组织的增生和发育，孕激素则诱导小叶 - 导管 - 腺泡结构的发育。当雌激素水平绝对或相对较高时，可引起间质的纤维化，使导管腔狭窄，分泌物积聚，导管扩张，也就形成囊肿。

（三）病理

乳痛症的病理改变轻微，常只有终末导管小叶单位的轻度增生，与正常乳腺组织的周期性增生变化不易区别。乳腺小叶增生时则增生更明显，小叶内导管及腺泡数目增加，小叶体积增大，小叶内结缔组织增生。如进一步发展可出现小叶内导管或腺泡的囊性扩张，出现直径＞500 pm 的小囊腔，乳腺小叶增生时常可伴有乳腺组织的大汗腺化生，透明细胞化生或泌乳细胞化生。乳腺囊性增生的囊腔的扩大则可形成囊肿。乳腺腺病是乳腺良性增生性疾病中最常见的病变，其病理改变也较为复杂多样，主要表现为腺体和间质的非肿瘤性增生，小叶变形以致小叶结构不明显，增生的腺管伸长、扭曲、盘绕。有时病变以叶间纤维组织增生为主，纤维组织在小叶内伸展，使导管或小叶受压变形，导管腔变小甚至完全闭塞，上皮细胞可萎缩或全实性索条状排列。乳腺良性增生性病变的上皮增生可伴有不同程度的异型。一般认为大多数乳腺良性增生性病变并非癌前病变，一般不伴有乳腺癌发生危险性增加。

（四）分类

根据临床症状及体征，一般可分为乳痛症、乳腺小叶增生、乳腺囊性增生、乳腺腺病四类，但这四类病变可同时存在于同一病例中。

（五）临床表现

乳腺良性增生性疾病可发生在青春后期至绝经期后的任何年龄，但以育龄妇女多见，30 ～ 40 岁为好发年龄。

乳痛症患者主要表现为乳腺疼痛，疼痛大多为胀痛、刺痛，少数患者可有乳头周围的敏感性增高疼痛。疼痛大多表现为经前期疼痛，经后疼痛可缓解。疼痛时间长短不一，可为经前 1 ～ 2 天的疼痛，也可为月经净后数日即出现疼痛一起持续到下次月经来潮。疼痛有时可向腋下、肩背甚至上臂放射。部分患者疼痛的发生与情绪焦虑有明显关系。乳痛症患者体检常无明显异常，部分患者可有乳房压痛，触诊可发现乳腺组织增厚或呈颗粒状增生，表面皮肤无改变。月经后复查体征常消失。

乳腺小叶增生患者可有疼痛，但乳腺检查常可发现乳腺大小不等的增生结节，结节一般偏软，界限不清，常为多个部位。可伴有患侧淋巴结的轻度肿大。乳腺结节常在经后明显变软，缩小。也可出现乳头浆液性溢液。

乳腺囊性增生时患者疼痛反而较轻而乳腺结节更明显，常在增生的乳腺组织基础上可触及小结节，此类结节体积大小不等，直径一般在 0.5 cm 以下，亦有少数患者形成较明显大囊肿。与国外患者相比，中国妇女形成明显囊肿的比例要低得多。此类囊肿结节在经后亦不会缩小变软。

乳腺腺病患者常表现为乳房的肿块，在纤维增生为主的病例肿块更明显。肿块边界不清，质偏硬或韧。但不累及皮肤。

在同一病例乳腺良性增生性疾病的不同表现可同时存在。

（六）实验室检查

实验室检查常无特殊发现。

（七）影像学检查

乳腺良性增生性疾病的 X 线检查主要表现为多发的密度增高阴影，边界常过渡不清而不呈毛刺状，阴影内部也常不均匀。也可看到呈短弧形阴影的囊肿壁。大多数病例不出现皮肤增厚改变。另有少数患者也可出现细小钙化，需与乳癌鉴别。

（八）乳腺超声检查

乳腺良性增生性疾病的乳腺超声检查主要表现为病变乳腺组织较增厚，回声低于周围乳腺组织，无包膜回声，乳腺内导管回声存在但失去正常排列。如有囊肿则超声可见无回声区及周围包膜回声，后方回声可增强。

（九）特殊检查

乳腺良性增生性疾病的热像图检查常表现为肿块部位的皮温可增高，但一般不超过 1℃。

（十）诊断及鉴别诊断

乳腺良性增生性疾病主要依靠症状及体格检查时发现。乳腺良性增生性疾病是乳腺疾病发病率最高的疾病，在排除其他乳腺疾病以后常将患者归于此类疾病。确诊仍依赖于病理检查。

（十一）治疗

乳腺良性增生性疾病大多为多发。故治疗应以调节内分泌为主，内科治疗可用复方碘溶液、三苯氧胺及许多中成药来调节乳腺组织对激素的敏感性或体内激素水平。但治疗有效停药后有一半以上病例可有不同程度的反复。

用乳罩托起乳房可减轻疼痛。中药疏肝理气及调和等方法也可以缓解疼痛。如逍遥散 3～9 g，每日 3 次；或 5% 碘化钾 5 mL，每日 3 次。小剂量间断服用三苯氧胺也有一定疗效。手术治疗常不能根治疾病，主要用于排除癌变可能。外科切除仅限于局部肿块明显或临床不能排除乳癌者。可在局麻下行肿块切除术，并常规做病理检查。手术切除局部病变并不能防止其他部位良性增生病变的发生。另外，乳房单纯皮下切除偶尔也可应用于广泛而严重的乳腺良性增生疾病。对于有乳腺癌家族史，或切除后病理发现导管上皮细胞增生显著，且并有 II～III 级病变时，可行单纯乳房切除术。

二、乳腺纤维腺瘤

乳腺纤维腺瘤是发生于乳腺小叶内纤维组织和腺上皮的混合性瘤，是乳房良性肿瘤中最常见的一种。乳腺纤维腺瘤可发生于青春期后的任何年龄的女性，但以 18～25 岁的青年女性多见。本病的发生与内分泌激素失调有关，如雌激素相对或绝对升高可引起本病。

（一）病因

本病产生的原因是小叶内纤维细胞对雌激素的敏感性异常增高，可能与纤维细胞所含雌激素受体的量或质的异常有关。雌激素是本病发生的刺激因子，所以纤维腺瘤发生于卵巢功能期。

（二）病理

肿瘤由增生的间质和上皮成分组成。各病例可因间质、上皮的比例不同而命名为纤维腺瘤或腺纤维瘤。间质可围绕导管生长或挤压导管生长，间质多为成纤维细胞，肿瘤周围常有明显的纤维性包膜。在青年患者中部分纤维腺瘤中的间质和上皮均明显增生，被命名为"富于细胞的纤维腺瘤"或幼年性纤维腺瘤。

（三）分类

临床上可分为三型。

1. 普通型纤维腺瘤

此型最多见，瘤体小，生长缓慢，一般在 3 cm 以下。

2. 青春型纤维腺瘤

大多发生在月经初潮期，临床较少见，特点为生长较快，瘤体较大，病程在 1 年左右可占满全乳房，肿块最大径为 1 ～ 13 cm。

3. 巨纤维腺瘤

中年妇女多见，可见于妊娠、哺乳、闭经前后妇女，特点是生长较大，可达 10 cm 以上或更大，偶可有肉瘤变。

（四）临床表现

1. 肿块

大多在无意中发现乳房有肿块，2/3 的肿块大小在 1 ～ 3 厘米，个别有达 10 cm 以上者，最大可达 24 cm。部位多在乳腺外上方，大多为单发性，少数为多发，呈圆形或椭圆形，边界清楚，表面光滑，具韧性，活动良好，与表皮和胸肌无粘连。

2. 疼痛

大多为无痛性肿块，仅 14% 有轻度疼痛，呈阵发或偶发或月经时激发。

3. 乳头

有清亮溢液，但少见，约占 0.75%。

4. 腋窝淋巴结

不肿大。

（五）检查

1. 实验室检查

实验室检查无特殊。

2. 影像学检查

X 线检查纤维腺瘤多呈密度均匀，边界锐利的圆形阴影，在脂肪组织多的乳房较易显现，有时可见周围细窄的透明晕。在致密乳腺中纤维腺瘤常可不显现。存在已久的纤维腺瘤可因退行性变而出现钙化。钙化较粗糙，可呈片状、环状、斑点状等形状。

3. 超声检查

病变常呈中低回声，大部分可见中等强度的包膜回声伴侧壁组织受压的侧壁回声。后方回声增强较明显。

4. 热像图检查

无异常温差。

（六）诊断

乳腺纤维腺瘤的论断主要依赖临床诊断。患者年龄、临床体检发现是诊断主要依据。最后确诊需依靠病理。

乳腺纤维腺瘤主要需与乳腺良性增生性疾病和早期乳腺癌鉴别。

部分乳腺良性增生性疾病可发展为纤维瘤。临床上可见从乳痛症渐发展至纤维增生为主的增生性疾病，然后包膜逐渐形成至纤维腺瘤的整个过程。纤维腺瘤形成后一般无症状，而增生性疾病常有疼痛，肿块边界不清，质偏软。超声检查对乳腺囊肿和纤维腺瘤的鉴别很有帮助。

早期乳腺癌在未累及皮肤以前常不易和纤维腺瘤鉴别。乳腺癌在 X 线检查时且可见特征性的细粒状钙化，边界大多不规则。超声检查中常无侧壁回声，也无增强的后壁回声。

（七）治疗

尽管纤维腺癌的生长有一定自限性，但由于临床诊断的不肯定性使大多数病变仍采用手术治疗。手术方式应以肿瘤挖出为主，尤其在较年轻妇女更不应轻易切除过多正常乳腺组织。手术中要注意病变的多发性，有时一个主瘤旁边可有多个小子瘤，如遗漏可造成术后的早期"复发"。对多发性纤维瘤患者在手术切除已明确主要病变的病理性质后也可采用观察的方法。如肿瘤较小，长期不增大的病灶可不处理。

三、导管内乳头状瘤

女性乳腺有 15～20 个乳腺导管，开口于乳头。乳腺导管内乳头状瘤是指发生在导管上皮的良性肿瘤，其发病率仅次于乳腺纤维腺瘤和乳腺癌。根据 2003 年世界卫生组织 (WHO) 乳腺肿瘤分类，将导管内乳头状瘤分为中央型和外周型。中央型乳头状瘤多发生在乳管壶腹以下大约 1.5 cm 的 1、2 级乳管（壶腹是指乳管接近乳头膨大成囊状的部位），又称大导管内乳头状瘤，位于乳腺中央区乳晕下方，一般认为其不增加患乳腺癌的风险。外周型乳头状瘤是指终末导管 - 小叶系统发生的多发性导管内乳头状瘤，曾使用过"乳头状瘤病"的名称，位于乳腺的周围象限，一般认为是癌前期病变，癌变率为 5%～12%。乳腺导管内乳头状瘤多见于产后妇女，以 40～50 岁者居多，是临床上常见的乳腺良性肿瘤。

（一）病因和发病机制

病因及发病机制不清。

（二）病理

表现为乳腺导管内上皮的乳头状增生，增生可呈复杂的分叉状。乳头状瘤表面覆以上皮细胞及肌上皮细胞，基底膜下有纤维血管间质。覆盖上皮立方或柱状，无异形性，少分裂象细胞。如出现较重的间变或不典型增生，则需注意有无导管内癌的存在。有时因肿瘤存在使局部导管呈囊状扩张，有人将其称为囊状乳头状瘤，其实仍是导管内乳头状瘤的一种。

（三）分类

导管内乳头状瘤；导管内乳头状瘤病。

（四）临床表现

1. 乳头溢液

乳头出现血性、浆液血性或浆液性溢液，溢液可为持续性或间断性。有些患者在挤压乳腺时流出溢液，也有些患者是无意中发现自己内衣或乳罩上有溢液污迹。个别患者可出现疼痛或有炎症表现。中央型导管内乳头状瘤较易出现乳头溢液，而外周型乳头状瘤很少出现溢液。

2. 乳腺肿块

由于乳腺导管内乳头状瘤瘤体小，多数情况下临床查体摸不到肿块。有些中央型乳头状瘤可在乳晕附近摸到结节状或条索状肿块，质地较软，轻压肿块时可引出溢液。外周型乳头状瘤发生在乳腺周围象限，若能触及肿块可在乳腺周边部位。

（五）检查

1. 实验室检查

实验室检查无特殊发现。

2. 影像学检查

X 线检查可分为乳腺软组织摄影和乳腺导管造影两类。单纯乳腺软组织摄影对导管内乳头状瘤意义不大。有时可发现局部导管不规则扩张，沿扩张的导管出现小结节状或密阴影。部分乳头状瘤可有桑葚状或小点状钙化。乳腺导管造影对诊断意义较大。一般找到溢液的导管口后插入细平头针注入造影剂 $1 \sim 3$ mL。注射前需注意排出空气以免引起假象。注入造影剂后即摄片可见造影之导管的充盈情况。典型的导管内乳头状瘤呈圆形，类圆或半圆形的边缘完整的充盈缺损区。在多发性乳头状瘤有时可见多个散在的颗粒状缺损区。少数患者可表现为导管的扩张，而又因肿瘤完全阻塞而充盈中断。

3. 超声检查

用 10 MH$_2$ 高频探头探测可观察到扩张的乳腺导管无回声区。沿无声区探测可在乳晕下的导管中找到乳头状瘤声影。瘤体常为中、低回声突入管腔的无回声区中，可发现瘤蒂与管壁相连。有时也表现为一囊肿，囊内有较大的乳头状中回声区。

4. 细胞学检查

利用乳头溢液涂片送细胞学检查可见到单个或成堆的上皮细胞。细胞异型小，无分裂象可见。

5. 内镜检查

近年出现了纤维乳管内镜可深入乳腺导管观察管内病变。对导管内乳头状瘤诊断很有帮助。

（六）诊断

对临床任何有乳头溢液或溢血的病变应疑及导管内乳头状瘤。乳腺高频超声常可证实诊断，而导管造影亦可明确病变部位。溢液涂片找到成巢上皮细胞有助于诊断但尚不足以完全排除乳腺导管内癌。最后确诊仍依赖于病理切片。

乳腺导管内乳头状瘤的鉴别诊断对象主要是乳腺导管扩张和乳腺导管癌。乳腺导管扩张可表现为乳腺导管的溶液或溢血，也可在乳晕下触及肿块。乳腺导管扩张的溶液常较混浊，呈炎性溢液状，量亦较少。溢液涂片没有上皮细胞而为较多的炎性细胞。高频超声检查和乳腺导管造影可鉴别。

乳腺导管癌（导管内癌）也可表现为溢液和乳头周围肿块。一般先有溢液后出现肿块的以良性病变为多，而先有肿块后再现溢液的则恶性机会较大。乳腺导管癌在乳腺 X 线检查时有时可见较典型的砂粒状钙化。乳头溢液的细胞学检查不易分乳头状瘤和导管内癌。高频乳腺超声对鉴别诊断较有帮助。

（七）治疗

20世纪50年代以前曾将导管内乳头状瘤视作癌前病变。现在认为单发的无不典型增生的导管内乳头状瘤的癌变率应低于5%，故治疗仍应以局部切除为主。常见手术为乳腺导管剥离加或不加乳腺区段切除。术中用平头针头插入乳头出血溢液的导管开口并注入亚甲蓝染色导管，皮肤沿着导管的方向做放射状切口，沿染色导管行剥离术及其所属的乳腺小叶切除术。手术中要点是要找准病变导管，将导管自开口处剥离切除至预定肿瘤处。导管尤其是大导管剥离不彻底常会引起术后仍有少量乳头溢液以致患者认为肿瘤又复发了。乳头状瘤患者以后乳腺癌的发生危险性较普通人群稍有增高，尤其发生于小导管的乳头状瘤常为多发性，有恶变倾向，可考虑做单纯乳房切除。年龄大者也可酌情行单纯乳房切除术。在乳导管内乳头状瘤术后需随访，复查患者。

四、乳腺叶状囊肉瘤

乳腺叶状囊肉瘤又称巨大纤维腺瘤，临床少见，仅占乳腺肿瘤的1%。根据细胞分化程度及临床表现分为良性、恶性和低度恶性。它有时具有恶性肿瘤的特点，同时又具有良性肿瘤的特点。该瘤的成分与结构颇似管内型纤维腺瘤，常常在同一个肿瘤内，一部分是纤维腺瘤，一部分是叶状囊肉瘤的结构。本瘤虽称为肉瘤，但只是指其组织学结构而言，在临床上绝大多数是良性的，即使因局部手术切除不当而复发，也极少发生转移。

（一）病因

本病发病原因不明，可能和体内雌激素水平失调有关。有报道认为，月经初潮前后内分泌功能为不稳定阶段，性成熟早期及老年不同阶段的妇女，内分泌均发生重大变化，容易产生不协调其中，雌激素分泌增多为叶状囊肉瘤发生的基础，故内分泌因素在病因学中有很大关系。

（二）病理

肿瘤常有包膜，肿瘤内有裂隙而呈分叶状，内可见囊肿形成，切面呈灰白色鱼肉状。细胞有良性的上皮细胞和分化程度不同的间质细胞，间质细胞大多为成纤维细胞。呈现不同的分化，间质也可向脂肪肉瘤、软骨肉瘤、骨肉瘤等其他间质肉瘤分化。肿瘤中有上皮成分是与间质肉瘤区别的要点。上皮成分亦发生癌变则可称为癌肉瘤。

（三）分类

可根据间质细胞间变程度，核分裂象的多少定其分化程度。分化好的叶状囊肉瘤常不会转移，局部复发也较少，而分化差的肿瘤则可能转移，局部复发机会也大。

（四）临床表现

最常见临床表现为局部无痛性肿块，患者几乎都因为发现肿块而就医，也有少数患者有刺痛或轻度胀痛。在临床查体时一般可触及1～3 cm肿块。文献报道，肿块最大者可达40～50 cm，质地可硬可软，多数为单侧发生，双侧者极少病程1个月至十余年不等，最长可达成四十余年，平均4.5年。肿瘤生长一直是缓慢的，但大多数是一向缓慢而近期迅速增大，而肿瘤生长的快慢和良恶性关系不大。瘤体虽然可以很大但与周围组织及皮肤无粘连，个别病例可因瘤体巨大使局部皮肤变薄、发亮充血，甚至因压迫而形成溃疡。乳头被推移，但很少发生回缩或溢液。少数患者可有腋窝淋巴结肿大，但也通常没有转移。

（五）影像学检查

X线检查在年轻妇女的致密性乳房中常无异常发现，对比度较好的脂肪型乳房可见圆形、卵圆形的致密阴影，其边缘清晰。亦可呈不规则形分叶状的致密阴影。X 线检查在叶状囊肉瘤无特征性表现。

（六）诊断

叶状囊肉瘤少见，无特异诊断方法。术前诊断几无可能。即使病理诊断时常也有分歧而无法统一。

叶状囊肉瘤的鉴别诊断对象有增大快速的纤维腺瘤，乳腺癌和乳腺肉瘤。

纤维腺瘤好发于青春期女性，尤其是幼年性纤维腺瘤常可增大迅速。发病年龄是两者鉴别的要点，最后鉴别需依赖病理检查。

乳腺癌常早期累及皮肤，有无皮肤粘连是鉴别乳腺癌与叶状囊肉瘤的要点。极少有肿块超过 4 cm，而尚不累及皮肤的乳癌。

乳腺肉瘤亦是乳腺少见的恶性肿瘤，与叶状囊肉瘤的鉴别只能依赖病理检查。

（七）治疗

因叶状囊肉瘤的术前诊断不易明确，其分化程度更需术后的详细病理检查方能确定，故首期治疗除少数肿瘤较大，或患者年事已高患者可直接行单纯乳房切除外，大部分患者常先采取肿瘤局部切除，再根据病理检查的结果决定是否加行单纯切除术。因淋巴结转移少见而不需行淋巴清扫术。局部切除的局部复发率为 20% 左右。而单乳切除后局部复发率在 4%。另有 10% 左右的患者可出现血行转移。分化差的肿瘤更易局部复发和转移。此病化疗、放疗效果尚难评价。

第四节 乳腺癌

乳腺癌是女性最常见的恶性肿瘤之一，仅次于宫颈癌，近年来有超过宫颈癌的倾向，呈逐年上升趋势。发病年龄以 40 ～ 60 岁居多。发病原因尚不清楚，但与女性激素雌酮及雌二醇有关，同时有家族发病倾向。

一、分型

乳腺癌有多种分型方法，目前国内多采用以下病理分型。

1. 非浸润性癌

包括导管内癌（癌细胞未突破导管壁基底膜）、小叶原位癌（癌细胞未突破末梢乳管或腺泡基底膜）及乳头湿疹样乳腺痛（伴发浸润性癌者不在此列）。此型属早期，预后较好。

2. 早期浸润性癌

包括早期浸润性导管癌（癌细胞突破管壁基底膜，开始向间质浸润）、早期浸润性小叶癌（癌细胞突破末梢乳管或腺泡基底膜，开始向间质浸润，但仍局限于小叶内）。此型仍属早期，预后较好。

3. 浸润性特殊癌

包括乳头状癌、髓样癌（伴大量淋巴细胞浸润）、小管痛（高分化腺癌）、腺样囊性癌、黏液腺癌、大汗腺样癌、鳞状细胞癌等。此型分化一般不高，预后尚好。

4. 浸润性非特殊癌

包括浸润性小叶痛、浸润性导管癌、硬癌、髓样癌 (无大量淋巴细胞浸润)、单纯癌、腺癌等。此型一般分化低，预后较上述类型差，且是乳腺癌中最常见的类型，占 80%，但判断预后尚需结合疾病分期等因素。

5. 其他罕见癌。

二、诊断

1. 诊断要点

(1) 肿块：大多是偶然发现的，早期多无症状。单发，质硬，边界不清，表面不光滑，与周围组织分界不很清楚，在乳房内不易推动。随着肿瘤增大可引起乳房局部隆起。肿块多在乳房的外上象限 (45% ~ 50%)，其次是乳头乳晕区 (15% ~ 20%)，少数在内下象限。晚期因向深部扩散侵及筋膜和胸肌而固定。

(2) 局部皮肤改变

1) 皮肤水肿：水肿是重要的临床表现，出现"橘皮样"外观。早期水肿局限于肿痛的皮肤，晚期范围较广泛。体积较大的肿瘤皮肤表浅静脉怒张，也可出现肿瘤局部皮温增高。

2) 皮肤浸润和溃疡：肿瘤到晚期可侵犯皮肤，出现局部皮肤溃烂，形成溃疡。肿瘤组织呈菜花样，常继发感染，有恶臭的坏死组织，伴出血和疼痛。

3) 皮肤卫星样结节：肿瘤沿淋巴结扩散到皮肤，在皮肤表面有散在的卫星样硬结。

4) 酒窝征：肿瘤侵犯乳房的 Cooper 韧带，收缩致局部皮肤凹陷称之为"酒窝征"。

(3) 特殊类型的癌

1) 炎性乳腺癌少见，局部皮肤呈炎症性表现，开始时较局限，不久即可扩展到乳房大部分皮肤。皮肤发红、水肿、增厚、粗糙，表面温度升高，发展迅速，预后差。

2) 湿疹样癌少见，恶性程度较低，发展慢。乳头有瘙痒、烧感。以后出现乳头和乳晕的皮肤粗糙、糜烂，如湿疹进而形成溃疡。有时可出现黄褐色鳞屑样痂皮，部分病例于乳晕区可触及肿块，淋巴结转移较晚。

2. 辅助检查

(1) 乳腺 X 线片：是诊断乳腺癌的一项较为成熟的检查方法。常用的有钼靶和干板摄片两种，表现为密度增高的肿块影，边界不规则或呈毛刺征。

(2) 红外线扫描：可鉴别乳腺肿块，乳腺癌的征象是由浅到深灰甚至黑色多个灰度中心的阴影。肿块边界不清，形状不规则，周边伴有异常血管影，粗大扭曲中断，呈放射状、条束状、鼠尾状。

(3) 病理检查：是最可靠的方法。包括乳头溢液细胞学检查；乳头、乳晕有湿疹样病变的患者，可做印片或刮片检查；细针穿刺细胞学检查；手术肿块切除病理切片检查。

(4) 超声检查：可以显示乳腺的各层结构，肿块的形态及其质地。诊断乳腺癌正确率达80% 以上。但对肿瘤直径小于 1 cm 时鉴别能力差。

(5)CT 检查：可用于不能扪及的乳腺病变活检前定位，确诊乳腺癌的术前分期，检查乳腺癌术后腋下及内乳淋巴结有无肿大，有助于制订治疗计划。

(6) 乳腺导管造影：乳腺导管造影影像特征可因癌肿的浸润、梗阻、破坏引起乳腺导管壁僵硬、局部狭窄、管壁不规则破坏或突然中断。

(7) 标志物检查：癌胚抗原 (CEA) 铁蛋白缺乏特异性。

(8) 乳管镜检查：有乳头溢液的患者通过乳管镜活检，对早期乳腺癌可诊断。

三、鉴别诊断

1. 纤维腺瘤

好发于 18 ～ 25 岁妇女，肿瘤大多为圆形或者椭圆形，边界清楚，活动度大，发展慢，同侧腋下淋巴结不大。但 40 岁以后的患者不要轻易诊断为纤维腺瘤，必须排除恶性肿瘤的可能。

2. 乳腺囊性增生

多见于中年妇女，特点是乳房胀痛，肿块可呈周期性变化。与月经周期有关。肿块或局部乳腺增厚，与周围乳腺组织分界不明显，可观察一至数个月经周期，不排除恶性肿瘤时做手术活检。

3. 浆细胞性乳腺炎

是乳腺组织的无菌性炎症，临床上 60% 呈急性炎症表现，皮肤可有"橘皮样"变。40% 的患者为慢性炎症，可有乳头下陷，局部肿块，也可伴有腋下淋巴结肿大，酷似乳腺癌。可抗感染治疗，不确定时行细针穿刺细胞学检查或手术病理检查。

4. 乳腺结核

好发于中青年，病程长，发展慢，局部表现为乳房肿块，质地硬，边界不清，伴有疼痛，可穿破皮肤形成溃疡、腋下淋巴结肿大，常继发于其他部位的结核病灶，伴有全身结核中毒症状，抗结核治疗后好转。确诊困难，需细针穿刺或手术活检。

四、乳腺癌的临床分期

现多采用国际抗癌协会建议的 T(原发癌瘤)、N(区域淋巴结)、M(远处转移) 分期法 (1997 年修订)，具体如下。

T_0：原发癌瘤未查出。

Tis：原位癌 (非浸润性癌及未查到肿块的乳头湿疹样乳腺癌)。

T_1：肿瘤直径＜ 2 cm。

T_2：肿瘤最大直径＞ 2 cm，但＜ 5 cm。

T_3：肿瘤最大直径＞ 5 cm。

T_4：肿瘤不论大小，但侵及皮肤或胸壁 (指前锯肌，肋间肌及肋骨)。炎性乳癌亦属之。

N_0：同侧腋窝无肿大淋巴结。

N_1：同侧腋窝有肿大淋巴结，但尚可推动。

N_2：同侧腋窝肿大淋巴结彼此融合，或与周围组织粘连。

N_3：同侧胸骨旁淋巴结有转移。

M_0：无远处转移。

ML：有锁骨上淋巴结转移或远处转移。

根据以上情况进行组合，可把乳腺癌分为以下各期。

0 期：$TisN_0 M_0$

Ⅰ 期：$T_1 N_0 M_0$

Ⅱ期：$T_{0\sim1}N_1M_0$，$T_2N_{0\sim1}M_0$，$T_3N_0M_0$

Ⅲ期：$T_{0\sim2}N_2M_0$，$T_3N_{1\sim2}M_0$，T_4任何NM_0，任何TN_3M_0

Ⅳ期：包括M，的任何TN。常见的有锁骨上淋巴结转移或骨、肺、肝、脑等远处转移。

五、治疗

（一）手术治疗

仍为乳腺癌的主要治疗手段之一。术式有多种，对其选择尚缺乏统一意见，总的发展趋势是，尽量减少手术破坏，在设备条件允许下对早期乳腺癌患者尽力保留乳房外形。无论选用何种术式，都必须严格掌握以根治为主，保留功能及外形为辅的原则。

[手术方法]

1. 乳腺癌根治术

手术应包括整个乳房、胸大肌、胸小肌、腋窝及锁骨下淋巴结的整块切除。有多种切口设计方法，可采取纵或横行梭形切口，皮肤切除范围一般距肿瘤 3 cm，手术范围上至锁骨，下至腹直肌上段，外至背阔肌前缘，内至锁骨旁或中线。该术式可清除腋下组 (胸小肌外侧)、腋中组 (胸小肌深面) 及腋上组 (胸小肌内侧) 三组淋巴结。乳腺癌根治术的手术创伤较大，故术前必须明确病理诊断，对未确诊者应先将肿瘤局部切除，立即进行冰冻切片检查，如证实是乳腺癌，随即进行根治术。

2. 乳腺癌扩大根治术

即在上述清除腋下、腋中、腋上三组淋巴结的基础上，同时切除胸廓内动、静脉及其周围的淋巴结 (即胸骨旁淋巴结)。

3. 乳腺癌改良根治术

有两种术式，一是保留胸大肌，切除胸小肌；一是保留胸大、胸小肌。前者淋巴结清除范围与根治术相仿，后者不能清除腋上组淋巴结。根据大量病例观察，认为Ⅰ、Ⅱ期乳腺癌应用根治术及改良根治术的生存率无明显差异，且该术式保留了胸肌，术后观察效果较好，目前已成为常用的手术方式。

4. 全乳切除术

手术范围必须切除整个乳房，包括腋尾部及胸大肌筋膜。该术式适宜于原位癌、微小癌及年迈体弱不宜做根治术者。

5. 保留乳房的乳腺癌切除术

手术包括完整切除肿块及腋窝淋巴结清扫。肿块切除时要求肿块周围包括适量正常乳腺组织，确保切除标本的边缘无肿瘤细胞浸润。术后必须辅以放疗、化疗。

关于手术方式的选择目前尚有分歧，但没有一个手术方式能适合各种情况的乳腺癌。手术方式的选择还应该根据病理分型、疾病分期及辅助治疗的条件而定。对可切除的乳腺癌患者，手术应达到局部区域淋巴结能最大限度地清除，以提高生存率，然后再考虑外观及功能。对Ⅰ、Ⅱ期乳腺癌可采用乳腺癌改良根治术及保留乳房的乳腺癌切除术。在综合辅助治疗较差的地区，乳腺癌根治术还是比较适合的手术方式。胸骨旁淋巴结有转移者如术后无放疗条件可行扩大根治术。

[术中注意事项]

1. 严格遵守无瘤术各项原则

如皮肤切除范围应够大，不应为考虑缝合皮肤困难而保留过多的皮肤。清除锁骨下、腋窝的淋巴结及脂肪时必须干净彻底。术中使用温生理盐水冲洗创面。手术中不应为了单纯争取缩短手术时间而影响手术的彻底性。

2. 防止血管神经损伤

剥离切断胸大肌时，应注意防止损伤头静脉。锁骨下保留一横指宽的胸大肌束可达到此目的。如果损伤，可将其结扎。尚不至于引起上肢循环障碍。

剥离腋部血管时，操作要轻柔准确，因为静脉壁薄，切勿将其与血管鞘膜一起剪开。应该将鞘膜用镊子提起，先剪一小口，将止血钳插入，沿血管表面分离，使血管与鞘膜间有一间隙，再将血管鞘膜提起剪开，即可防止剪破血管。如果有损伤，需要镇静，以纱布或手压迫，勿盲目用止血钳钳夹，以免挫伤血管壁。准备血管缝合器械，立即进行缝合，如果损伤过大，应行血管吻合，不得将其结扎。对侵及血管壁不易分离的淋巴，不必强行分离，以免造成血管损伤。

清理腋窝时应注意保护胸长神经及胸壁神经。前者在胸壁外，沿前锯肌表面下行，支配前锯肌，后者在胸长神经外侧，沿肩胛下肌、大圆肌下行，支配上述：二肌及背阔肌。为避免损伤上述两神经，如辨认不清楚，可用镊子轻轻夹持，观察是否因其所支配的肌肉收缩，即可得到证实。

3. 防止创缘皮肤坏死

乳癌根治切除术后，窗口边缘皮肤坏死比较常见，常延迟数周不愈合。造成皮肤坏死的主要原因，主要是皮肤缝合张力过大及血液循环障碍。皮肤坏死又可引起感染，感染又加重坏死，所以如遇有皮肤张力过大时，可将切口上下端对位缝合，中央区可留一梭形创面，用中厚皮片游离植皮将其消除。

4. 防止血肿形成

乳癌根治切除术后，形成血肿较常见，好发生于锁骨下窝及腋窝下部。其原因主要是止血不彻底，引流不畅及压迫包扎不准确。如果术中术后注意以上三点，可以防止血肿。

[术后处理]

1. 体位

取半坐位，以利于呼吸，患侧肢体抬高，以利于静脉、淋巴回流，减少肿胀。

2. 血肿的预防及处理

将腋窝部引流管负压吸引。如果无吸引器可用大注射器间隔吸引，直至渗血已基本停止，或流出的液体变为淡黄色时（一般为术后 2～3 天），即可拔去引流管。如果术后已经发生血肿，可以用粗针头反复穿刺抽出血液，然后加压包扎。如果血肿距切口较近，可拆除 1～2 针缝线，排出积血及血块。如果血肿较大，并形成凝血块，穿刺抽吸压迫无效者，则需切开引流。即在血肿中央切一小口，排出血块，放置纱布引流条，间隔换药，多能很快愈合。

3. 抗生素的应用

乳癌根治切除术虽然是无菌性手术，但是由于创面过大，且容易渗血，有发生感染的可能。故一般均应给予抗生素，以预防感染。

4. 功能练习

由于切除了胸肌及腋部瘢痕愈合，可能患侧上肢功能受限。如果患者在拔除引流管后，能尽早地积极进行上肢高举，不断扩大肩关节的活动范围，可使肢体功能逐渐恢复。

5. 拆线时机

乳癌根治切除术后皮肤均有不同程度的张力，影响切口愈合。过早拆线可能造成切口裂开，一般在手术后 8 天间隔拆线，10 天后根据情况拆除全部缝线，减张缝合线可最后拆除。如果已经嵌入皮内，已经失去减张作用也应及早拆除。

6. 植皮区的处理

植皮区不宜过早更换敷料，以免将位于创面充分愈合的皮片撕脱造成坏死。如果创面感染化脓，皮片被脓汁浸泡则极易坏死。应该提前更换敷料以利于脓汁排出，故术后判断植皮区有无感染很重要。术后 3 ~ 5 天，吸收热已消退，体温又升高，局部疼痛加重，渗出液增多，并带有臭味，则为感染征兆，应该提前更换敷料。如术后恢复顺利，可在术后 10 天更换敷料。首次更换敷料很重要，为避免撕脱皮片，应以无菌生理盐水将紧贴皮片的内层敷料充分浸泡，然后将湿纱布轻轻提起，见到植入皮片边缘后，用镊子剥离，使其与纱布分开，以免撕脱。如有撕脱，须重新将皮片至于创面上，加压包扎，仍可成活。

7. 切口皮肤边缘坏死的处理

皮肤边缘出现坏死时，待其坏死界限清楚后，将坏死部分剪除。如果创面小于 3 cm 宽，可经换药治愈。如果超过 3 cm，可待肉芽组织形成，条件良好时进行植皮。

8. 上肢水肿的处理

乳癌根治切除术后，由于腋窝部淋巴组织被清除，上肢淋巴回流障碍，常有上肢水肿，但多无影响。可行热敷，弹力绷带包扎，肢体抬高练习，多能自行恢复。如水肿消退后又有复发，并呈进行性加重，常为腋部癌症复发的表现。

9. 乳癌术后妊娠问题

乳癌术后如有妊娠或授乳，易引起癌症复发。在对侧乳房发生癌瘤时，往往发展迅速。因此术后患者 3 年内应避孕，如有妊娠应早期中断。若患者坚持保胎，必须每月检查一次，到停止授乳后一年为止。

(二) 放射治疗

放射治疗是乳腺癌综合治疗的重要组成部分，包括术前和术后放疗。

1. 术前放射治疗

提高手术切除率，使部分不能手术的患者再获手术及机会，降低术后复发率，提高生存率。适应证：

(1) 原发灶较大，估计直接手术有困难者。

(2) 肿瘤生长迅速，短期内明显增长者。

(3) 原发灶有明显皮肤水肿，或胸肌粘连者。

(4) 腋淋巴结较大或与皮肤及周围组织有明显粘连者。

(5) 应用术前化疗，肿瘤退缩不理想的患者。

(6) 争取手术切除的炎性乳腺癌患者。

2. 术后放射治疗

根治术后是否需要放射，曾经是乳腺癌治疗中争论最多的问题。近年来，较多学者承认术后放疗能够降低局部、区域性复发率。自从 Fisher 对乳腺癌提出新的看法后，乳腺癌的治疗已逐渐从局部治疗转向综合治疗。术后辅助化疗广泛应用，术后放射已不再作为根治术后的常规治疗，而是选择性地应用。适应证：

(1) 单纯乳房切除术后。

(2) 根治术后病理报告有腋中群或腋上群淋巴结转移者。

(3) 根治术后病理证实转移性淋巴结占检查的淋巴结总数一半以上，或有 4 个以上淋巴结转移者。

(4) 病理证实乳内淋巴结转移的患者 (照射锁骨上区)。

(5) 原发灶位于乳房中间或内侧者做根治术后，尤其有腋淋巴结转移者。

(三) 化学疗法

乳腺癌是实体瘤中应用化疗最有效的肿瘤之一，化疗在整个治疗中占有重要地位，一般认为辅助化疗应于术后早期应用，联合化疗的效果优于单一化疗。治疗期不应过长，以 6 个月左右为宜。浸润性乳腺癌伴腋窝淋巴结转移者是应用辅助化疗的指征。对腋窝淋巴结阴性的患者是否应用辅助化疗尚有不同意见。推荐方案 CMF(环磷酰胺、甲氨蝶呤、氟尿嘧啶)。术前新辅助化疗多用于Ⅲ期病例，可使肿瘤缩小，提高手术切除率，也可探测肿瘤对药物的敏感性。常用方案为 CMF 或 CAF。

(四) 内分泌治疗

对肿瘤组织当中雌激素受体 (ER)、孕激素受体 (PR) 阳性者可口服他莫昔芬。

(五) 生物治疗

近年临床上已渐推广使用的曲妥珠单抗注射液，系通过转基因技术制备，对 CerbB-2 过度表达的乳腺癌患者有一定效果，特别是对其他化疗药无效的乳腺癌患者也能有部分疗效。

第五节　乳腺增生症

乳腺增生症是女性乳腺疾病中常见的一类非炎症、非肿瘤性病变。其本质是由于卵巢内分泌功能失调而引起的乳腺小叶和中、末导管的扩张、增生和囊性改变为主的一种缓慢的病理过程。

本病命名较多，如乳腺腺病、乳腺结构不良、乳房囊肿病、纤维囊性乳腺病、乳痛症、乳腺小叶增生症等。国内 1972 年全国肿瘤防治办公室定名为"乳腺增生症"，国外多称"乳腺结构不良症"。

乳腺增生症是一种最常见的慢性良性乳腺病，好发于 25 ～ 45 岁中青年妇女，极少数绝经后妇女也有发病。本病的临床表现有时与乳腺癌有所混淆，须提高警惕。统计发现，乳腺增生者乳腺癌的发生率较预期癌发生率高 2 ～ 3 倍，乳腺小叶或导管上皮不典型增生者，癌变率较一般人高 5～18 倍。本病是乳腺癌的高危因素之一，上皮不典型增生多认为是癌前病变。

一、分型

根据临床症状表现特点，可将乳腺增生症分为以下三种类型，以利治疗。

（一）乳痛症

1. 周期性乳痛症

多见于青年女性，常为双乳疼痛，月经前显著，月经来潮逐步减轻，多为胀痛、坠痛和触痛，每月的程度可不同，部分可自愈。

2. 非周期性乳痛症

多见于年龄较大者，疼痛与月经无关，常为任意性、持续性，疼痛常较严重，常可影响日常生活和工作。

乳痛症患者触诊乳房无结节，仅有乳房腺体增厚感。

（二）乳腺小叶增生症

发病率占所有乳房疾病的 75%，多见于 20～50 岁育龄期妇女，青春期或绝经后妇女一般不患此病。表现为月经来潮前 7～10 日一侧或两侧乳腺出现疼痛，可放射至腋下及肩背部，乳房内可触及硬结或条索状、扁平、颗粒样肿块。月经期后乳腺疼痛减轻或消失，肿块变软、缩小，甚至消失。部分患者可有乳头溢液或瘙痒。

（三）乳腺囊性增生病

大多数无明显临床症状，部分患者主诉乳腺痛或乳腺肿块，或两者兼有。体检乳腺触诊时可扪及乳腺结节感和囊性肿块，初期乳腺可呈多发的颗粒结节状，严重时部分或整个乳腺腺体呈盘状，质较韧。

二、诊断

1. 诊断要点

(1) 病史：中青年女性，乳房疼痛，伴或不伴乳房内出现多发结节、团块，且症状与月经周期有关，呈现周期性、规律性、反复性之特点，首先要考虑本病之可能。

(2) 症状：突出的表现是乳房胀痛和肿块，具有周期性、规律性、反复性之特点。疼痛常为周期性，性质为胀痛、刺痛，或向腋窝部放射，与月经周期有关，月经前加重，月经来潮后减轻或消失，有时整个月经周期都有疼痛。

(3) 体征：乳房内可触及条索状或散在、成片的小结节，质韧，沙粒样感，与周围组织界限不清。不与皮肤、胸肌粘连，活动度大，压痛。有时表现为边界不清的增厚区。肿块在经前期变硬、增大，月经来潮后症状大多缓解。囊肿者可在乳内触及较大球形肿块，表面光滑，活动。

2. 辅助检查

(1) 常规检查

1) 乳腺红外线检查：轻度增生者乳腺红外线扫描一般情况下透光无明显异常。重度增生者乳腺透光度降低，呈云雾状透光，无明显灰团块影像，血管走行无明显改变。

2) 乳腺钼靶摄片：诊断率为 80%～90%，为常用方法。增生部位呈"棉花团状"或"毛玻璃状"边缘模糊不清的密度增高影，或有条索状结缔组织穿越期间。若伴有囊肿形成，可见不规则增生阴影中有圆形透亮区。

3) 乳腺 B 超：正确诊断率可达 90% 左右。B 超特点为：乳腺组织增厚，腺体层结构紊乱，可见粗大的线状或带状强回声带；增生部位呈不均匀的低回声区；有囊性病变时可见大小不等的无回声暗区，其后回声增强。

(2) 可选择检查

1) 乳腺导管造影或乳管镜检查：有乳头溢液时可采用。

2) 乳头溢液涂片：根据脱落细胞是炎症细胞、脓细胞、浆细胞、淋巴细胞、恶性细胞来判断病变性质。有一定假阳性及假阴性率。

3) 细针抽吸细胞学检查 (FNAC)：诊断符合率达 90% 以上，应多处多点穿刺。方法为检查者以左手拇、示指固定肿块，皮肤消毒后以细针直刺肿块，针筒保持负压下将针头退至近肿块边缘，上下左右变换方向并抽吸，去除负压后退出针头，将针头内细胞碎屑推至玻片上，95%乙醇固定。

4) 手术切除活检：对清楚扪及之乳腺肿块，临床诊断不能排除恶性时，可以考虑切除活检。

三、鉴别诊断

一般结合病史、体征，再加辅助检查，综合分析判断，对本病不难做出正确诊断。但尚需与下列疾病鉴别。

1. 浆细胞性乳腺炎

又称导管扩张症。乳晕区集合管明显扩张，管周纤维化，多量炎症细胞，特别是浆细胞浸润为特征的乳腺良性病变。炎性结节或肿块，多伴有乳头内陷或乳头溢液。

2. 胸部肋软骨炎

表现为乳房疼痛综合征。约占乳腺疼痛患者的 10%，常伴有明显的定位；表现胸部肋软骨肿大；隆起、疼痛或压痛为其特点。

3. 乳腺纤维瘤

乳腺结构不良症，囊肿形成期时应与小的乳腺纤维腺瘤鉴别。后者多为单发、孤立性结节 (或肿块)，表面光滑，境界清楚，活动良好，与周围组织无粘连，一般不伴有疼痛或压痛。

4. 早期乳腺癌

乳腺癌肿块一般表现为无痛性、质硬、不规则性，进展较快，不随月经周期而变化。最终鉴别主要依据病理诊断。

5. 乳管内乳头状瘤

乳腺囊性增生期时应与之鉴别。其多位于乳腺中间带，或邻近的乳晕部，呈单囊性，可伴有血性乳头溢液。最终确诊需借助病理活检。

四、治疗

以药物治疗为主，必要时辅以手术治疗。

(一) 一般治疗

临床症状轻微者可不用药物治疗，嘱患者调节情绪，保持心情愉快，3 ～ 6 个月定期随访，并指导患者自查。建议患者佩戴合适的乳罩以支持乳房，减少咖啡因等的摄入，避免上臂的过度运动等。

（二）药物治疗

1. 西药治疗

西药治疗种类繁多，主要用以下药物为主。

(1) 溴隐亭：多巴胺受体长效激活剂，作用于垂体催乳细胞上的多巴胺受体，抑制催乳素的合成与释放，同时减少催乳素对尿促卵泡素的拮抗，促进排卵恢复，调节激素平衡，使临床症状缓解。用法：每次 2.5 mg，每日 2 次口服，3 个月为一个疗程。疗效不确切，不常规用。正在服用利尿药或降压药者不宜用此药。

(2) 丹那唑：为雄激素衍生物，抑制某些酶类，阻碍卵巢产生类固醇物质，从而调整激素平衡，达到治疗目的。用法：每次 100 mg，每日 2 次。口服 2～6 个月为一个疗程。疗效显著，但副作用大（体重增加、痤疮、多毛、月经紊乱等）。用于其他药物无效时的治疗。

(3) 他莫昔芬 (TAM)：雌激素受体拮抗剂，阻断体内高含量的雌激素对乳腺的刺激增生作用。给药方法有二：一是每次 10 mg，每日 2 次口服，3 个月为一个疗程，此方法适用于症状较重的患者；另一是周期性给药，即月经后 3～5 天开始口服他莫昔芬，共用药 15～20 天。

(4) 小剂量碘化钾：刺激黄体，产生黄体生成素，使卵巢滤泡囊肿黄体化，雌激素降低，恢复卵巢功能，同时有消肿作用，亦可减轻症状，达到治疗目的。用法：0.1 g，每日 3 次，饭后口服，1～2 个月为一个疗程。

(5) 维生素 E：调节黄体酮与雌二醇的比值。用法：每次 100 mg，每日 3 次口服，无明显副作用，但作用不大。

2. 中药治疗

软坚散结，疏肝理气，调和任冲，活血化瘀，消痞止痛的中药或中成药，如乳宁颗粒、乳核散结片、逍遥丸、小金丹等，可使患者症状得到一定缓解。

（三）手术治疗

1. 适应证

(1) 年龄 40 岁以上，经药物治疗无效者。

(2) 局部肿块不随月经周期发生动态变化者，或肿块变大变硬者，或不能排除乳癌的其他情况。

(3) 一个久存肿块或结节，与癌块不易区别者。

(4) 重度增生伴单个或多个瘤样增生者。

(5) 合并乳腺纤维腺瘤者。

(6) 乳头溢液，保守治疗无效者。

(7) 绝经期前后发现乳腺增生者且局限于一侧，病变较硬者。

(8) 病变广泛，症状严重，影响患者工作、生活，久治无效，患者要求切除者。

2. 手术方式

(1) 肿块（或瘤块）切除术：适用于瘤样变形或合并乳腺纤维腺瘤者。

(2) 腺叶切除术：增生结节局限于某一腺叶者。

(3) 象限切除术：肿块融合，在某一象限者。

(4) 全乳切除术：结节癌变，或细胞增生活跃，或有病理证实者。

(5) 简化根治术：术中冰冻切片证实为癌变者。

第三章 腹部疝

第一节 概述

腹部疝又可分为腹外疝和腹内疝，腹内疝少见，腹外疝更为多见。临床上常见的腹股沟疝是腹外疝的一种，约占腹外疝总数的 90%。据有关资料显示，全世界每年大约有 2000 万例的腹股沟疝气患者。

一、病因

（一）解剖异常

如解剖学上先天性发育缺陷和后天性病理损害。正常各部位组织结构能经受内在的和外来的压力，如先天性发育缺陷或畸形或后天性损伤，其内在组织、器官在内外压力增加时即会从其薄弱的组织结构中膨出或突出，而形成疝，如腹膜鞘突未按正常发育期闭锁，腹股沟区解剖结构缺陷或损害加上后来的损害而形成腹股沟疝，股管区解剖缺陷形成股疝。

（二）腹壁肌肉生理功能丧失和腹内压增高

某些肌肉如腹内斜肌与腹横肌发育薄弱，不能抵抗腹内压增加致肠管等外突，则从鞘突下坠而形成疝。某些增强腹内压因素致强烈的腹肌收缩，如突然一时的过度持重、用力排便、婴儿饥饿时啼哭，剧烈咳嗽、用力屏气等常突然形成疝；另外，妊娠、腹内巨大肿瘤也会使腹内压增高；后者腹内压增高是渐进性的。

总之，先天与后天、生理与病理两者相辅相成而发生疝这一病理现象。

二、病理

（一）疝囊

为壁腹膜的一部分，自薄弱的周围结构向附近延伸的部分腹膜，有囊颈、囊体及囊底。囊颈为起始部，小而组织增厚；囊体即囊壁，可大可小；囊底为疝囊末端部。

（二）疝环

为腹壁缺损部，可松可紧，过紧的疝环易发生嵌闭而使疝内容物受压。

（三）疝内容物

为腹腔内脏，最多见为游动的小肠、大网膜、乙状结肠，少数有膀胱、盲肠等。

（四）疝外

被盖组织皮肤、皮下组织、筋膜等。

腹外疝无论长在任何部位，都会给患者带来生活、生理、心理上的影响，并使其丧失部分体力劳动能力。腹部疝无论是腹外疝与腹内疝，其疝内容物随时可能发生嵌顿（嵌闭）或绞窄。在小肠、结肠嵌顿较久绞窄后，动脉血流和静脉回流阻断，肠壁缺血、水肿、渗液、肠坏死、毒素吸收致中毒性休克，有生命危险。

三、分类

(一)按发生部位分类

1. 腹外疝(腹壁疝)

是普外科最常见的一种疾病。即腹腔内脏或组织,经腹壁某处的薄弱点或缺损而突出体表,在体表可见一个突出的包块。根据其突向的部位或组织缺损的部位不同,分为腹股沟疝,占90%;股疝,占3.5%;切口疝和脐疝,占1%~2%;白线疝,占0.5%,少见的如闭孔疝。

2. 腹内疝

在腹部体腔内的疝。有空肠输入袢或输出袢、乙状结肠旁疝、小网膜囊疝、肠系膜裂孔疝等。腹内疝无疝囊,有一个先天或后天形成的"疝环"。

(二)按病因分类

1. 先天性疝

如婴儿脐疝、肠系膜裂孔疝、小网膜囊疝等,均为先天性发育缺损或异常所致。

2. 后天性疝

切口疝是典型的外科手术所致。

(三)按临床表现分类

1. 可复性疝

疝突出后内容物可自由还纳者。

2. 难复性疝

疝内容物多,囊壁内上皮组织与内容物如大网膜相互粘连,不易还纳的痛。

3. 嵌顿(嵌闭)性疝或绞窄性疝

在剧烈活动或用力排便时,疝内容物大量突出不能还纳引起梗阻,血循环不佳,尚可恢复者,称嵌顿性疝;如未及时处理,嵌顿时间较长后有血液循环障碍肠坏死者,称为绞窄性疝。

4. Richter疝

当一部分肠壁突入疝囊并有嵌顿者。

5. 滑动性疝

当疝囊之一部分是由腹腔内脏器所形成者。

四、诊断分析

(一)可复性疝

平卧时无不适,但站立或行走时,肠内容物脱入阴囊的巨型疝。如腹股沟斜疝肠内容物脱入有坠胀感,故患者常以手放裤带内挤回。

(二)难复性疝

疝囊内不能回纳,肠内容物则有坠胀感,疝发病时间越久,疝内容物越多越大,常有腹部牵拉痛,上腹不适。

(三)嵌顿性疝

多为疝颈狭小,小肠、大网膜坠入疝囊后不能退回,致疝环压迫肠壁和肠系膜血管,患者有腹部、脐周牵拉性疼痛、呕吐、腹胀、肛门停止排气、排便,疝囊颈部有轻微疼痛但不如腹痛严重,故患者入院常主诉为腹痛。

（四）绞窄性疝

疝发生嵌顿时间较久后，肠管血运障碍，最后肠坏死，毒素吸收，中毒性休克，全身有发热，血压下降，脉率增快，疝囊部有疼痛、发热、发红。

（五）Richter 疝

为肠壁部分嵌闭，致肠管狭窄，部分性肠梗阻、肠坏死、肠穿孔、腹膜炎。穿入阴囊内有肠瘘。

五、治疗要领

（一）手术治疗

1. 择期手术

原则上只要能耐受手术的患者，无论是可复性，难复性疝，确诊后均可手术治疗，以免嵌顿后手术。对恐惧手术或非手术治疗者，都应告诉其嵌顿危险性。

对腹股沟疝、股疝和腹壁切口疝的手术：

治疗方法 Ferguson、Bassini、Mc-vay、Hal-sted 和 Shouldice 手术，已广泛应用，这些方法有缝线张力和在不同解剖层次上缝合的缺点，更由于修补材料的新发展和对腹股沟解剖的新认识。至 20 世纪 90 年代中期以后，国外有张力的、传统的疝修补已逐渐被无张力修补技术（巴德补片）所替代。

(1)X 线片无张力疝修补手术 (Lichtenstein 手术)：使用一相当大小的补片材料置于腹股沟管后壁。

(2) 疝环充填式无张力疝修补术：使用一个锥形网塞置入已返纳疝囊的疝环中并给予固定，再用一成形补片置于精索后以加强腹股沟后壁，以预防在原发疝区域下的腹股沟底部再形成疝。

(3) 巨大补片加强内脏囊手术：即 GPRVS(Giant prosthetic reinforce of the visceralsac) 手术，由于是 Stoppa 提出的，又称 Stoppa 手术。

此外，腹腔镜疝修补术：经腹膜前假体植入术。

2. 急诊手术

嵌顿性疝和绞窄性疝，无论腹外或腹内疝。

（二）非手术治疗

年老体弱，或有其他疾病不能耐受手术者可非手术治疗，用疝带可减轻症状。

第二节 腹外（壁）疝

一、腹股沟疝

腹股沟区是位于下腹壁与大腿交界的三角区，腹股沟疝是指腹腔内脏器通过腹股沟区的缺损向体表突出所形成的疝，俗称"疝气"。根据疝环与腹壁下动脉的关系，腹股沟疝分为腹股沟斜疝和腹股沟直疝两种。腹股沟斜疝有先天性和后天性两种。腹股沟斜疝从位于腹壁下动脉外侧的腹股沟管深环（腹横筋膜卵圆孔）突出，向内下，向前斜行经腹股沟管，再穿出腹股

沟浅环 (皮下环)，可进入阴囊中，占腹股沟疝的95%。右侧比左侧多见，男女发病率之比为15：1。腹股沟直疝从腹壁下动脉内侧的腹股沟三角区直接由后向前突出，不经内环，不进入阴囊，仅占腹股沟疝的5%。老年患者中直疝发生率有所上升，但仍以斜疝为多见。若不及时治疗，容易引起严重并发症。

（一）分类

发生于腹股沟部的疝称腹股沟疝。

腹股沟疝分为腹股沟斜疝和腹股沟直疝。

腹内脏器经腹股沟管内口 (腹环)，沿腹股沟管下行到外口 (皮下环) 突出，甚至到阴囊者，为腹股沟斜疝。长期、巨大的斜疝，腹内脏器可降至阴囊内如拳头或儿头大小。腹股沟斜疝是所有疝中最多见的一种，可发生于婴幼儿到老年人的各种年龄，男性多于女性，双侧者约15%。

凡腹内器官于腹股沟三角 (Hesselbach 三角) 处脱出者，称为腹股沟直疝。多见于40岁以上男性，较斜疝为少见，如在60岁以上老年者常为双侧。

（二）病因

腹壁肌肉强度降低，腹内压力增高是引起腹股沟疝的主要原因。老年人肌肉萎缩，腹壁薄弱，而腹股沟区更加薄弱，内有血管、精索或者子宫圆韧带穿过，给疝的形成提供了通道。此外，老年人因咳喘、便秘、前列腺增生导致的排尿困难等疾病，致使腹压升高，为疝的形成提供了动力。

（三）分型

中华外科学会疝和腹壁外科学组 2001 年根据疝环缺损大小、疝环周围组织完整性、腹股沟管后壁坚实程度，把腹股沟疝分成Ⅰ、Ⅱ、Ⅲ、Ⅳ型。Ⅰ型：疝环缺损最大直径不超过 2.5 cm，疝环周围组织完整性好，腹股沟管后壁坚实；Ⅱ型：疝环缺损最大直径超过 2.5 cm，疝环周围组织完整性尚好，腹股沟管后壁坚实；Ⅲ型：疝环缺损最大直径超过 2.5 cm 疝环周围组织不完整，腹股沟管后壁缺损；Ⅳ型：复发疝、滑疝。

疝环周围组织是指腹横筋膜。腹横肌腱弓下缘和腹股沟韧带上缘的间隙即耻骨肌孔的上半侧内无腱膜及肌肉组织时，则视为腹股沟管后壁结构缺损。

（四）临床表现

1. 可复性疝

临床特点是腹股沟区出现一个可复性肿块，开始肿块较小，仅在患者站立、劳动、行走、跑步、剧咳或患儿啼哭时出现，平卧或用手压时肿块可自行回纳、消失。一般无特殊不适，仅偶尔伴局部胀痛和牵涉痛。随着疾病的发展，肿块可逐渐增大，自腹股沟下降至阴囊内或大阴唇，行走不便和影响劳动。肿块呈带蒂柄的梨形，上端狭小，下端宽大。平卧时肿块可自行消失，或用手将包块向外上方轻轻挤推，向腹腔内回纳消失，疝内容物为小肠时可听到肠鸣声。肿块柔软、表面光滑、叩之呈鼓音。回纳时，常先有阻力；一旦开始回纳，肿块即较快消失。疝内容物如为大网膜时，则肿块坚韧无弹性，叩之呈浊音，回纳缓慢。疝块回纳后，检查者可用示指尖轻轻经阴囊皮肤沿精索向上伸入扩大的外环，嘱患者咳嗽，则指尖有冲击感。隐匿性腹股沟斜疝，可以通过此试验，确定其存在。压迫内环试验可用来鉴别斜疝和直疝，后者在疝块回纳后，用手指紧压住内环嘱患者咳嗽时，疝块仍可出现。

2. 滑动性斜疝

临床特点为较大而不能完全回纳的难复性疝。滑出腹腔的盲肠常与疝囊前壁发生粘连。除了肿块不能完全回纳外，尚有消化不良和便秘等症状。滑动性疝多见于右侧，左右两侧发病率之比约为1∶6。在手术修补时，防止滑出的盲肠或乙状结肠可能被误认为疝囊的一部分而被切开。

3. 嵌顿性疝

常发生在劳动或排便等腹内压骤增时，通常都是斜疝。临床特点为疝块突然增大，并伴有明显疼痛。平卧或用手推送肿块不能回纳。肿块紧张发硬，且有明显触痛。嵌顿的内容物为大网膜时，局部疼痛常轻微；如为肠袢，不但局部疼痛明显，还可伴有阵发性腹部绞痛、恶心、呕吐、便秘、腹胀等机械性肠梗阻的病征。疝一旦嵌顿，上述症状逐步加重，如不及时处理，终将成为绞窄性疝。肠管壁疝嵌顿时，由于局部肿块不明显，又不一定有肠梗阻表现，容易被忽略。

4. 绞窄性疝的临床症状多较严重

患者呈持续性剧烈腹痛，呕吐频繁，呕吐物含咖啡样血液或出现血便；腹部体征呈不对称腹胀，有腹膜刺激征，肠鸣音减弱或消失；腹腔穿刺或灌洗为血性积液；X线检查见孤立胀大的肠袢或瘤状阴影；体温、脉率、白细胞计数渐上升，甚至出现休克体征。

腹股沟直疝为腹股沟区可复性肿块，位于耻骨结节外上方，呈半球形，多无疼痛及其他不适。当站立时，疝块出现，平卧时消失。肿块不进入阴囊，直疝颈部宽大，极少嵌顿。还纳后可在腹股沟三角区直接扪及腹壁缺损，咳嗽时指尖有膨胀性冲击感。可与斜疝鉴别。双侧性直疝的疝块常于中线两侧互相对称。

(五) 诊断分析

根据腹股沟疝卧隐立现的表现，大多不难诊断，并追问病史，包括发生的原因与时间体检等多可确诊。

应与下列疾病相鉴别。

1. 腹股沟斜疝、直疝与股疝的鉴别 (表 3-1)。

2. 腹股沟斜疝与阴囊鞘膜积液等的鉴别诊断 (表 3-2)。

表 3-1 斜疝、直疝与股疝的鉴别

鉴别项目	斜疝	直疝	股疝
发病率	常见	较少见	较少见
性别	男性多	男性多	女性多
发病年龄	儿童、青壮年	40 岁以后、老年多见	30 岁以后多见
突出途径	经腹股沟管突出，进入阴囊	由腹股沟三角突出，不进入阴囊	由股管突出，在卵圆窝处
疝块外形	椭圆形	圆形	圆形
咳嗽冲击	明显	很明显	不明显
外环	增大	无异常	无异常

(待续)

（续表）

鉴别项目	斜疝	直疝	股疝
压迫内环	可阻止腹内容物突出	不能阻止突出	不能阻止突出
嵌顿机会	多	少	多
疝囊颈与腹壁下动脉的关系	在动脉外侧	在动脉内侧	在动脉的下方

表 3-2 腹股沟斜疝与鞘膜积液、睾丸炎的鉴别

鉴别项目	斜疝		睾丸鞘膜积液	精索鞘膜积液	睾丸炎
肿块位置	由内外环到阴囊		一直在阴囊	在精索上	睾丸肿大
大小变化	可	变	比睾丸大、不变	指头大、不变	比对侧大
咳嗽冲击感	有		无	无	无
形状	椭	圆	椭圆	椭圆、小	椭圆
与睾丸关系	无	关	在睾丸上	无关	系睾丸本身
压痛	无		无	无	有
透光试验	阴	性	阳性	阳性	阴性

（六）治疗要领

1. 手术

(1) 腹股沟疝应争取手术治疗

Ⅰ型：疝囊高位结扎和内环修补手术；也可用 X 线片无张力疝修补手术 (Lichtenstein 手术)。

Ⅱ型：疝环充填式无张力疝修补手术；X 线片无张力疝修补手术；如果缺乏人工修补材料时也可用 Ferguson、Bassini、McVay、Hal-sted 和 Shouldice 手术，尽可能加用组织减张步骤。

Ⅲ型：疝环充填式无张力疝修补手术；X 线片无张力疝修补手术；巨大补片加强内脏囊手术 (Stoppa 手术)；无人工修补材料时可考虑使用自身材料并注意减张。

Ⅳ型：疝环充填式无张力疝修补手术；巨大补片加强内脏囊手术。

(2) 嵌顿性或绞窄性疝急诊手术：嵌顿性疝入院后如自行松解，应严密观察 1～3 天，确诊无肠坏死后可择期手术，疑有绞窄性疝或肠坏死或肠穿孔者急诊手术。

2. 非手术治疗

老年患者，不能耐受手术，可嘱患者定做疝带压迫环，可阻止疝突出，以提高生活质量。

二、股疝

疝囊通过股环、经股管向卵圆窝突出的疝，称为股疝。股疝的发病率约占腹外疝的 3%～5%，多见于 40 岁以上妇女。女性骨盆较宽广、联合肌腱和腔隙韧带较薄弱，以致股管上口宽大松弛故而易发病。

（一）病因

女性骨盆较宽阔，联合肌腱及陷窝韧带常发育不全或变薄，导致股环宽大松弛，加上腹内压增高的诱因，使下坠的腹腔内脏经股环进入股管，自卵圆窝突出，故女性多见。疝内容物多为小肠和大网膜，由于股管几乎是垂直向下的，疝内容物似直线状下坠，但一出卵圆窝后，却突转向前，形成一锐角；加以股环本身狭小，周围韧带坚韧，因此容易发生嵌顿和绞窄。妊娠是腹内压增高的主要原因。股疝因腹内压增高和股环松弛引起。

（二）临床表现

疝块往往不大。常在腹股沟韧带下方卵圆窝处表现为一半球形的突起。平卧回纳内容物后，疝块有时并不完全消失，这是因为疝囊外有很多脂肪堆积的缘故。由于囊颈较狭小，咳嗽冲击感也不明显。易复性股疝的症状较轻，常不为患者所注意，尤其在肥胖者更易疏忽。一部分患者可在久站或咳嗽时感到患处胀痛，并有可复性肿块。

股疝如发生嵌顿，除引起局部明显疼痛外，也常伴有较明显的急性机械性肠梗阻，严重者甚至可以掩盖股疝的局部症状。股疝的疝块通常不大，主要表现为卵圆窝处有一半球形隆起，大小通常像一枚核桃，质地柔软，为可复性。约半数病例，发生嵌顿，引起局部明显疼痛，出现急性肠梗阻症状时才来就诊。故对急性肠梗阻患者，尤其是中年妇女，应注意检查有无股疝，以免漏诊。

（三）诊断分析

1. 临床表现

腹股沟韧带下方卵圆窝处鸽蛋大小肿块，软，平卧或以手法复位后肿块消失，一般无疼痛、发热。如发生嵌顿后则有腹痛、腹胀、呕吐、肛门无排气等症状，局部无疼痛或轻微疼痛，平卧不能还纳。

平诊时肿块肠鸣音存在，如内容物为大网膜或嵌顿急诊者则无肠鸣音。

2. 辅助诊断

在股疝未发生嵌闭时，患者一般与正常人无异，而在嵌顿时则有白细胞增高，腹部 X 线片可见肠梗阻征。

（四）鉴别诊断

1. 卵圆窝处淋巴结肿大

淋巴结肿大常为多个。不能还纳缩小，需与卵圆窝处不能还纳的股疝相鉴别。股疝内容物为大网膜者，表现为单个卵圆形块，一般较淋巴结大，光滑，深部似可有蒂。

2. 髂窝脓肿

髂窝脓肿多见于小儿，有发热、患肢常有髋关节屈曲，白细胞多增高。

3. 卵圆窝脂肪瘤

卵圆窝处脂肪瘤大多较大，基底亦大，无蒂，常与股疝，尤其是疝内容物为大网膜的股疝难以鉴别，因此手术时注意区别大网膜外的腹膜与脂肪瘤包膜。

4. 髂腰部冷性脓肿

冷性脓肿为脊柱结核的并发症，X 线正侧位片可发现原发脊柱结核病灶，其脓肿位于腹股沟韧带下方、髂腰部股动脉之外侧，较大，有波动感，B 超有液平面，穿刺可抽出稀薄的结核性脓液。

（五）治疗要领

应予以手术治疗。完全切除疝囊；用不吸收缝线修补股管。

如使用无张力疝修补时宜用疝环充填式无张力疝修补手术，在疝囊回纳后用网塞置于股环处，在固定网塞时勿损伤内侧的股静脉。不再使用成型补片置于网塞的浅面。

三、切口疝

切口疝是手术切口深处的筋膜层裂开或未愈合所致，可视为迟发的切口裂开或表面愈合的深部切口裂开。由于切口表面的皮肤和皮下脂肪层已愈合筋膜层裂开，在腹腔内压力的作用下，内脏或组织向外疝出，其疝囊可能是已经愈合的腹膜也可能是腹膜裂开后逐渐形成。

（一）病因

临床常见的切口疝主要有 3 种类型：普通切口疝、腹腔镜术后戳孔疝和腹部暂时关闭术形成的切口疝。后者多发生于腹腔间隙综合征的病例，如肠外瘘后切口裂开的患者，由于不能及时二期缝合，皮肤爬行覆盖肠管切口自行愈合所致。根据疝环大小，腹壁切口疝一般可分 3 型：①巨型：直径＞ 10 cm；②中型：直径 5 ～ 10 cm；③小型：直径＜ 5 cm。

（二）发病机制

1. 手术后切口崩裂，缝合后或皮肤未裂开而腹膜、腹直肌前后鞘裂开者。

2. 腹部手术后切口感染，引流后伤口愈合，切口处瘢痕组织薄弱，远期逐渐形成疝。

3. 腹部创伤大块组织缺损，勉强缝合后裂开或植皮愈合后组织薄弱。

4. 手术后并发症，如肺炎、肺不张、腹胀、ARDS、气管切开后吸痰刺激剧烈咳嗽。

（三）临床表现

腹壁切口处有肿物突出是其主要症状。站立和用力时突出或明显，平卧时缩小或消失。疝块较大有较多的脏器和组织突出时，可有腹部隐痛、牵拉下坠感等不适，部分患者可伴食欲减退、恶心、焦虑等。疝内容物可与腹膜外腹壁组织粘连而成为难复性疝，有时可有不完全性肠梗阻的表现。少数疝环小的患者，可发生嵌顿。不完全性肠梗阻是切口疝的常见并发症。因切口疝内容物一般为肠管和（或）大网膜与疝囊及彼此的反复摩擦极易发生粘连而致不完全性肠梗阻。

（四）诊断分析

1. 有腹部手术病史，术后大多并发有切口感染，伤口延迟愈合。

2. 有上述临床表现。

（五）治疗要领

1. 手术治疗

适于大多数年龄在 70 岁以下患者。

以疝环最大距离＜ 3 cm 为小切口疝，3 cm ～ 5 cm 为大切口，＞ 5 cm 为巨大切口疝。小切口疝，可用直接缝合技术。大切口疝在拉拢后组织有张力要使用自体组织移植或合成生物材料修补。巨大切口疝都要用修补材料。

2. 非手术治疗

(1) 年老体弱，不能耐受手术者。

(2) 巨大的腹疝，患者过度肥胖又年大者。估计术后会复发或引起腹内压过高者。

四、脐疝

脐疝是指腹腔内容物由脐部薄弱区突出的腹外疝。脐位于腹壁正中部，在胚胎发育过程中，是腹壁最晚闭合的部位。脐部缺少脂肪组织，使腹壁最外层的皮肤、筋膜与腹膜直接连在一起，成为全部腹壁最薄弱的部位，腹腔内容物容易从此部位突出形成脐疝。

（一）病因

1. 婴儿脐疝

俗称"气肚脐"，为先天性，是新生儿和婴儿时期常见的疾病之一。脐带脱落后，脐部瘢痕区由于胎儿阶段脐带从腹壁穿过，是腹壁一先天性薄弱处；在婴儿期，两侧腹肌未完全在中线合拢，留有缺损，在医学上称为脐环。当哭闹过多、咳嗽、腹泻等促使腹内压力增高时，便会导致腹腔内容物，特别是小肠，连同腹膜、腹壁皮肤一起由脐部逐渐向外顶出，形成脐疝。

2. 成人脐疝

较少见。可能与脐环处瘢痕组织变弱有关。诱因包括妊娠、慢性咳嗽、腹腔积液等。疝内容物初期为大网膜，随后还有小肠，结肠等。常因与疝囊壁发生广泛粘连，形成多房性间隙。

（二）临床表现

1. 婴儿脐疝

多属易复性疝，较常见，嵌顿少见。当啼哭、站立和用劲时，脐部膨胀出包块，直径 $1 \sim 2 \ cm$，无其他症状，常在洗澡、换衣时无意中发现。多呈半球形或圆柱状，肿物顶端有一小瘢痕，是为脐痕；肿物特点为可复性，即哭闹、咳嗽、直立时肿物饱满增大，而且肿物触之较坚实；小儿安静或者家长用手按压时，肿物缩小或回纳入腹腔，伴有肠鸣音。肿物缩小或还纳后，局部留有松弛皮肤皱褶，以上为典型脐疝。肿物较大时，特别是孩子哭闹腹压增高时，外表的皮肤发亮显得较薄，有一些家长担心脐疝会不会被撑破，实际上由于皮肤的弹性与韧性，并不存在撑破的可能性，除非为创伤所致。

2. 成人脐疝

多见于中年肥胖经产妇女。主要症状是脐部有半球形疝块，可回纳，伴有消化不良、腹部不适和隐痛。疝环通常较小，周围瘢痕组织较坚韧，较易发生嵌顿和绞窄。巨大的脐疝呈垂悬状。

（三）治疗要领

1. 新生儿脐疝以非手术治疗为主，可在发育期痊愈。

2. 成人脐疝可手术切除修补。

五、白线疝

经腹白线突出的疝称为白线疝，也名腹上疝。腹白线由两侧腹直肌鞘于腹正中线相互交织而成。脐上白线较宽，脐下白线狭而坚固。因此白线疝好发于脐上，多为腹白线发育欠佳或有孔隙所致。

（一）临床表现

1. 肿块站立时上腹部正中线上有一指头大肿块，一般无疼痛，但如有大网膜或小肠嵌顿则有腹痛、呕吐。

2. 检查肥胖者比较困难，如上腹正中触及软的肿块，平卧触及缺损环则可确诊。

（二）治疗要领

小的白线疝不需手术，有症状者手术修补；还纳疝内容物，缝扎疝囊颈缝合白线。如白线多处缺损，则用 Berman 修补术，在两侧腹直肌前鞘各做一相等的垂直切口修补腹横筋膜，将两侧腹直肌前鞘的内侧叶翻转重叠缝合。

六、闭孔疝

经闭孔管所突出的疝称为闭孔疝，闭孔是盆腔通至大腿的孔道，由耻骨和髋骨的坐骨部分形成的圆孔，它位于闭孔膜上方，其大小可容纳指尖，内有少量脂肪填入。闭孔管是一纤维骨性组织，长 2～2.5 cm，有内、外两个口。内口有腹膜，由闭孔沟的起端与闭孔内肌及其筋膜围成。外口位于耻骨肌的深面，由闭孔沟的末端与闭孔外肌及其筋膜围成，管内通过闭孔神经及血管，闭孔疝位于耻骨肌的深层，股三角区的下端，在闭孔肌的上方，耻骨肌和内收长肌之间。闭孔疝多发生于消瘦的老年妇女，这与妇女的骨盆宽阔，闭孔也相对较宽大有关。疝内容物多为小肠，也可为结肠、膀胱、卵巢等。

（一）病因

1. 局部薄弱

闭孔管为闭孔疝的发生提供了潜在的通道，但并非一定发生疝，只有局部组织薄弱，如闭孔外肌破裂、向尾侧移位或闭孔膜异常薄弱等，在腹内压的作用下才有可能形成疝。其疝囊可直接通过破裂闭孔外肌突出，或在闭孔外肌上方同闭孔神经和闭孔血管一同穿出闭孔内口，亦可在闭孔外肌下方突出。

2. 盆底组织退变

此疝好发于老年高龄患者，大多发生于 70～80 岁，Larrieu 等报道平均发病年龄为 67 岁。这可能与老年人组织退变导致生理性盆筋膜松弛、盆底肌肉萎缩等有关。

3. 闭孔管宽大

闭孔疝女性患者多见，这与女性闭孔管较男性宽大、平直有关。生理上由于多次妊娠、腹内压增加，亦可造成女性会阴过于松弛且宽大。

4. 消瘦

多病体弱、营养不良、消瘦，以及任何消耗性疾病均可导致闭孔内口失去腹膜外脂肪组织的衬垫保护，覆盖其上方的腹膜易凹陷而形成疝囊。

5. 腹内压增高

导致腹内压增高的疾病有慢性支气管炎、长期咳嗽、习惯性便秘等。

（二）临床表现和诊断分析

以部分性肠梗阻多于完全性肠梗阻。

1. 腹痛与呕吐

呈阵发性腹痛，隐痛至绞痛状，伴有腹胀、呕吐，如部分肠壁嵌顿肛门仍可排气，如完全性嵌顿，则肛门停止排气排便。少数合并大腿内侧疼痛与压痛。

2. 体检

(1) 有腹胀，下腹部压痛、反跳痛和肌紧张，患侧较对侧明显，并可闻及气过水声。

(2) 闭孔神经痛及 Howship-Romberg 征阳性闭孔神经由闭孔外侧壁穿出，闭孔疝肠管压迫该神经，有从股内侧到膝部的放射性痛、酸胀、麻木等异常，伸髋关节及旋转运动则加重，有此症状即为 H-R 征阳性。

(3) 卵圆窝下内方可触及包块，有压痛，勿误诊为股疝。

(4) 阴道或直肠指检闭孔管内口部可触及索状肿块。

根据患者临床表现有部分或完全性肠梗阻症状，行腹部 X 线片有肠梗阻征，典型患者可见耻骨上缘有鸟嘴样固定充气肠曲。CT 检查耻骨下方、闭孔外肌上方和耻骨深部有蒂状块影。

(三) 治疗要领

手术治疗术前能确诊者，应尽早行剖腹探查手术复位，有肠坏死者，做肠切除肠吻合术。

第三节 腹内疝

腹内脏器自其原来的位置，经过腹腔内一个正常或异常的孔道或裂隙脱位到一个异常的腔隙者称为腹内疝。疝内容物主要是胃和肠管。腹内疝在临床上较为少见，尚未出现症状的腹内疝临床上多难以确诊。腹内疝的严重后果是可造成胃肠道梗阻，如发生绞窄性梗阻，又不能及时诊断和处理，常可造成严重后果，甚至因肠坏死而危及生命。本病发病急骤、病程进展快、病情险恶，且早期临床表现又不典型，故早期诊断较难，常导致延误治疗，造成严重后果，甚至死亡。凡临床有胃肠道梗阻症状者，特别是在某种手术或外伤后，在进行鉴别诊断时应考虑有腹内疝存在的可能。

一、胃切除术后腹内疝

胃大部切除后残胃与空肠吻合，在吻合口后方遗留的间隙称为吻合口后间隙。其边缘缺少弹性，类似一个疝环，若肠袢凸入吻合口后间隙，难以自然回复，就形成胃切除术后内疝 (postgastrectomic internal hernia)。胃切除术后并发内疝临床较少发生，多见于 Billroth II 式胃大部切除、胃空肠吻合术后，可发生于手术后早期或后期。疝入部位以结肠后胃空肠吻合术后形成的下后间隙最多见。

(一) 病因

胃切除术后行 Billrothn 式吻合术后输入袢过长。一般胃大部切除后行 BiUrmhn 式胃空肠结肠前吻合术，输入袢长为 12 ~ 15 cm，但如留的过长，吻合口与结肠之间间隙增大，肠蠕动时小肠可钻入此间隙而形成内疝，如小肠及系膜血管受压血循环障碍而未及时手术复位，会发生肠坏死，中毒性休克甚至死亡；如延迟诊断，绞窄肠段过长，肠坏死，肠切除术后会发生小肠短肠综合征。

(二) 临床表现

1. 腹痛

上腹部突发性疼痛，呈持续性胀痛或绞痛，阵发性加重，向腰背部放射。

2. 呕吐

呕吐物多为胃肠内容物，吐后腹痛多无减轻。

3. 肛门

停止排气和排便。

4. 既往史

既往有胃切除手术病史，可在术后尚未出院，也可在术后多年。

5. 体检

(1) 上腹部略膨隆或无膨隆：此取决于内疝压迫肠管部位，如压迫小肠下端则为低位小肠梗阻，有腹膨隆，如小肠高位受压，则无膨隆。

(2) 触诊：上腹部有压痛、肌紧张、反跳痛。

(3) 肠鸣音减弱或消失。

（三）辅助检查

1. 影像学检查

X 线片：可见有液平，但无膈下积气。

2. 血常规检查

白细胞升高，重者达 $20 \times 10^9/L$。

（四）诊断分析

1. 有胃切除手术病史。

2. 此次发作腹痛，符合小肠梗阻诊断。

3. 早期多无发热，但如发生肠坏死者、有发热、脉快，甚至休克等全身表现。

（五）治疗要领

手术治疗：诊断明确后，尽早手术复位，如有肠坏死应行肠切除肠吻合术。

二、乙状结肠旁疝

乙状结肠旁疝为乙状结构造口术的一种并发症，并不罕见。

（一）病因

直肠创伤、直肠癌作乙状结肠造口术后的一种并发症。可发生于术后早期，也可见于术后若干年。原因为在结肠造口时，未将侧腹膜与乙状结肠系膜缝闭、缝闭不全或缝合过松，缝线断裂后，其旁出现一个异常孔隙。当小肠蠕动时，小肠经过这一孔隙进入盆腔，引起嵌闭、绞窄、小肠梗阻。

（二）临床表现

1. 腹痛

小肠嵌顿后患者，突然腹部疼痛，绞痛状，持续性，阵发性加重，腹胀，伴呕吐，停止排气或排便等急性肠梗阻症状。

2. 体检

急性病容，烦躁不安，出冷汗。

全腹均有压痛，而以左下腹部压痛最明显，有腹肌紧张，反跳痛，肠鸣音减弱或消失。

3. X 线检查

腹部 X 线片有小肠梗阻影像，立位片可见液平面。

（三）诊断分析

1. 有直肠伤病行结肠造口术病史。

2. 此次发作为肠梗阻应想到此并发症，宜尽早手术探查，如保守治疗过久，易致肠绞窄坏死。

（四）治疗要领

尽早手术探查，术中证实后做肠复位，如有肠坏死者行坏死肠段切除肠吻合，并修补异常的间隙。

三、小网膜囊疝

是游离的小肠肠袢（偶为横结肠），可通过胃结肠韧带，肝胃韧带或横结肠系膜由创伤或手术所造成的裂孔或小网膜孔进入小网膜囊内而成。

（一）病因

小网膜囊系位于肝胃韧带、胃结肠韧带后的囊腔，正常时只有一个小网膜孔与其相通，但如小网膜孔发育中异常、变大；肝胃韧带或胃结肠韧带在各种外伤或手术裂开后也可成为一异常孔隙，小肠在蠕动中经过这些病理孔隙入小网膜囊，不能回复时，均会引起小肠嵌顿、绞窄、肠梗阻甚至肠坏死，术前很难诊断出为腹内疝，多诊断为急、慢性肠梗阻。手术中才发现其梗阻原因为小网膜囊沛，小肠被环嵌压。

（二）临床表现

其表现多为急性发作性腹痛，以上腹部为重，可呈剧烈地持续性胀痛或绞痛，疼痛可向腰背部放射。伴有恶心、频繁呕吐，呕吐物为胆汁样胃内容物，无排气排便。检查可发现上腹饱满，左上腹常可触及囊性包块，局部可有压痛、反跳痛及腹肌紧张，严重者可发展到全腹痛，有移动性浊音，肠鸣音亢进，有高调气过水声，腹穿可抽出淡黄色渗液或血性渗液，可并发严重水电解质平衡失调、肠坏死、中毒性休克。

（三）诊断分析

1. 腹痛、腹胀、呕吐、肛门停止排便排气症状。术前很难确诊病因。

2. 上腹部可触及包块，大小与肠管进入长短有关。

3. 腹部 X 线片可见肠梗阻征。胃区有扩张肠曲和液平面。

（四）治疗要领

手术探查：确诊后小肠复位并缝闭小网膜孔。

四、肠系膜裂孔疝

肠系膜裂孔疝由肠袢穿过肠系膜裂孔而发病。本病临床少见，多以肠梗阻为其主要的表现。临床资料统计显示，肠系膜裂孔疝导致的急性肠梗阻占急性机械性肠梗阻的 1%～2%。因其无疝囊支托，疝入肠系膜裂孔的肠管非常容易发生扭转、绞窄、坏死和穿孔，重者可危及生命。术前诊断比较困难。

（一）病因

小肠系膜有时可有先天性的缺损或裂孔，横结肠系膜偶尔也可有缺损，小肠袢可以穿过此孔而发生梗阻或嵌顿。胎儿期的肠管缺血可能与先天性的肠系膜缺损有关，多见于肠管闭锁的婴儿。

（二）临床表现

临床症状与体征因经肠系膜裂孔（疝环）的大小以及疝入的肠管部位、多寡、是否发生完全性肠梗阻、是否发生绞窄而不同。

如疝入的肠袢未发生嵌顿、绞窄时，临床症状多较轻，但由于肠袢的反复疝入和退出，对肠系膜或肠管产生牵拉刺激，部分患者可表现为间断的发作性腹痛，或慢性腹痛，疼痛部位多在上腹部或脐周，少数伴有呕吐和便秘。多数腹胀不明显，并缺乏肠型、肠蠕动及肠鸣音亢进等机械性肠梗阻的体征。

疝入的肠袢一旦发生绞窄，临床上即有完全性肠梗阻的症状和体征，表现为突发性上腹部或脐周持续性绞痛，阵发性加剧，同时伴恶心、呕吐、停止排气排便、腹胀等绞窄性肠梗阻症状。随着病程的进展，由于大量体液丧失、感染和中毒，患者出现冷汗淋漓、面色苍白，并在短时间内出现急性弥漫性腹膜炎和中毒性休克。部分患者如疝入的肠袢发生扭转，可出现不对称的腹胀，并可触及腹部包块；全腹压痛、反跳痛及肌紧张明显，腹部移动性浊音阳性，腹腔穿刺可抽出血性渗液。

发生在横结肠系膜裂孔的内疝，疝入网膜囊的小肠可经 Winslow 孔、肝胃韧带及胃结肠韧带的裂孔或薄弱区再返回大腹腔，因该肠段"行程"异常导致胃远端受压，患者可出现类似慢性溃疡病或幽门梗阻的症状。

（三）诊断分析

术前很难确诊，表现为肠梗阻症状，多在剖腹手术中确诊。

（四）治疗要领

手术治疗小肠复位、小肠坏死者做肠切除、小肠吻合术。并修补肠系膜裂孔，以防复发。

第四章 胃十二指肠疾病

第一节 胃十二指肠溃疡

胃十二指肠溃疡是极为常见的疾病。它的局部表现是位于胃十二指肠壁的局限性圆形或椭圆形的缺损。患者有周期性上腹部疼痛、返酸、嗳气等症状。本病易反复发作，呈慢性经过。有胃及十二指肠溃疡2种。十二指肠溃疡较胃溃疡多见，据统计前者约占70%，后者约占25%，两者并存的复合性溃疡约占5%。

一、胃溃疡

溃疡病或消化性溃疡是一种常见的消化道疾病，可发生于食管、胃或十二指肠，也可发生于胃-空肠吻合口附近或含有胃黏膜的 Meckel 憩室内，因为胃溃疡和十二指肠溃疡最常见，故一般所谓的消化性溃疡是指胃溃疡和十二指肠溃疡。它之所以称之为消化性溃疡，是因为既往认为胃溃疡和十二指肠溃疡是由于胃酸和胃蛋白酶对黏膜自身消化所形成的，事实上胃酸和胃蛋白酶只是溃疡形成的主要原因之一，还有其他原因可以形成消化性溃疡。由于胃溃疡和十二指肠溃疡的病因和临床症状有许多相似之处，有时难以区分是胃溃疡还是十二指肠溃疡，因此往往诊断为消化性溃疡，或胃十二指肠溃疡。如果能明确溃疡在胃或十二指肠，那就可直接诊断为胃溃疡或十二指肠溃疡。

(一)诊断

1. 上腹部疼痛

疼痛多在餐后 0.5～1 小时发生，但如溃疡位置靠近十二指肠，上腹部痛的症状可以被食物或抗酸剂缓解，性质亦与十二指肠溃疡相同。如溃疡位置距幽门管较远，则服用抗酸药或食物不仅不能缓解，有时还可加重。

2. 上消化道钡餐

可见龛影。

3. 窥镜

可见溃疡，可直观溃疡的形态，并可做组织学检查证实。

(二)治疗

1. 非手术治疗

与十二指肠溃疡原则相同，应反复行内镜检查，观察溃疡愈合情况，亦可检测血清中幽门螺杆菌抗体来验证疗效。

2. 手术治疗

对久治无效或反复发作的胃溃疡，可行远端半胃切除(包括溃疡)。如患者身体状况较差，估计难以承受胃切除手术时，可行迷走神经切断＋幽门成形术。

二、十二指肠溃疡

十二指肠溃疡是我国人群中常见病、多发病之一，是消化性溃疡的常见类型。好发于气候变化较大的冬春两季。男性发病率明显高于女性。与胃酸分泌异常、幽门螺杆菌感染、非甾体抗感染药 (NSAID)、生活及饮食不规律、工作及外界压力、吸烟、饮酒以及精神心理因素密切相关。十二指肠溃疡多发生在十二指肠球部 (95%)，以前壁居多，其次为后壁、下壁、上壁。

(一) 病因

1. 遗传基因

遗传因素对本病的易感性起到较重要的作用，患者家族发病率比一般人群高 2.6 倍。

2. 胃酸分泌过多

胃酸是十二指肠溃疡发生的决定性因素。

3. 十二指肠黏膜防御机制减弱

患者胃排空加速、抑制胃酸的作用减弱，使十二指肠球部腔内酸负荷量加大，造成黏膜损害致溃疡形成。

4. 幽门螺杆菌感染

Marshall 和 Warren 因 1983 年成功培养出幽门螺杆菌，并提出其感染在消化性溃疡发病中起作用而获得 2005 年度诺贝尔医学奖。大量研究充分证明，幽门螺杆菌感染是消化性溃疡复发的重要原因，并形象地比喻为"无 pH(酸) 无溃疡，无 HP 无复发"，但是确切的机制仍待进一步证实。

(二) 临床表现

主要临床表现为上腹部疼痛，可为钝痛、灼痛、胀痛或剧痛，也可表现为仅在饥饿时隐痛不适。典型者表现为轻度或中度剑突下持续性疼痛，可被制酸剂或进食缓解。临床上约有 2/3 的疼痛呈节律性：早餐后 1 ~ 3 小时开始出现上腹痛，如不服药或进食则要持续至午餐后才缓解。食后 2 ~ 4 小时又痛，进餐后可缓解。约半数患者有午夜痛，患者常可痛醒。节律性疼痛大多持续几周，随着缓解数月，可反复发生。

(三) 治疗

1. 非手术疗法

(1) 目的：①缓解症状；②促进溃疡愈合；③预防并发症；④预防复发。

(2) 常用药物：为抗酸药和抗分泌药，抗酸药主要是碳酸氢钠、碳酸钙、氢氧化铝；抗分泌药有西咪替丁、法莫替丁、雷尼替丁等，近年来新药奥美拉唑的应用，使绝大部分溃疡患者仅用药物就能治愈。如幽门螺杆菌阳性，需用抗生素 3 周左右，仅在出现并发症才需手术治疗。

2. 手术疗法

(1) 迷走神经切断术，阻断了迷走神经头相的分泌。

(2) 迷走神经切断 + 胃窦切除术，阻断了头相和胃相。

(3) 胃次全切除术：可切除大部分壁细胞。

三、胃、十二指肠溃疡的鉴别诊断

1. 与腹部其他疾病的鉴别

(1) 慢性胆囊炎：口服胆囊造影可显示胆囊无功能或胆囊内有结石，B 超可证实。但应注意，慢性胆囊炎、胆石症与溃疡病并存。

(2) 急性胰腺炎：血、尿淀粉酶升高。

(3) 慢性胰腺炎：ERCP 显示主胰管异常。

(4) 功能性消化不良：内镜及 X 线显示胃十二指肠正常。

(5) 不完全性食管裂孔疝：X 线钡餐可明确。

(6) 萎缩性胃炎：内镜可见。

2. 胃良性溃疡与恶性溃疡的鉴别

(1) 临床特征：已经证实为良性溃疡的患者，如果症状性质发生变化或者与进长有关的节律性消失，应考虑到恶性溃疡的可能。

(2)X 线检查：①良性溃疡多为圆形、椭圆形或线性，边缘光滑整齐，而恶性溃疡形状多不规则，边缘不整齐；②良性溃疡底部常常平滑，而恶性溃疡底部可呈结节状；③良性溃疡多突出于胃壁轮廓以外，而恶性溃疡多在胃壁轮廓以内；④良性溃疡周围黏膜水肿范围小，突入胃腔不深，形成边缘光滑而对称的充盈缺损，而恶性溃疡是在癌瘤的基础上产生溃疡，溃疡周围充盈缺损范围广，突入胃腔较深，表面凹凸不平，虽结节状形态；⑤良性溃疡的胃皱襞放射至溃疡口部，而恶性溃疡可以没有放射状皱襞，或皱襞中断或边缘变钝；⑥良性溃疡周围胃壁柔软，蠕动正常，而恶性溃疡周围胃壁僵硬，蠕动消失。

(3) 内镜检查及活组织检查：①良性溃疡多为圆形，椭圆形或线形，而恶性溃疡形状多不规则；②良性溃疡基底平滑，有灰白或黄白苔覆盖，而恶生溃疡的基底多凹凸不平，由于有坏死组织块和出血而显得颜色污秽；③良性溃疡周边多有充血红晕，略显肿胀，但柔软、平滑，无糜烂和结节状改变，而恶性溃疡周边多呈结节状隆起，僵硬，可有糜烂；④如有出血，良性溃疡多来自底部，而恶性溃疡多来自边缘。在直视下做活组织检查可明确诊断。

(4) 胃酸检查：如有真性耐组胺或五肽胃泌素的胃酸缺乏，则不管是否有其他指标，胃癌诊断不能除外。反之，如胃酸存在，要看其他指标。

(5) 粪潜血检查：经严格抗溃疡治疗 2 周后，粪潜血仍经常阳性，则恶性可能性大。

(6) 试验性治疗：如所有检查结果均提示病变属于良性，应按消化性溃疡进行严格的内科治疗。2 ～ 4 周后重复做 X 线检查，如为良性溃疡一般可缩小至治疗前的一半左右，小的溃疡可完全愈合，如进步较小或无进步，应尽快手术治疗。

第二节 胃十二指肠溃疡并发症

一、急性穿孔

急性穿孔是胃十二指肠溃疡严重并发症，为常见的外科急腹症。起病急、病情重、变化快，需要紧急处理，若诊治不当可危及生命。十二指肠溃疡穿孔男性患者较多，胃溃疡穿孔多见于老年女性。绝大多数十二指肠溃疡穿孔发生在球部前壁，胃溃疡穿孔 60% 发生在胃小弯。我国南方发病率高于北方，城市高于农村。可能与饮食、工作环境等因素有关。秋冬、冬春之交是高发季节。

（一）病因与病理

胃十二指肠溃疡在活动期，病变可由黏膜侵蚀到肌层，并穿透胃壁全层进入腹腔。十二指肠溃疡穿孔部位，大多数在十二指肠球部前壁，胃溃疡穿孔部位，多在小弯和胃窦部。急性穿孔后，胃酸、胆汁、胰酶等消化液和食物溢入腹腔，引起化学性腹膜炎，6～8小时后形成细菌性腹膜炎。病原菌以大肠杆菌、链球菌为多见。如患者体质弱，穿孔大，又饱食后穿孔，弥漫性腹膜炎，病情较重，易形成水电解质紊乱和酸碱平衡失调、感染性休克、麻痹性肠梗阻等。如穿孔较小，穿孔周围粘连闭合，腹膜吸收后可以痊愈，也可发展成膈下或肠间脓肿。

（二）诊断

1. 病史

多数有溃疡病史，近期内症状加重，骤然发生剧烈刀割样上腹部疼痛，并迅速向全腹扩散。

2. 早期休克表现

如面色苍白、出冷汗、脉搏快、呼吸急促、血压下降等。

3. 黏膜刺激症状

全腹尤其是上腹部有明显压痛和反跳痛，腹肌紧张呈板状。

4. 肝浊音界缩小或消失

约70%的患者在直立位或左侧卧位腹部X线片显示膈下游离气体。另外，有20%的患者穿孔后无气腹表现。

5. 腹腔穿刺

可抽出脓性液体。

（三）鉴别诊断

1. 急性阑尾炎

溃疡穿孔后胃十二指肠内容物可延升结肠旁沟或小肠系膜根部流至右下腹，引起右下腹膜炎症状和体征，易被误诊为阑尾炎穿孔。仔细询问病史可发现急性阑尾炎开始发病时，上腹部痛不十分剧烈，而阑尾穿孔时腹痛加重以及腹膜炎体征以右下腹明显。

2. 急性胰腺炎

该病与溃疡病穿孔都是上腹部突然受到强烈化学刺激而致的急腹症，临床上有很多相似之处，较易混淆。但是胰腺炎的腹痛发作不如溃疡病穿孔急骤，疼痛部位趋向于上腹偏左及背部，腹肌紧张程度也略轻，血、尿和腹腔渗出液中淀粉酶含量增高明显。

3. 急性胆囊炎、胆石症

常有胆系感染的病史，腹痛为阵发性为主，压痛较局限于右上腹。另外，腹肌紧张程度也较轻。B超可见肿大胆囊和胆石。

4. 胃癌

穿孔胃癌穿孔的病理生理变化、症状和体征与溃疡病穿孔相同，术前难以鉴别。对中、老年患者，无溃疡病史而近期有上腹不适或消化不良或消瘦、体力差的症状，当出现溃疡病穿孔的症状和体征时，应考虑到胃癌穿孔的可能，如术中仍不能明确，应做术中冰冻病理检查明确，切勿延误治疗。

（四）治疗

1. 非手术治疗

适用于十二指肠穿孔小，腹腔污染轻，症状和体征都较轻或穿孔已超过 24 小时，腹膜炎已局限者。应用胃肠减压、抗生素、抗酸药物及输液等治疗。同时，密切观察病情，如未见好转或加重，应及时手术。

2. 手术治疗

(1) 单纯穿孔修补术：适应证：穿孔时间超出 8 小时，腹腔内污染严重，脓液多，无出血和梗阻等并发症，年老体弱不能耐受胃切除手术者。

(2) 根治溃疡的手术：

适应证：①胃穿孔在 8 小时内，或超过 5 小时，但腹腔污染不严重；②慢性溃疡病史经内科治疗无效或治疗期间穿孔；③十二指肠溃疡穿孔修补术后再穿孔或合并出血、梗阻。方法：胃溃疡行胃次全切除术，对十二指肠溃疡穿孔者可选用迷走神经切断术和胃窦部切除术或穿孔修补术后行高度选择性迷走神经切断术。

二、瘢痕性幽门梗阻

幽门梗阻是由于幽门附近的胃十二指肠溃疡愈合后的瘢痕挛缩所致。临床突出的症状是严重的呕吐，为隔餐宿食，不含胆汁，可导致患者严重营养不良和水电解质紊乱。幽门梗阻发生率约为 10%。多见于十二指肠溃疡患者，早期常以幽门痉挛、炎症为主，经内科治疗可缓解，后期呈永久性狭窄必须手术治疗。

（一）病因与病理

幽门梗阻有痉挛、水肿和瘢痕三种病理改变，水肿和痉挛是暂时性的，可逐渐缓解，而瘢痕是永久性的。初期时胃壁肌肉肥厚，胃轻度扩大，蠕动增强。后期时胃蠕动减弱至消失，失去张力，高度扩大，出现胃内容物潴留、呕吐、水电解质失衡、酸碱代谢失调。胃黏膜呈糜烂、充血、水肿和溃疡。

（二）诊断

(1) 长期溃疡症状多次发作的病史。

(2) 上腹部饱胀或沉重感，进食后加重。

(3) 呕吐：多发生在下午或晚间，呕吐量大，有隔夜食物伴酸臭味，呕吐量大、一般不含胆汁，患者常自行诱吐，呕吐后症状消失。

(4) 查体可见上腹部膨隆，可见胃型及蠕动波，有震水音。

(5)X 线：腹部 X 线片示胃泡扩大，有气体和液平面。钡餐见胃张力降低，高度扩大，正常时胃内钡剂 4 小时内即排空，如 6 小时后仍有 25% 钡剂残留，甚至 24 小时胃内仍有钡剂，证明胃潴留。

(6) 胃镜：可明确梗阻，同时可明确诊断梗阻原因。

（三）鉴别诊断

1. 幽门痉挛和水肿

幽门梗阻为间歇性，呕吐症状虽剧烈，但无胃扩张，很少有隔夜食物潴留。经内科治疗后，梗阻缓解。

2. 胃幽门部硬癌

该病无黏膜溃疡，胃扩张程度小，胃蠕动差，钡餐可见幽门窦部充盈缺损，胃镜及活检可确诊。

3. 成人幽门肌肥厚症

罕见，为先天性，钡餐时见幽门管细小而光滑，十二指肠部有凹形阴影。

4. 十二指肠球部以下的梗阻性病变

如十二指肠肿瘤、肠系膜上动脉压迫综合征、淋巴结结核及胰腺体部肿瘤等均可引起十二指肠梗阻，与幽门梗阻症状有相似之处，但呕吐物中含有大量胆汁。钡餐可见梗阻不在幽门部。

(四) 治疗

经术前准备后应行胃大部切除术，也可采用迷走神经干切断 + 胃窦切除术，对全身状况差的患者，可做胃空肠吻合术或加做迷走神经干切断术。

三、胃十二指肠溃疡大出血

胃十二指肠溃疡出血，是上消化道大出血中最常见的原因，约占 50% 以上。患者有呕血、柏油样黑便，引起红细胞、血红蛋白和血细胞比容明显下降，脉率加快，血压下降，出现休克前期症状或休克状态。治疗原则是补充血容量，防治失血性休克，尽快明确出血部位并采取有效止血措施。

(一) 病因

溃疡基底血管被侵袭导致破裂出血，大多为动脉出血。大出血的溃疡一般位于胃小弯或十二指肠后壁，因此，胃溃疡出血的来源常为胃左右动脉及其分支，而十二指肠溃疡出血多来自胰十二指肠上动脉或胃十二指肠动脉及其分支。

(二) 诊断

1. 病史

有典型的胃或十二指肠溃疡病史及服用水杨酸制剂或激素制剂的病史。

2. 失血

大量呕血或黑便，患者有失血时的临床表现，短期内失血量超过 600 mL，并可出现休克症状。

3. 急诊内镜检查

可迅速明确出血部位和大部分病因。需要鉴别的疾病有：食管静脉曲张出血，贲门黏膜撕裂综合征 (Md-lory-Weiss 征) 胃炎、胃癌和应激性溃疡等，内镜检查可明确 80% 的出血原因。如疑有胆道出血，可行选择性动脉造影检查。

(三) 治疗

1. 紧急处理

首先复苏、输血、补液、监测生命体征，维持循环功能。

2. 内镜治疗

内镜不仅可以明确出血的原因，而且可以用来治疗出血。如在溃疡内注入肾上腺素、硬化剂等，亦可用电凝止血或激光等。

3. 插胃管

内镜治疗后，置入胃管，可用冰盐水＋去甲肾上腺素灌注止血以巩固内镜的疗效，同时，也可用来观测是否已达到止血目的。

4. 急诊手术

(1) 适应证：①出血速度快，短期内出现休克或较短时间内需要输入＞800 mL 血液才能维持血压和血细胞比容，说明较大血管出血或出血仍在继续；②正在进行药物治疗或伴有上腹部痛的患者，说明溃疡在活动期；③年龄 60 岁以上伴动脉硬化者；④胃溃疡出血，不易自行止血，且易复发再出血；⑤内镜发现有动脉搏动性出血；⑥曾有过出血或同时伴有急性穿孔或幽门梗阻者。

(2) 手术方法：①首先应明确出血部位，全面检查胃及十二指肠。对远端胃和十二指肠球部溃疡，可做胃大部切除术；②十二指肠溃疡切除困难时，应做旷置，但在溃疡内用不吸收缝线缝扎出血的血管；③对不能切除的高位胃溃疡，可以行局部切除加迷走神经切断术。

第三节 先天性肥厚性幽门狭窄

先天性肥厚性幽门狭窄 (congenital hypertrophic pyloric stenosis) 是新生儿期幽门肥大增厚而致的幽门机械性梗阻，是新生儿器质性呕吐最常见的原因之一，男女之比为 4∶1。其确切病因不明，可能与幽门肌层中肌间神经丛缺如、血中促胃液素水平增高，以及幽门肌持续处于紧张状态有关。

一、病理

肉眼观幽门部形似橄榄状，长为 2～2.5 cm，直径为 0.5～1.0 cm，质地硬如软骨，表面光滑呈粉红或苍白色，有弹性。幽门环形肌肥厚增大，达 0.4～0.6 cm，幽门管因肌层压迫而延长，狭细，与十二指肠界限明显，镜下见黏膜充血、水肿，肌纤维层厚，平滑肌增生，排列紊乱。

二、临床表现

此病多在出生后 1～3 周内出现典型的表现。吸乳后几分钟发生呕吐，呕吐物为不含胆汁的胃内容物，最初是回奶，接着发展为喷射状呕吐，呕吐的频率和强度呈进行性加重。上腹部见有胃蠕动波，剑突与脐之间触到橄榄状的肥厚幽门，是本病的典型体征。患儿可有脱水、低钾性碱中毒，体重减轻，最终导致营养不良。

三、诊断与鉴别诊断

根据患儿典型的喷射状呕吐，见有胃蠕动波，以及扪及幽门肿块，即可确诊。超声检查探测幽门肌层厚度≥4 mm、幽门管长度≥16 mm、幽门管直径≥14 mm，提示本病；X 线钡餐示胃扩张、蠕动增强、幽门管腔细长、幽门口呈"鸟喙状"，通过受阻、胃排空延缓。

应与可以导致婴儿呕吐的其他疾病相区别，如喂养不当、感染、颅内压增高、胃肠炎等。幽门痉挛的新生儿也可有出现间歇性喷射状呕吐，但腹部不能触及幽门肿块；钡餐检查有助于区别肠旋转不良、肠梗阻、食管裂孔疝等。

四、治疗

幽门环肌切开术是治疗本病的主要方法，手术可开腹施行也可经腹腔镜施行。手术前需纠正脱水及电解质紊乱，营养不良者给予静脉营养，改善全身情况。手术在幽门前上方血管稀少区沿纵轴切开浆膜与幽门环肌层，切口远端不超过十二指肠，近侧应超过胃端，使黏膜自由向切开处膨出。术中应注意保护黏膜、避免损伤，必要时予以修补。术后当日禁食，术后 12 小时可进糖水，24 ~ 48 小时恢复喂奶。术后早期呕吐与黏膜水肿有关，数日后可逐渐好转。

第四节 十二指肠憩室

十二指肠憩室 (duodenal diverticulum) 是部分肠壁向腔外凸出所形成的袋状突起。直径从数毫米至数厘米，多数发生于十二指肠降部，可单发也可多发。75% 的憩室位于十二指肠乳头周围 2 cm 范围之内，故有乳头旁憩室之称。十二指肠憩室发病率随年龄而增加，上消化道钡餐检查发现率为 6%，尸检检出率可达 10% ~ 20%。

一、病理

绝大部分十二指肠憩室是由于先天性十二指肠局部肠壁肌层缺陷所致，憩室壁由黏膜、黏膜下层与结缔组织构成，肌纤维成分很少，称为原发性或假性憩室。由于十二指肠乳头附近是血管、胆管、胰管穿透肠壁的部位，肌层薄弱，肠腔内压力增高，黏膜可通过薄弱处向外突出形成憩室。憩室壁有肠壁全层构成，因周围组织炎症粘连，瘢痕牵拉十二指肠壁而形成的憩室称为继发性或真性憩室，临床上少见。当憩室颈部狭小时，食物一旦进入，不易排出，憩室内可形成肠石；因引流不畅、细菌繁殖可引起憩室炎，形成溃疡，导致出血甚至穿孔。壶腹周围憩室患者胆道结石发生率高，也可能压迫胆总管和胰管，致胆管炎、胰腺炎发作。

二、临床表现

绝大多数十二指肠憩室无临床症状，仅 5% 的患者出现症状。表现为上腹疼痛、恶心、嗳气、在饱食后加重等。并发憩室炎时有中上腹或脐部疼痛，可放射至右上腹或后背，伴恶心、发热、白细胞计数增加，体检有时可有上腹压痛。十二指肠降部憩室穿孔至腹膜后可引起腹膜后严重感染。乳头附近的憩室可并发胆道感染、胆石症、梗阻性黄疸和胰腺炎而出现相应的症状。

三、诊断

多数十二指肠憩室无特异性症状，仅靠临床表现很难做出诊断。X 线钡餐检查特别是低张性十二指肠造影，可见圆形或椭圆形腔外光滑的充盈区，立位可见憩室内呈气体、液体及钡剂三层影。纤维十二指肠镜检查诊断率比较高，可对憩室的部位、大小做出判断。超声与 CT 可发现位于胰腺实质内的十二指肠憩室，因憩室内常含气体、液体与食物碎屑，有时会误诊为胰腺假性囊肿或脓肿。

四、治疗

无症状的憩室不需治疗。如确认症状由憩室引起，可采用调节饮食、抗感染、抗酸、解痉等治疗。十二指肠憩室的手术并非简单，手术适应证应严格掌握：憩室穿孔合并腹膜炎；憩室大出血、憩室内异物形成；因憩室引发胆管炎、胰腺炎；内科治疗无效，确有憩室症状者。常用的术式有憩室切除术、憩室较小者可行憩室内翻缝合术，乳头旁憩室或多个憩室切除困难时可行消化道转流手术，常用毕Ⅱ式胃部分切除术旷置十二指肠。

第五节 应激性溃疡

应激性溃疡泛指休克、创伤、手术后和严重全身性感染时发生的急性胃炎，多伴有出血症状，是一种急性胃黏膜病变。应激性溃疡的发病率近年来有增高的趋势，主要原因是重症监护的加强，生命器官的有效支持，以及抗感染药物的更新，增加了发生应激性溃疡的机会。

一、病因

应激状态下胃十二指肠黏膜缺血，胃黏膜屏障功能减弱。

二、临床表现

临床上本病不严重时无上腹痛和其他胃部症状，常被忽视，明显的症状是呕血和排柏油样便；大出血可导致休克；反复出血可导致贫血。胃十二指肠发生穿孔时即有腹部压痛、肌紧张等腹膜炎表现。

此外，必须注意有无合并的肺、肾等病变(即 MODS)的表现。

三、诊断

(1) 经受应激刺激的患者出现上腹痛及上消化道出血。

(2) 内镜可见到胃黏膜广泛性糜烂，多发性黏膜溃疡，浅表，0.5～1.0 cm，水肿不明显。

(3) 腹腔动脉或肠系膜上动脉造影可见胃黏膜区域多个造影剂外渗影像。

四、治疗

1. 非手术治疗

(1) 置胃管引流、冲洗，用冰盐水洗胃，同时将去甲肾上腺素 8 mg 加入冰生理盐水 100 mL 中注入胃管内，使胃内小血管收缩达到止血目的。

(2) 静脉内用 H_2 受体阻滞剂，如西咪替丁、法莫替丁和奥美拉唑等，胃管内可用氢氧化铝凝胶灌注。

(3) 全身应用止血药物，如酚磺乙胺、氨甲苯酸和巴曲酶等。

(4) 动脉内治疗：选择性腹腔动脉及分支胃左动脉造影，除能发现出血部位外，还可给予栓塞和血管收缩性药物如垂体后叶素等，疗效较好。

(5) 内镜查出病变部位，同时予以电凝或激光凝固止血。

2. 手术治疗

(1) 手术指征：①经多种非手术疗法后出血仍在继续或血止住后又复发；②出血量大或出血合并穿孔；③胃镜发现溃疡较深，难以愈合或发现有活动性出血灶。

(2) 手术方式：应根据患者的全身状况，主要病变部位及病因，尤其是内镜检查时发现的病变情况，全面综合考虑。常用方式有如下几种：①迷走神经切断加幽门成形术，同时缝扎出血点；②迷走神经切断和胃次全切除术；③胃次全切除术；④全胃切除术。

五、预防

对经受严重应激反应的患者，预防性应用 H_2 受体拮抗剂，可降低应激性溃疡的发病率。常用药物为雷尼替丁 150 mg，1/12 h，或法莫替丁 20 mg，1/12 h，经胃管给药或口服。

第六节 胃内异物

胃内异物分为外源性、内源性，及在胃内形成的异物即胃石症。临床上常见柿石、毛发石及咽下的各种异物。胃镜及 X 线检查有助确诊。

一、病因

外源性异物系吞食异物入胃，异物多种多样，常见的有纽扣、义齿、钱币、动物骨刺等。内源性异物系通过幽门通行穿入的如蛔虫团，胆囊穿孔入十二指肠使胆结石移入胃内。胃石按成分不同可分为植物性、动物性、药物性和混合性。临床以进食柿子、黑枣、山楂等而致的植物性胃石多见。

二、临床表现

若咽下异物较小而不锐利(纽扣、贝壳)，可从肛门随粪便排出，无任何症状。有些异物可能较长时间存留于胃内，且不伴有症状，有些异物易嵌在回盲部可致肠梗阻。较大的异物或一次吞下大量异物，常在胃内滞留，可有恶心，上腹痛和饱胀等症状，有时可在上腹部触及肿块。锐利的异物(如针、钉、有角的物体)，因损伤胃壁，可引起胃内出血、炎症、穿孔和炎性包块，也可因异物穿透胃壁而发生腹膜炎。

三、诊断

(1) 误咽的异物：多有将物品放入口中意外咽下的病史，但小孩及精神失常或企图自杀者。

(2) X 线检查：如为金属或 X 线不能透过的异物可用腹部 X 线片即可诊断清楚。如有腹膜炎体征，摄片还可检查膈下有无游离气体。如异物能被 X 线透过，可行胃肠钡餐，缓慢吞入造影剂，可确定异物存在的部位、形状和胃内有无损害。

(3) 内镜检查：既可以明确诊断，又可将较小的异物经内镜取出。

四、治疗

1. 非手术疗法

小的异物可自然排出，或立即食含有大量纤维及淀粉的食物如韭菜、马铃薯、山芋等，可将异物包裹，既可促进排泄，又可防止异物排泄过程中对肠道的损伤。应每日检查大便看有无异物排出。

2. 内镜

在直视下将大部分异物取出，如异物过大并尖锐不需勉强。

3. 手术

过大或尖锐的物体需剖腹手术取出。如异物嵌顿在回盲部，可行阑尾切除，同时取出异物。

第七节 胃憩室

胃憩室是指胃壁的局限性袋状扩张或囊样突出。大多数患者无症状，仅在做胃部钡餐检查或做胃镜时发现，临床主要表现为上腹剑下钝痛、胀痛及烧灼感，或有阵发性加剧，可伴有恶心、呕吐甚至吞咽困难。可发生于任何年龄，以 40～60 岁多见，男女性别比例差别不大。

一、分类

1. 真性憩室

憩室壁包含有胃壁完整的各层组织，而且无任何形成憩室病因的器质病变，为先天性，大部分发生在胃后壁近贲门区。

2. 继发性憩室

憩室壁虽包含胃壁完整的各层组织，但有造成憩室病因的器质性病变。又可分为两种。

(1) 内压性憩室：是由于胃内压力增高形成，如幽门梗阻、咳嗽、妊娠和长期便秘等用力过大而致。

(2) 牵引性憩室：是由胃外邻近组织、器官病变粘连、牵拉而致。如囊腺、胆囊、脾等炎症粘连。

3. 假性憩室

胃壁肌层或黏膜下层因病变而变薄或破裂，使该处胃壁逐渐薄弱而向外形成憩室。如胃壁的创伤、炎症、肿瘤以及溃疡等病变而造成胃壁的薄弱或缺损，再加上胃内压力增高形成。

憩室大部分为单发，偶有 2 个以上同时存在。憩室多为 2～4 cm 直径，亦有报道达 10 cm 者。胃憩室入口较小，可通过一手指。因口小底大，故容易食物潴留，发生憩室炎、出血及穿孔，少数患者可有恶性变。

二、临床表现

大多数患者无症状，仅在做胃部钡餐检查或做胃镜时发现，部分胃憩室的患者又可同时合并其他胃肠道病变。主要表现为上腹剑下钝痛、胀痛及烧灼感，或有阵发性加剧，可伴有恶心、呕吐甚至吞咽困难。发生于剑下的餐后 1～2 小时内的钝痛，卧位加重，立位或坐位减轻为本病特点。症状的产生可能由于食物进入憩室内使其膨胀所致，当某种体位有利于憩室排空时，疼痛可缓解。也有学者认为，症状产生是由于食物或胃液潴留在憩室腔内引起憩室炎。有时症状类似溃疡病或胆囊疾病。

三、诊断

1. 病史

有进食后上腹部胀痛，体位变化而缓解的病史。

2. X 线钡餐

可见胃底或贲门附近有圆形或椭圆形囊袋，边缘光滑，轮廓清楚，可见胃黏膜伸入其内。如憩室有狭小颈部时，可见胃周围憩室如悬挂的圆底烧瓶或囊袋状透亮区，立位可见液平。

3. 内镜

憩室口呈边缘清楚的圆洞形，憩室内可见正常胃黏膜皱襞。憩室有炎症时，憩室内黏膜充血、水肿，甚至糜烂。穿透性溃疡：溃疡的胃黏膜已被破坏，故在钡餐时溃疡内看不到胃黏膜，服用药物后，溃疡愈合、囊袋消失。而憩室内有胃黏膜组织，多次检查，形态较为一致。

四、治疗

无症状者不需治疗。轻度症状者可用非手术治疗，服用制酸和解痉药物，自己摸索合适的体位，做体位引流，可减轻症状。

症状重者可行手术治疗，根据憩室的部位，决定切除的范围：①贲门部憩室：切除憩室；②幽门部憩室：可行憩室切除，必要时做胃部分切除；③合并出血、穿孔者应及时手术止血或憩室切除。

第八节　胃癌

胃癌在我国是最常见的恶性肿瘤之一，死亡率居恶性肿瘤首位。胃癌多见于男性，男女之比约为 2 ∶ 1。平均死亡年龄为 61.6 岁。世界范围中，胃癌的发病率存在明显的地区差异。日本、中国、俄罗斯、南美及东欧等为高发区，而北美、西欧、澳大利亚及新西兰等为低发区。高、低发区之间的发病率可相差 10 倍以上。胃癌发病率存在性别差异，男性约为女性 2 倍。

胃癌死亡率在我国居恶性肿瘤之首，但地区差异明显。从西北黄土高原向东至东北辽东半岛，沿海南下胶东半岛至江、浙、闽地区为高发地带，而广东、广西等省区的发病率很低。

从 20 世纪 60 ～ 70 年代以来，胃癌的发病率在日本、美国等一些国家开始下降。十余年来我国的胃癌发病率也呈一定下降趋势，其中上海市胃癌发病率有明显下降。上海市区 1972 年胃癌年龄调整发病率男性为 62/10 万，女性为 24/10 万，1995 年男性降至 36/10 万，女性降至 18/10 万，发病率的下降以男性尤为明显。进一步分析发现，下降的主要是胃窦部癌，而胃体上部和贲门部癌并未下降。

一、解剖生理

（一）外科解剖

胃大部分位于腹腔的左上方。胃的位置取决于人的姿势、胃和小肠的充盈程度、腹壁的张力和人的体型。胃有两个开口，上端开口与食管相连，称贲门，是胃唯一的相对固定点，位于中线的左侧，相当于第 10 或 11 胸椎水平；下端开口与十二指肠相连，称之幽门，位置相当于第一腰椎下缘的右侧。胃有前后二壁，其前壁朝前上方，与肝、膈肌和前腹壁相邻；胃后壁朝向后下方，构成网膜囊前壁的一部分，与脾、胰腺、横结肠及系膜和膈肌脚等相邻，这些器官共同构成了所谓的胃床。胃分上下二缘，上缘偏右，凹而短，称胃小弯；下缘偏左，凸而长，称胃大弯。

1. 分部

胃有贲门口、幽门口共两个开口，有胃大弯、胃小弯共两个弯曲以及前（前上面）、后（后下面)共两个壁。常将胃分成以下几个区域。

(1)贲门部:贲门是胃的入口,上接腹段食管的下端。贲门口和切牙之间的距离为40 cm,这一数值在判断胃管等器械是否已到达胃腔时有重要的参考意义。在内镜下,食管和贲门黏膜的交界处呈锯齿状,常以此锯齿状线作为胃和食管的分界。而在外形上是从贲门切迹向右至胃与食管右缘连续处做一水平线,并以此作为胃与食管之分界。

(2)胃底部:指贲门切迹平面以上的部分。因腔内常有咽下的空气,故又称为"胃泡"。

(3)胃体部:是胃的主要部分,上接胃底,下方以胃小弯角切迹和胃大弯的连线与幽门部分界。

(4)幽门部:由左侧份的幽门窦和右侧份的幽门管两部分组成。幽门管的终末处环形肌层增厚形成幽门括约肌环。幽门前静脉和幽门括约肌环是临床判断幽门管和十二指肠球部分界的标志。

2. 胃壁

分四层:黏膜层、黏膜下层、肌层和浆膜层。黏膜层位于胃壁最内层,幽门与胃窦部黏膜较厚,胃底部黏膜较薄。胃排空时,胃黏膜形成许多不规则的皱襞,其中在胃小弯有4~5条沿胃纵轴排列的皱襞,称为胃道。胃病变时黏膜皱襞常发生形态上的变化。胃黏膜表面有许多小凹,通过胃腺与下方的肌纤维相通,形成黏膜肌层。胃腺由功能不同的细胞构成:①主细胞,分泌胃蛋白酶原和凝乳酶原;②壁细胞,分泌盐酸和抗贫血因子;③黏液细胞,分泌碱性黏液;④胃泌素细胞,分泌胃泌素;⑤嗜银细胞,功能不明。一般情况下,主细胞、壁细胞和黏液细胞分布于胃底和胃体,而胃窦则只含有黏液细胞和胃泌素细胞。此外,胃底尚含有少量的嗜银细胞。黏膜下层是由疏松结缔组织和弹力纤维构成的,由于此层的存在,可使黏膜层在肌层上滑动。黏膜下层有供应黏膜层的血管、淋巴管和神经网。肌层由三层走向不同的肌纤维构成:内层是斜行纤维,与食管的环行纤维相连,在贲门处最厚并渐之变薄;中层是环行纤维,在幽门处最厚并形成了幽门括约肌;外层是纵行纤维,在胃大、小弯侧最厚。肌层内有神经网。浆膜层即腹膜脏层,在胃大、小弯处与大、小网膜相连。

3. 胃的毗邻关系及胃周韧带

胃通过韧带与邻近器官相联系。胃小弯及十二指肠第一段与肝之间有肝胃韧带和肝、十二指肠韧带。贲门及胃底、胃体后壁有胃膈韧带与膈肌相连,此韧带为一腹膜皱襞,其内常有胃后动、静脉通过。在肝胃韧带的后方胃小弯的较高处有胃胰皱襞,即胃胰韧带,内有胃左动、静脉及迷走神经后干的腹腔支。胃大弯与横结肠之间有胃结肠韧带,属大网膜一部分。大网膜由前后两层腹膜构成,但两者已相互愈合,不易再分离。胃大弯上部与脾之间称胃脾韧带,其中有胃短动、静脉。

4. 胃的血管

胃的血运极为丰富,其动脉血液主要源于腹腔动脉干。胃的动脉组成了两条动脉弧,分别沿胃小弯和胃大弯走行。胃小弯动脉弧由胃左动脉(源于腹腔动脉)和胃右动脉(源于肝总动脉)组成。胃大弯动脉弧由胃网膜左动脉(源于脾动脉)和胃网膜右动脉(源于胃、十二指肠动脉)组成。此外,胃底部还有胃短动脉(源于脾动脉)和左膈下动脉(源于腹腔动脉或胃左动脉)供应。除上述主要动脉外,胰、十二指肠前上动脉、胰、十二指肠后上动脉、十二指肠上动脉、胰背动脉、胰横动脉等也参与胃的血液供应。胃大、小弯侧的这些动脉在胃壁上发出许多小分支进入肌层，然后由这些小分支发出众多血管并互相吻合成网。所以胃手术时即便结扎了大部分主要动脉，胃壁仍然不会发生缺血坏死。同理，在胃外结扎胃的动脉也不会有效地控制胃内病变所引起的胃出血。胃的静脉与同名动脉伴行。胃左静脉直接或通过脾静脉汇入门静脉，胃右静脉直接汇入门静脉，胃短静脉和胃网膜左静脉均汇入脾静脉，胃网膜右静脉汇入肠系膜上静脉。

5. 胃的淋巴回流

胃的毛细淋巴管在黏膜层、黏膜下层和肌层间有广泛的吻合，经过浆膜引流到胃周围淋巴结，再汇入腹腔淋巴结，经乳糜池和胸导管入左颈静脉，因此晚期胃癌可在左锁骨上窝触到肿大的淋巴结。胃淋巴管与胃动脉相平行，因此胃周淋巴结分布与相应动脉有关。根据胃淋巴的流向，将胃周淋巴分为四组：①腹腔淋巴结，主要沿胃左动脉分布，收集胃小弯上部的淋巴液；②幽门上淋巴结，沿胃右动脉分布，收集胃小弯下部的淋巴液；③幽门下淋巴结，沿胃网膜右动脉分布，收集胃大弯右侧的淋巴液；④胰脾淋巴结，沿脾动脉分布，收集胃大弯上部的淋巴液。胃和其他器官一样，癌发生时可因淋巴管阻塞而改变正常的淋巴流向，以致在意想不到的部位出现淋巴结转移。由于胃淋巴管网在胃壁内广泛相通，因此无论哪一部位的胃癌，其癌细胞最终均有可能侵及胃任何一组的淋巴结。贲门下部黏膜下层淋巴网与食管黏膜下层淋巴网充分相通，胃与十二指肠黏膜下层淋巴网无明显分界，在行胃癌手术时应考虑到这些特点。

6. 胃的神经支配

胃由交感神经和副交感神经支配。交感神经源于第 6 ～ 9 胸椎神经内的交感神经纤维，组成内脏大神经并终止于半月神经节，后者发出纤维至腹腔神经节，再分支到胃。交感神经的作用是抑制胃的运动、减少胃液分泌和传出痛觉。副交感神经纤维来自左、右迷走神经，作用为促进胃的运动、增加胃液分泌。在胃壁黏膜下层和肌层内交感神经和副交感神经组成神经网，协调胃的运动和胃液分泌功能。迷走神经在进入腹腔时集中为左、右二主干。左迷走神经干由左上走向右下，故也称之为迷走神经前干。前干在贲门水平又分为二支，一支向肝门，称肝支；另一支沿胃小弯下行，称胃前支。右迷走神经位于食管的右后方，也称迷走神经后干。后干在贲门稍下方又分为腹腔支和胃后支。胃前、后支在胃角切迹附近分别发出 3 ～ 4 支鸦爪形分支，分布于胃窦部负责调控幽门的排空功能。

(二) 胃的生理

1. 胃液分泌

胃液是一种无色的酸性液，正常成人每日分泌量 1500 ～ 2500 mL。胃液除含水外，主要成分包括：①无机物，如盐酸、钠、钾、氯等；②有机物，如黏蛋白、胃蛋白酶、内因子等。胃液中的电解质成分随分泌的速率而有变化，分泌速率增加时，氢离子浓度增高，钠离子浓度下降，而钾和氯的浓度几乎保持不变。胃液的酸度取决于氢离子和钠离子的比例，并与胃液分泌速率及胃黏膜血流速度有关。

胃液分泌分为基础分泌 (消化间期分泌) 和餐后分泌 (消化期分泌)。基础分泌是指消化间期无食物刺激的自然分泌，分泌量较少且个体差异大，调节基础分泌的因素可能是迷走神经的兴奋程度和自发性小量胃泌素的释放。食物是胃液分泌的自然刺激物，餐后胃液分泌量明显增多。参与餐后分泌的主要因素有乙酰胆碱、胃泌素和组胺。餐后分泌分为三相。

(1) 头相: 是食物对视觉、嗅觉和味觉的刺激, 通过大脑皮层和皮层下神经中枢兴奋, 经迷走神经传导至胃黏膜和胃腺体, 促使乙酰胆碱的释放, 引起大量胃液分泌, 这种胃液含酸和蛋白酶都较多。血糖低于 2.8 mmol/L 时也可以刺激迷走神经中枢, 引起头相分泌。

(2) 胃相: 食物入胃后对胃产生机械性和化学性两种刺激, 前者是指食物对胃壁的膨胀性刺激, 后者是指胃内容物对胃黏膜的刺激。两种刺激促进迷走神经兴奋释放乙酰胆碱或刺激胃窦部 G 细胞产生胃泌素, 引起胃液分泌增多。胃相的胃液酸度较高, 当胃窦部 pH 值达到 1.5 时则会对胃液分泌起负反馈抑制作用, 此时胃泌素释放停止, 使胃液酸度维持在正常水平。

(3) 肠相: 包括小肠膨胀和食糜刺激十二指肠和近段空肠产生肠促胃泌素, 促进胃液分泌。十二指肠内酸性食糜还能通过刺激促胰液素、胆囊收缩素、抑胃肽等抑制胃酸的分泌。

胃液有如下生理功能: ①消化功能通过胃液和胃的蠕动将食物研磨搅拌成半液体状食糜。胃酸可以软化食物中的纤维, 唾液淀粉酶对淀粉有分解消化作用, 胃蛋白酶原在胃酸的作用下转变成胃蛋白酶对蛋白质有分解作用, 但对脂肪基本无消化作用; ②灭菌作用, 正常情况下胃液是无菌的, 这对预防胃肠道疾病有重要作用; ③保护胃黏膜作用, 胃内大量的黏蛋白对消化酶有抵抗作用; ④血液再生作用, 胃液中所含内因子对红细胞的正常成熟有重要作用, 缺乏内因子可导致贫血; ⑤钙和铁的吸收作用, 胃酸作为一种酸性媒介有助于钙和铁的吸收。

2. 胃的运动

胃有两种运动方式。

(1) 紧张性收缩, 也称慢缩。这种收缩使胃壁经常处于一种部分紧张状态。胃通过这种状态调节胃内的压力变化, 使之进食时胃内压力不致过高, 空腹时胃内压力不致过低。此外, 这种压力有助于胃液渗入食物、食糜入十二指肠及保持胃的形态。

(2) 蠕动: 食物入胃后约 5 分钟胃开始蠕动, 胃的蠕动从胃底开始并向幽门方向进行。胃的蠕动促进食物与胃液充分混合, 同时也将食物磨碎, 达到初级消化作用。在禁食情况下, 胃有短暂的节律性收缩, 在一定的时期内, 胃底部出现较强烈的收缩, 谓之"饥饿性收缩"。进食后胃蠕动增强, 使胃起到搅拌、研磨器的作用。如幽门关闭, 食物在胃内往返运动; 如幽门开放, 十二指肠松弛, 则允许一小部分食糜进入十二指肠。胃的运动由迷走神经和交感神经共同调节, 迷走神经通过乙酰胆碱与激肽的释放刺激平滑肌运动; 迷走神经的内脏感觉纤维使胃在进食时产生容受性舒张。交感神经主要通过减少胆碱能神经元释放神经递质, 或直接作用于平滑肌细胞来抑制平滑肌运动。

二、病因

病因尚不十分清楚, 与以下因素可能有关。

(一) 地域环境及饮食生活因素

胃癌发病有明显的地域性差别, 在我国的西北与东部沿海地区胃癌发病率比南方地区明显为高。长期食用熏烤、盐腌食品的人群中胃远端癌发病率高, 与食品中亚硝酸盐、真菌毒素、多环芳烃化合物等致癌物或前致癌物含量高有关; 吸烟者的胃癌发病危险较不吸烟者高 50%。

(二) 幽门螺杆菌感染

我国胃癌高发区成人 Hp 感染率在 60% 以上。幽门螺杆菌能促使硝酸盐转化成亚硝酸盐及亚硝胺而致癌; Hp 感染引起胃黏膜慢性炎症加上环境致病因素加速黏膜上皮细胞的过度增生，导致畸变致癌；幽门螺杆菌的毒性产物 CagA、VacA 可能具有促癌作用，胃癌患者中抗 CagA 抗体检出率较一般人群明显为高。

(三) 癌前病变

胃疾病包括胃息肉、慢性萎缩性胃炎及胃部分切除后的残胃，这些病变都可能伴有不同程度的慢性炎症过程、胃黏膜肠上皮化生或非典型增生，有可能转变为癌。癌前病变系指容易发生癌变的胃黏膜病理组织学改变，是从良性上皮组织转变成癌过程中的交界性病理变化。胃黏膜上皮的异型增生属于癌前病变，根据细胞的异型程度，可分为轻、中、重三度，重度异型增生与分化较好的早期胃癌有时很难区分。

(四) 遗传和基因

遗传与分子生物学研究表明，胃癌患者有血缘关系的亲属其胃癌发病率较对照组高 4 倍。胃癌的癌变是一个多因素、多步骤、多阶段发展过程，涉及癌基因、抑癌基因、凋亡相关基因与转移相关基因等的改变，而基因改变的形式也是多种多样的。

(五) 饮食因素

绝大多数学者认为，胃癌病因主要与某些致癌物质通过人们的饮食、不良饮食习惯和方式不断侵袭人体有关。食物与胃癌死亡率的相对研究揭示出众多饮食危险因素，综合分析与胃癌相关的饮食结构有以下几个基本特点：高盐、高淀粉、低脂、低(动物)蛋白、少食新鲜蔬菜及水果。

1. 高盐饮食

已有比较充足的证据说明，胃癌与高盐饮食及盐渍食品摄入量多有关。我国河南省一项调查显示，食盐消费量与胃癌死亡率呈显著性正相关。相关系数在男性为 0.63，女性为 0.52。

2. 多环芳烃化合物

致癌物可污染食品或在加工过程中形成，熏制食品中有较多的多环芳烃化合物。近30年来，冰岛居民食用新鲜食品增加，熏制食品减少，胃癌发病率呈下降趋势。日本调查资料显示，有20% 的家庭经常食用烤鱼，食用量水平与胃癌死亡率正相关。蛋白和氨基酸高温下的分解物具有致突变作用，推测这些地区胃癌高发与上述因素有关。

3. 高碳水化合物伴低蛋白饮食

高碳水化合物伴低蛋白饮食是胃癌发生的危险因素，其作用机制有认为是高碳水化合物饮食可损伤胃黏膜，增加对致癌物的吸收，关键在于其所伴随的低蛋白饮食使胃黏膜损伤后的修复功能减弱，或者使胃液内分解硝酸盐和亚硝酸盐的酶类物质减少之故。

4. 不良饮食习惯

饮食习惯不良(三餐不定时、暴饮暴食、进食快、喜烫食等)为胃癌的危险因素。

(六) 其他

1. 吸烟

大多数研究表明吸烟与胃癌呈正相关。烟草中含有多种致癌物质和促癌物质，如苯并芘、酚类化合物等。其他严重有害物质包括尼古丁、一氧化碳，近年研究还发现烟草烟雾中含有自由基可通过破坏遗传基因、损伤细胞膜和降低免疫功能促使组织癌变。

2. 饮酒

研究发现，不同类型的酒与胃癌的联系程度不尽相同，一般认为饮烈性酒的危险高于饮啤酒等低度酒。国内研究表明，绿色蔬菜摄入减少、饮酒和吸烟 3 个因素构成了黑龙江省胃癌发病的主要危险因素。

三、发病机制

Hp 感染可普遍引起慢性浅表性胃炎。一些毒力较强的 Hp 菌株感染后，在环境因素和遗传因素的协同作用下，部分个体发生胃黏膜萎缩和肠化。胃黏膜萎缩导致胃内微环境改变：胃酸分泌减少，胃内 pH 值升高使胃内细菌过度繁殖，细菌将食物中摄入的硝酸盐还原成亚硝酸盐，后者与食物中的二级胺结合，生成 N- 亚硝基化合物。亚硝基化合物是致癌物，它一方面加重胃黏膜萎缩，形成所谓 "恶性循环"，另一方面可损伤胃黏膜上皮细胞 DNA，诱发基因突变。此外，Hp 感染可引起胃黏膜上皮细胞增生和凋亡水平失衡，炎症产生的氧自由基也可损伤细胞 DNA，诱发基因突变。在这些因素的长期作用下，导致某些癌基因激活、抑癌基因失活和 DNA 错配修复基因突变。这些分了改变事件的逐步累积，使细胞异型性 (异型增生) 不断增加，最终发生胃癌。

四、病理

1. 肿瘤位置

(1) 初发胃癌：将胃大、小弯各等分三份，连接其对应点，可分为上 1/3(U)、中 1/3(m) 和下 1/3(1)。每个原发病变都应记录其二维的最大值。如果一个以上的分区受累，所有的受累分区都要按受累的程度记录，肿瘤主体所在的部位列在最前如 LM 或 UML 等。如果肿痛侵犯了食管或十二指肠，分别记为 E 或 D。胃癌一般以 L 区最为多见，约占半数左右，其次为 U 区，M 区较少，广泛分布者更少。

(2) 残胃癌：肿瘤在吻合口处 (A)、胃缝合线处 (S)、其他位置 (O)、整个残胃 (T)、扩散至食管 (E)、十二指肠 (D)、空肠 (J)。

2. 大体分型

(1) 早期胃癌：指病变仅限于黏膜和黏膜下层，而不论病变的范围和有无淋巴结转移。癌灶直径 10 mm 以下称小胃癌，5 mm 以下称微小胃癌。早期胃癌分三型： I 型：隆起型； II 型：表浅型，包括三个亚型， II a 型：表浅隆起型、 II b 型：表浅平坦型和 II c 型：表浅凹陷型； III 型：凹陷型。如果合并两种以上亚型时，面积最大的一种写在最前面，其他依次后排。如 II c+ III 。 I 型和 II a 型鉴别如下： I 型病变厚度超过正常黏膜的 2 倍， II a 型的病变厚度不到正常黏膜的 2 倍。

(2) 进展期胃癌：指病变深度已超过黏膜下层的胃癌。按 Bormann 分型法分四型， I 型：息肉 (肿块) 型； II 型：无浸润溃疡型，癌灶与正常胃界限清楚； III 型：有浸润溃疡型，癌灶与正常胃界限不清楚； IV 型：弥漫浸润型。

3. 组织学分型

WHO(1990 年) 将胃癌归类为上皮性肿瘤和类癌两种，其中前者又包括：①腺癌 (包括乳头状腺癌、管状腺癌、低分化腺癌、黏液腺癌及印戒细胞癌)；②腺鳞癌；③鳞状细胞癌；④未分化癌；⑤不能分类的癌。

日本胃癌研究会 (1999 年) 分为以下三型：①普通型，包括乳头状腺癌、管状腺癌 (高、中分化型)、低分化性腺癌 (实体型和非实体型癌)、印戒细胞癌和黏液细胞癌；②特殊型，包括腺鳞癌、鳞癌、未分化癌和不能分类的癌；③类癌。

4. 转移扩散途径

(1) 直接浸润：是胃癌的主要扩散方式之一。当胃癌侵犯浆膜层时，可直接浸润侵入腹膜、邻近器官或组织，主要有胰腺、肝、横结肠及其系膜等。也可借黏膜下层或浆膜下层向上浸润至食管下端、向下浸润至十二指肠。

(2) 淋巴转移：是胃癌主要转移途径，早期胃癌的淋巴转移率近 20%，进展期胃癌的淋巴转移率高达 70% 左右。一般情况下按淋巴流向转移，少数情况下也有跳跃式转移。

(3) 血行转移：胃癌晚期癌细胞经门静脉或体循环向身体其他部位播散，常见的有肝、肺、骨、肾、脑等，其中以肝转移最为常见。

(4) 种植转移：当胃癌浸透浆膜后，癌细胞可自浆膜脱落并种植于腹膜、大网膜或其他脏器表面，形成转移性结节，黏液腺癌种植转移最为多见。若种植转移至直肠前凹，直肠指诊可能触到肿块。胃癌卵巢转移占全部卵巢转移癌的 50% 左右，其机制除上述外，也可能是经血行或淋巴逆流所致。

(5) 胃癌微转移：是近几年提出的新概念，定义为治疗时已经存在但目前病理学诊断技术还不能确定的转移。

五、临床分期

国际抗癌联盟 (UICC)1987 年公布了胃癌的临床病理分期，尔后经多年来的不断修改已日趋合理。

1. 肿瘤浸润深度

肿瘤浸润深度用 T 来表示，可以分为以下几种情况：T_1：肿瘤侵及黏膜和 (或) 黏膜肌 (M) 或黏膜下层 (SM)，SM 又可分为 SMI 和 SM2，前者是指癌肿越过黏膜肌不足 0.5 MM，而后者则超过了 0.5 MM；T_2：肿瘤侵及肌层 (MP) 或浆膜下 (SS)；T_3：肿瘤浸透浆膜 (SE)；T_4：肿瘤侵犯邻近结构或经腔内扩展至食管、十二指肠。

2. 淋巴结转移

无淋巴结转移用 N_0 表示，其余根据肿瘤的所在部位，区域淋巴结分为三站，即 N_1、N_2、N_3。超出上述范围的淋巴结归为远隔转移 (M_1)。与此相应地淋巴结清除术分为 D_0、D_1、D_2 和 D_3(见表 4-1)。

表 4-1 肿瘤部位与淋巴结分站

肿瘤部位	N_1	N_2	N_3
L/LM	34 d 56	178 a 911 p 12 a 14 v	4 sb 8 p 12 b/p 1 316 a2/b1
LM/M/ML	134 sb 4 d 56	78 a 911 p 12 a	24 sa 8 p1 011 d 12 b/p 13
			14 v 15 a2/b1

（待续）

（续表）

U/UM	1 234 sa 4 sb 4 d 56	78 a 91 011 p 11 d 12 a	8 p 12 b/p 14 v 16 a2/b11 920
U	1 234 sa4 sb	4 d78 a 91 011 p 11 d	568 p 12 a 12 b/p 16 a2 b119 20
LMU/MUL/MLU/UML	1 234 sa 4 sb 4 d 56	78 a 91 011 p 11 d 12 a 14 v	8 p 12 b/p1 316 a2 b11 920

上表中未注明的淋巴结均为 M_1，如肿瘤位于 L/LD 时 4 sa 为 M_1。

考虑到淋巴结转移的个数与患者的 5 年生存率关系更为密切，UICC 在新 rNM 分期中 (1997 年第 5 版)，对淋巴结的分期强调转移的淋巴结数目而不考虑淋巴结所在的解剖位置，规定如下：N_0 无淋巴结转移 (受检淋巴结个数需 ≥ 15)；N_1 转移的淋巴结数为 1 ～ 6 个；N_2 转移的淋巴结数为 7 ～ 15 个；N_3 转移的淋巴结数在 16 个以上。

3. 远处转移

M_0 表示无远处转移，M_1 表示有远处转移。

4. 胃癌分期

见表 4-2 。

表 4-2 胃癌的临床病理分期

	N_0	N_1	N_2	N_3
T_1	I A	I B	II	
T_2	I B	II	III A	
T_3	II	III A	III B	
T_4	III A	III B		
H1 P1 CY1 M1		IV		

上表中Ⅳ期胃癌包括如下几种情况：N_3 淋巴结有转移、肝有转移 (H1)、腹膜有转移 (P1)、腹腔脱落细胞检查阳性 (CY1) 和其他远隔转移 (M_1)，包括胃周以外的淋巴结、肺、胸膜、骨髓、骨、脑、脑脊膜、皮肤等。

5. 2002 年 AJCC /TNM 分期标准

T- 原发肿瘤

Tx：原发肿瘤无法评价。

T_0 无原发肿瘤证据。

Tia 肿瘤局限于黏膜内而未侵犯黏膜肌层。

T_1 肿瘤浸润至黏膜或黏膜下层。

T_2 肿瘤侵犯肌层或浆膜下层。

T_{2a} 肿瘤侵犯肌层。

T_{2b} 肿瘤侵犯浆膜下层。

T_3 穿透浆膜层（脏腹膜）来侵犯邻近结构。

T_4 肿瘤侵犯邻近结构。

N- 区域淋巴结。

NX 区域淋巴结受累无法估计。

N_0：无区域淋巴结转移。

N_1：1～6 个区域淋巴结转移。

N_2：7～15 个区域淋巴结转移。

N_3：16 个以上区域淋巴结转移。

M- 远处转移。

MX 远处转移无法估计。

M_0：远处转移。

M_1：有远处转移。

分期

0 期：Tis NQ0 M_0。

Ⅰa 期 T_1 N_0 M_0。

Ⅰb 期：T_1 N_1 M_0，T_2 a/b N_0 M_0。

Ⅱ期：T_1 N_2 M_0，T_2 a/b N_1 M_0，T_3 N_0 M_0。

Ⅲa 期：T_2 a/b N_2 M_0，T_3 N_1 M_0 T_4 N_0 M_0。

Ⅲb 期：T_3 N_2 M_0。

Ⅳ期：T_4 $N_{1\sim3}$ M_0，$T_{1\sim3}$ N_3 M_0，任何 T 任何 N M_0。

肿瘤穿透肌层并扩展到胃结肠、肝结肠韧带或大小网膜囊。但未穿透覆盖这些组织的脏腹膜者为 T_2，透覆盖这些结构的脏腹膜者归为 T_3。

胃的邻近结构包括：脾、横结肠、肝，横膈、胰腺、腹壁、肾上腺、肾、小肠和后腹膜。腔内扩展至十二指肠或食管者按这些部位（包括胃）的最大浸润深度分类。

六、临床表现

早期胃癌多数患者无明显症状，少数人有恶心、呕吐或是类似溃疡病的上消化道症状。疼痛与体重减轻是进展期胃癌最常见的临床症状。患者常有较为明确的上消化道症状，如上腹不适、进食后饱胀，随着病情进展上腹疼痛加重，食欲下降、乏力。根据肿瘤的部位不同，也有其特殊表现。贲门胃底癌可有胸骨后疼痛和进行性吞咽困难；幽门附近的胃癌有幽门梗阻表现；肿瘤破坏血管后可有呕血、黑便等消化道出血症状。腹部持续疼痛常提示肿瘤扩展超出胃壁，如锁骨上淋巴结肿大、腹水、黄疸、腹部包块、直肠前凹扪及肿块等。晚期胃癌患者常可出现贫血、消瘦、营养不良甚至恶病质等表现。胃癌的扩散和转移有以下途径。

1. 直接浸润

贲门胃底癌易侵及食管下端，胃窦癌可向十二指肠浸润。分化差浸润性生长的胃癌突破浆膜后，易扩散至网膜、结肠、肝、胰腺等邻近器官。

2. 血行转移

发生在晚期，癌细胞进入门静脉或体循环向身体其他部位播散，形成转移灶。常见转移的器官有肝、肺、胰、骨骼等处，以肝转移为多。

3. 腹膜种植转移

当胃癌组织浸润至浆膜外后，肿瘤细胞脱落并种植在腹膜和脏器浆膜上，形成转移结节。直肠前凹的转移癌，直肠指检可以发现。女性患者胃癌可发生卵巢转移性肿瘤。

4. 淋巴转移

是胃癌的主要转移途径，进展期胃癌的淋巴转移率高达 70% 左右，早期胃癌也可有淋巴转移。胃癌的淋巴结转移率和癌灶的浸润深度呈正相关。胃癌的淋巴结转移通常是循序逐步渐进，但也可发生跳跃式淋巴转移，即第一站无转移而第二站有转移。终末期胃癌可经胸导管向左锁骨上淋巴结转移，或经肝圆韧带转移至脐部。

5. 其他症状

患者有时可因胃酸缺乏胃排空加快而出现腹泻，有的可有便秘及下腹不适，也可有发烧。某些患例甚至可以先出现转移灶的症状，如卵巢肿块、脐部肿块等。由于进食减少及癌肿毒素的吸收，患者还可出现低热、贫血及恶病质等。

七、诊断

胃镜和 X 线钡餐检查仍是目前诊断胃癌的主要方法，胃液脱落细胞学检查现已较少应用。此外，利用连续病理切片、免疫组化、流式细胞分析、RT-PCR 等方法诊断胃癌微转移也取得了一些进展。

1. 纤维胃镜

纤维胃镜的优点在于可以直接观察病变部位，且可以对可疑病灶直接钳取小块组织做病理组织学检查。胃镜的观察范围较大，从食管到十二指肠都可以观察及取活检。检查中利用刚果红、亚甲蓝等进行活体染色可提高早期胃癌的检出率。若发现可疑病灶应进行活组织检查，为避免漏诊，应在病灶的四周钳取 4～6 块组织，不要集中一点取材或取材过少。

2. X 线钡餐检查

该项检查通过对胃的形态、黏膜变化、蠕动情况及排空时间的观察确立诊断，痛苦较小。近年随着数字化胃肠造影技术逐渐应用于临床使影像更加清晰，分辨率大为提高。因此，X 线钡餐检查仍是目前胃癌的主要诊断方法之一。其缺点是不能取活检做组织学检查，且不如胃镜直观，对早期胃癌诊断较为困难。进展期胃癌 X 线钡餐检查所见与 Bormann 分型一致，即表现为肿块 (充盈缺损)、溃疡 (龛影) 或弥漫浸润 (胃壁僵硬、胃腔狭窄等) 三种影像。早期胃癌常需借助于气钡双重对比造影。

3. 影像学检查

常用的有腹部超声、超声内镜 (EUS)、多层螺旋 CT(MSCT) 等。这些影像学检查除了能了解胃腔内和胃壁本身 (如超声内镜将胃壁分为五层，可对浸润深度做出判断) 的情况外，主要用于判断胃周淋巴结，胃周器官肝、胰及腹膜等部位有无转移或浸润，是目前胃癌术前 TNM 分期的首选方法。分期的准确性中普通腹部超声为 50%，EUS 与 MSCT 相近，在 76% 左右，但 MSCT 在判断肝转移、腹膜转移和腹膜后淋巴结转移等方面优于 EUS。此外，MSCT 扫描三维立体重建模拟内镜技术近年也开始用于胃癌的诊断与分期,但尚需进一步积累经验。

4. 胃癌微转移的诊断

主要采用连续病理切片、免疫组化、反转录聚合酶链反应 (RT-PCR)、流式细胞术、细胞遗传学、免疫细胞化学等先进技术,检测淋巴结、骨髓、周围静脉血及腹腔内的微转移灶,阳性率显著高于普通病理检查。胃癌微转移的诊断可为医生判断预后、选择术式、确定淋巴结清扫范围、术后确定分期及建立个体化的化疗方案提供依据。

八、鉴别诊断

胃癌须与胃溃疡、胃内单纯性息肉、良性肿瘤、肉瘤、胃内慢性炎症相鉴别,有时尚需与胃皱襞肥厚、巨大皱襞症、胃黏膜脱垂症、幽门肌肥厚和严重胃底静脉曲张等相鉴别,鉴别诊断主要依靠 X 线钡餐造影、胃镜和活组织病理检查。

1. 胃溃疡

胃溃疡和溃疡型胃癌常易混淆,应精心鉴别,以免延误治疗。

2. 胃结核

胃结核多见于年轻患者,病程较长,常伴有肺结核和颈淋巴结核。胃幽门部结核多继发于幽门周围淋巴结核,X 线钡餐检查显示幽门部不规则充盈缺损。十二指肠也常被累及,而且范围较广,并可见十二指肠变形。纤维胃镜检查时可见多发性匐行性溃疡,底部色暗,溃疡周围有灰色结节,应取活检确诊。

3. 胰腺癌

胰腺癌早期症状为持续性上腹部隐痛或不适,病程进展较快,晚期腹痛较剧,自症状发生至就诊时间一般平均为 3 ~ 4 个月。食欲减低和消瘦明显,全身情况短期内即可恶化。而胃肠道出血的症状则较少见。

4. 胃恶性淋巴瘤

胃癌与胃恶性淋巴瘤鉴别很困难,但鉴别诊断有一定的重要性。因胃恶性淋巴瘤的预后较胃癌好,所以更应积极争取手术切除。胃恶性淋巴瘤发病的平均年龄较胃癌早些,病程较长而全身情况较好,肿瘤的平均体积一般比胃癌大,幽门梗阻和贫血现象都比较少见,结合 X 线、胃镜及脱落细胞检查可以帮助区别。但最后常需病理确诊。

5. 胃息肉

与隆起型胃癌有相似之处,但其病程长,发展缓慢,表面光滑,多有蒂或亚蒂,X 线检查及胃镜检查容易区别,但须注意息肉癌变之可能,应通过组织活检判断。

6. 胃皱襞巨肥症

可能与浸润性胃癌混淆,但其胃壁柔软。可以扩展,在 X 线或胃镜检查下,肥厚的皱襞当胃腔充盈时可摊平或变薄。

九、治疗

由于诊断水平的不断提高,早期胃癌发现率的上升,加之外科手术方法的不断改进,以及化疗、放疗、生物制剂的配合应用,近年来胃癌治疗的总体水平有了明显提高。据近年资料,日本和西方国家早期胃癌的 5 年生存率几乎均可达 90% 以上,日本总体胃癌术后 5 年生存率也已达 60% 以上。早期胃癌的术后复发率,日本报道不到 5%,西方国家一般在 5% ~ 10%。

1. 外科治疗

外科手术仍然是目前治疗胃癌的主要方法，也是治疗胃癌的主要手段。长期以来，由于发现胃癌较晚，大多数属于晚期肿瘤，手术疗效欠佳，术后 5 年生存率一直维持在 30% 左右，因此，必须加强对早期胃癌症状的重视及高危人群的监测，提高早期胃癌的检出率。近年来由于麻醉和手术切除前后处理的进步，使手术的安全性得以提高，同时目前也缺乏能在手术前正确判断胃癌切除可能性的诊断方法，因此只要患者全身情况许可，又无明确的远处转移，均应予以手术探查争取切除。至于术式的选择，需根据肿瘤的临床病理分期和术中探查发现，包括胃癌的部位、肿瘤大小、浸润的深度及淋巴结肿大情况，决定不同的手术方式。随意地扩大或缩小手术切除范围，造成脏器功能的过度破坏或术后肿瘤复发，均是不适当的。

外科手术可分为根治性切除术和姑息性手术两大类。现代胃癌手术治疗的发展趋势是进展期胃癌的手术范围趋于扩大，可施行扩大或超扩大手术，而早期胃癌的手术范围则趋于缩小，可做切除范围 5% 左右的各式手术。具体手术方式的选择倾向于"量体裁衣"，依据患者的一般状态及癌的病理生理情况选择适宜的术式。

(1) 根治性切除术：根治性切除术的基本要求是彻底切除胃癌原发灶、转移淋巴结及受浸润的组织。关于胃切断线的确定现已趋向一致，即要求离肿瘤肉眼边缘不得少于 5 cm，远侧部癌切除十二指肠第一部为 3 ~ 4 cm，近侧部癌应切除食管下段 3 ~ 4 cm。为了彻底清除区域淋巴结，常须在根部切断胃各供应动脉，全部动脉皆被切断后，势必做全胃切除，而且也常须将胰体、胰尾和脾一并切除。所以，目前一般采用两种术式，即根治性次全胃切除及根治性全胃切除。全胃切除虽可有利于淋巴结的彻底清除及防止胃残端因切除不彻底而复发，但存在手术死亡率高、术后并发症及远期营养障碍后遗症多等缺点，且术后 5 年生存率并不能明显提高。因此，根治性次全胃切除和根治性全胃切除两种术式的选择仍有分歧，目前一般主张应根据肿瘤的部位、浸润的范围及医院的技术条件等具体情况而定，原则上是既能彻底地切除肿瘤，又要避免不必要扩大手术范围。

至于根治性切除术的淋巴结清扫范围，在实际工作中可以有很大差别。凡淋巴结清扫范围超越淋巴结实际受累范围者为绝对性根治性切除术，而只清除实际受累的淋巴结者为相对性根治切除术。总结国内近年来有关资料，在胃癌的手术治疗方面存在两个值得注意的问题：一是全胃切除的病例较少，一般仅占全部切除病例的 5% 左右；另一是不少单位目前的根治术仅是 R1 术式，而国内目前医院住院病例中 III、IV 期胃癌达 56% ~ 90%。显然，不少病例的手术切除范围是不够的，由于手术的根治性不足，有肿瘤病灶残存，以致影响疗效。据国内外经验，实际工作中根治术式的选择和淋巴结清扫范围的确定可依据以下具体情况进行。

1) 根治性切除术在有技术条件的单位应积极而慎重地扩大全胃切除的病例。手术适应证应严格控制在：①浸润性胃癌；②有浆膜浸润和淋巴结转移的胃体癌；③恶性程度较高，已有第二站淋巴结转移或已侵及胃体的胃远端或近侧部癌。凡已不能根治或全身条件不允许者不做全胃切除。

2) 早期胃癌的治疗应依其病变大小和浸润深度选择不同的方法。早期胃癌以往均主张做 R2 术式，随着经验的积累，发现单发病变的早期胃癌不但术后生存率高，复发率低 (2.8%)，而且复发病例均是病变侵入黏膜下层伴有淋巴转移者，复发的形式也多是经血行转移至肺及肝。

而病变仅限于黏膜层的早期胃癌，即使已有第一站淋巴结转移，不论是单发或多发病变其生存率均可达 100%。此外，凡息肉状的黏膜内癌（Ⅰ和Ⅱa）均无淋巴结转移，且术后全部存活。因此认为早期胃癌的手术方式应予以修正。一般而言，黏膜内癌宜做 R1 手术，黏膜下癌宜做 R2 手术。< 2 cm 的息肉状黏膜内癌，做肿瘤局部切除或 R0 术式已完全足够。由于直径 < 2 cm 的无溃疡或仅有溃疡瘢痕的早期胃癌基本上无淋巴转移，故可施行内镜下激光治疗，对 < 1 cm 的病变，更可用电刀做黏膜局部切除。

3) 凡不属于上述两类情况的可根治性病例，以做 R2 为主的术式为宜。曾有报道比较Ⅲ期胃癌分别做 R1 及 R2 根治术式的疗效，结果 R2 术式的 5 年生存率明显高于 R1 术式者。

4) 胃癌直接侵犯到邻近组织与器官时，如有可能应争取与胃根治性切除同时做整块切除，仍有治愈的机会。有报道附加脏器切除的疗效，仅次于胃远侧部癌，而较近侧切除及全胃切除佳。因此只要没有远处转移，仍不应放弃可争取的根治机会。一般以合并脾、胰体、胰尾、横结肠或肝左叶切除的为多，合并胰头及十二指肠切除的手术死亡率相当高，而 5 年生存率也最差 (5%)，故不应轻易为之。

(2) 姑息性手术：姑息性手术包括两类：一类是不切除原发病灶的各种短路手术，另一类是切除原发病灶的姑息性切除术。第一类虽手术较小，但一般并不能改变胃癌的自然生存曲线，仅能起到解除梗阻、缓解部分症状的效果。而第二类则有一定的 5 年生存率。根据北京市肿瘤防治研究所的资料，单纯剖腹探查病例的平均生存时间为 (5.31±0.6) 个月，姑息性短路手术为 (7.66±0.75) 个月，而姑息性切除术后 3 年和 5 年生存率则可达 13.21% 及 7.09%。所以，只要全身情况许可，而又无广泛远处转移，凡局部解剖条件尚能做到胃大部切除的，应力争将其原发病灶切除。做姑息性胃大部切除术，不但可以消除肿瘤出血、穿孔等危及生命的并发症，而且在配合药物治疗后，有的仍可获较长的生存期。

(3) 内镜黏膜切除术：在内镜下做肿瘤切除能否成功的关键取决于病变早期、无淋巴转移且能在内镜下将病变完全切除。目前尚缺乏术前正确判断淋巴结是否有转移的方法，因此只能从对早期胃癌淋巴转移规律的认识，结合内镜下所见的病变加以判断。下列情况下的早期胃癌一般不会有淋巴转移：①直径 < 5 mm 的早期胃癌；②直径 < 2.5 cm 的隆起型早期胃癌；③直径 < 2 cm 的无溃疡凹陷型早期胃癌；④直径 < 1.5 cm 的混合型早期胃癌；⑤某些有手术禁忌证的早期胃癌或患者坚决拒绝手术者。

早期胃癌的内镜治疗包括切除法及非切除法，后者包括光敏治疗、激光治疗、局部注射法及组织凝固法。切除法可获得切下的黏膜标本，以供病理检查。该法先将内镜注射针经胃镜活检孔插入胃内达到病变边缘，向黏膜下注射含肾上腺素的生理盐水，使局部病变隆起，便于圈套，同时也可将病变与肌层隔离开来，保护肌层不受电凝损伤并防止出血，切下标本必须经病理检查，切端无癌细胞为完全切除，术后随访 2 年无复发可列为治愈。一般认为内镜下黏膜病变的完全切除率约 70%。如切下标本发现切除不完全则可改用内镜下激光治疗，以消除残余癌灶，也可考虑手术，大部分病例在改用激光治疗后病变消失而痊愈。

(4) 腹腔镜下局部切除：随着腔内外科及微创手术的发展，早期胃癌经腹腔镜下的全层切除部分胃壁已成可能。由于此手术可不开腹，即将胃壁病变做全层切除，切除范围也远较内镜下黏膜切除为广，且可将邻近胃癌病灶周围的淋巴结一并切除，如活检发现有癌转移时可即中转剖腹做根治手术。患者术后早期可进食，住院期短，因此有其优越性，切除范围较内镜为广。该手术一般宜于胃前壁的病变，如病变位于后壁或近侧，则需经胃腔内将病变部位黏膜切除或手术切除。

2. 化学药物治疗

我国胃癌总的手术切除率为50%～77%，仍有相当部分病例发现时已失去手术切除机会，即使早期胃癌，也有2%～5%的患者存在淋巴结转移，至于有微小转移者为数更多，胃癌根治术性切除后，仍有不少患者死于局部复发和远处脏器转移。因此，对失去手术切除时机、术后复发转移及发生残胃癌者均需进行化疗。另一方面，手术作为一种局部的治疗手段也有不足之处：①对术时病期已较晚，已有远处转移或局部病变有广泛浸润并累及邻近重要脏器的患者，单纯手术疗效不佳；②手术难以发现与处理潜在的亚临床转移灶；③手术操作本身也有可能会促使癌细胞的扩散和转移。有鉴于此，为了提高手术治疗的疗效，也需要施行与化疗相结合的综合治疗，以弥补单纯手术治疗之不足。据估计，约2/3的胃癌患者在疾病的不同阶段有化疗的指征，更有人建议，对所有胃癌患者均应辅以化疗。

对术前估计肿瘤不能根治性切除者，可考虑行术前化疗(包括动脉插管介入化疗)，以缩小原发病灶和转移病灶、抑制肿瘤进展、使手术切除成为可能；对术中发现有或可能有肝转移、腹膜转移者，可在肿瘤供应血管或腹腔内给予化疗；术后针对手术残留的肉眼看不见的肿瘤细胞进行化疗，预防肿瘤复发。此外，针对术前肿瘤细胞已有腹腔种植或术中腹腔播种，目前临床已在开展腹腔内化疗、腹腔温热灌注化疗；针对肿瘤淋巴转移的特点，正在试行淋巴系统内化疗。

近十年来，胃癌化疗的研究十分活跃，除了沿用传统的术前、术中及术后化疗方法外，近年提出了术后早期腹腔内化疗(Early postoperative intraperitoneal chemotherapy，EPIC)和持续性腹腔内温热灌注化疗(Continuous hyperthermic peritoneal perfusion therapy，CHPP)的新方法。EPIC能根除腹腔内的微小癌灶，可预防腹腔内复发，减少肝脏转移。CHPP能使胃癌根治术后的复发率进一步降低，生存期进一步延长，并可改善已有腹膜种植转移的晚期胃癌患者的预后。因此，目前EPIC和CHPP疗法颇受重视。

(1) 常用的化疗药物

1) 氟尿嘧啶(5-Fu)：自1958年应用于临床以来，已成为国内外治疗胃癌的首选和基本药物。5-Fu为细胞周期特异性药物，在体内转变为5-氟-2′-脱氧尿苷单磷酸，后者抑制胸腺嘧啶核苷酸合成酶，阻止尿嘧啶脱氧核苷酸转变为胸腺嘧啶脱氧核苷酸，影响细胞DNA的生物合成，从而导致细胞损伤和死亡。总有效率为20%左右，有效期短，一般平均4～5个月。该药可静脉应用或口服。

2) 替加氟：为1966年合成的氟尿嘧啶(5-Fu)衍生物，在体内经肝脏的细胞色素p-450微粒体酶及局部组织的可溶性酶转变为5-Fu而发挥作用。由于该药毒性低，比5-Fu小6倍，化疗指数为氟尿嘧啶(5-Fu)的2倍，且口服和直肠给药吸收良好，因而成为近年治疗胃癌的常用药物。治疗胃癌的总有效率为31%。

3) 丝裂霉素(MMC)：为日本1955年、国内1965年研制成功的含烷化基团的细胞周期非特异性药物，其作用与烷化剂相似，可与DNA发生交连，使DNA解聚，从而影响增生细胞的 DNA 复制。总有效率为 10% ～ 15%，反应期短，平均约 2 个月。一般采用每次 4 ～ 10 mg 的间隙大剂量静脉给药，每周用药 2 次。由于该药对血液系统的毒性反应较大，缓解期较短，故常在联合用药 (MFC) 方案中应用。

4) 司莫司汀 (甲基环己亚硝脲)：为亚硝脲类烷化剂，属广谱的细胞周期非特异性药物，对胃癌有一定疗效，有效率一般为 10% ～ 20%，有效期为 2 ～ 3 个月。

5) 多柔比星 (阿霉素)：为蒽环类抗肿瘤抗生素，属细胞周期非特异性药物，临床使用已有二十多年，诱导缓解迅速，但持续时间不长，总有效率为 21% ～ 31%。本品对心脏有较强毒性。

6) 顺铂 (CCDP)：本品作为新型的无机抗癌铂类化合物于 20 世纪 70 年代初开始用于临床，研究表明本品与多种抗癌药物联合应用有协同作用，并且无明显交叉耐药性，因而在联合化疗中得到广泛应用。

7) 依托泊苷 (鬼臼乙叉甙)：是四十余种常用化疗药物中颇受青睐且较年轻的品种，属细胞周期特异性药物，作用于 S 末期，机制是切断拓扑异构酶结合的 DNA 双链，并能阻碍核苷通过胞浆膜，使之不能进入胞核内参与 DNA 复制。文献报道，单用对中晚期胃癌的有效率为 21%，联合化疗的有效率可达 60% ～ 70%，完全缓解率可达 20%。

(2) 联合化疗方案：胃癌单一药物化疗的缓解率一般仅 15% ～ 20%，应用联合化疗后可提高缓解率、延长生存期。近年报道的 EAP 和 ELF 联合化疗方案，不但对胃癌的缓解率 (CR PR) 可达 50% 以上，完全缓解率也达 10% 以上，且中位生存期可延长至 9 ～ 18 个月，从而使胃癌的化疗有明显的改观。

(3) 给药途径

1) 静脉滴注：仍是目前晚期胃癌化疗的主要途径。但由于静脉化疗时，抗癌药物随血液分散至全身组织，而肿瘤局部药物浓度有限，毒副作用大，疗效不佳。临床上决定化疗方案时，首先要考虑肿瘤的病理组织类型、部位、病期等因素。胃癌多属腺癌，常多选用氟尿嘧啶 (5-Fu)、丝裂霉素 (MMC)、多柔比星 (阿霉素)、司莫司汀药物。如属早期胃癌而无淋巴结转移，经彻底手术切除者，可不加化疗；晚期胃癌采用化疗为主，或系手术后辅助化疗，一般需持续 1.5 ～ 2 年，在术后 3 ～ 4 周开始。

目前胃癌的化疗多采用联合方案，有效率达 40%，其中以 FAM 方案的疗效最好 (氟尿嘧啶 + 多柔比星 + 丝裂霉素)，一个疗程总量以氟尿嘧啶 (5-Fu)10 g、丝裂霉素 (MMC)40 mg、多柔比星 (ADM) 不得超过 550 mg，有心衰史者禁用，肝功能障碍者多柔比星 (ADM) 用量减半。在用药期间应测肝肾功能、心电图和白细胞计数，如白细胞计数低于 3.5×10^9/L 和血小板计数低于 70×10^9/L 者，应暂停药。

A.MFC 方案

丝裂霉素 (MMC) 3 mg/m^2，静脉注入。

氟尿嘧啶 (5-Fu) 300 mg/m^2，静脉滴注。

阿糖胞苷 (Ara-C) 30 mg/m^2，静脉滴注。

最初两周，2 次 / 周，以后 1 次 / 周，8 ～ 10 次为 1 个疗程；或丝裂霉素 (MMC) 每周 1 次，氟尿嘧啶 (5-Fu) 及阿糖胞苷 (Ara-C) 每周 2 次，6 周为 1 个疗程。

本方案以 VCR 代替阿糖胞苷 (Ara-C)，用量 1.0 mg/m2，静脉注入，1 次 / 周，称为 MFV 方案。

B.UFTM 方案

优福定片 (UFT) 2～3 片 / 次，口服，3 次 / 天。

丝裂霉素 (MMC) 6 mg/m², 静注，1 次 / 周，共 6 次。

优福定片 (UFT) 总量 30 g(以 FT-207 量计算)

C.FAM 方案

氟尿嘧啶 (5-Fu) 600 mg/m², 静滴，第 1，2，5，6 周。

多柔比星 (ADM) 30 mg/m², 静脉注入，第 1，5 周。

丝裂霉素 (MMC) 10 mg/m², 静脉注入，第 1 周。

如用表柔比星代替多柔比星 (ADM)，用量每次 50 mg/m², 余同前。

D.FAP 方案

氟尿嘧啶 (5-Fu) 600 mg/m², 静滴，第 1 天。

多柔比星 (ADM) 30 mg/m², 静脉注入，第 1 天。

顺铂 (DDP) 20 mg/m², 静滴，第 1～5 天。

每 3 周为一周期，可重复使用 3 次。

E.CMU 方案

卡铂 (carboplatin) 300～400 mg/ 次，静滴，每隔 3 周用 1 次。

丝裂霉素 (MMC) 6～10 mg/ 次，静注，1 次 / 周。

优福定片 (UFT) 400 mg/d，口服。

术后 2～4 周开始化疗，每 3 周为 1 周期。

F.EAP 方案

依托泊苷 (Vp-16) 120 mg/m², 静滴，第 4，5，6 天。

多柔比星 (ADM) 20 mg/m², 静注，第 1，7 天。

顺铂 (DDP) 40 mg/m², 静滴，第 2，8 天。

60 岁以上老人依托泊苷 (Vp-16) 改为 70 mg/m², 每 3～4 周重复。

G.ELF 方案

亚叶酸钙 (甲酰四氢叶酸)300 mg/m², 2 小时点滴结束后，依托泊苷 (Vp-16) 120 mg/m² 和氟尿嘧啶 (5-Fu) 500 mg/m², 静滴。连用 3 天，1 个月后重复。

H.FAMTX 方案

氟尿嘧啶 (5-Fu)、多柔比星 (ADM) 与 FAM 方案用法相同，而甲氨蝶呤 (MTX) 在用氟尿嘧啶 (5-Fu) 前 3 小时以上给药。甲氨蝶呤 (MTX) 量 100 mg/m², 每 4 周重复 (需水化)。

I.PMUE 方案

顺铂 (DDP) 75 mg/m², 静滴，第 1 天 (水化)。

丝裂霉素 (MMC) 10 mg，静注，第 1 天。

依托泊苷 (Vp-16) 50 mg/m², 静滴，第 3，4，5 天。

优福定片 (UFT) 400 mg/d，口服。

3 周为一周期。用于高度进展型胃癌，有效率为 54.8%。

注：优福定 (UFT)、依托泊苷 (Vp-16)、顺铂 (DDP)、丝裂霉素 (MMC)、氟尿嘧啶 (5-Fu)、

多柔比星 (ADM)。

2) 腹腔灌注：直接向腹腔内灌注化疗药物治疗胃癌已有近 40 年的历史，但到近年才真正认识到其价值。其原理是增加药物与腹膜的接触面，形成全身的低浓度和局部的高浓度，使肿瘤组织直接浸泡在高浓度的药液中，延长了作用时间，从而提高了疗效，减少或降低了药物的全身毒副作用。本法用于胃癌手术切除术后或已合并腹腔内其他部位有转移的患者。由于灌注的药物通过门静脉系统进入肝脏和全身组织，故对防治胃癌伴肝转移尤为合适。

具体方法：将化疗药物充分溶于 500～1 000 mL 生理盐水中，通过腹腔穿刺或术中直接倒入腹腔 (有腹水者，尽可能先抽去腹水)。然后不断变换患者体位，或做深呼吸运动、腹部按摩，以便使药物充分作用于腹腔各处。一般 2～4 周为 1 个疗程。一般采用氟尿嘧啶 (5-Fu)、丝裂霉素 (MMC)、多柔比星 (ADM)、依托泊苷 (Vp-16)、甲氨蝶呤 (MTX) 等，以顺铂 (CDDP) 最为常用。最近发现高温与腹腔化疗有协同作用，43℃的高温能增强化疗药物对肿瘤细胞的杀伤活性。据报道含化疗药物的 41℃～43℃灌注液约 5 000 mL，腹腔循环灌注 120 分钟能有效提高穿透浆膜的胃癌或腹腔脱落细胞阳性患者的生存率。

3) 导管注射：经外科手术安置的药泵导管或放射学介入导管向胃动脉或腹腔注射抗癌药物，近年发展较快。抗癌药物的细胞杀伤作用呈浓度依赖性，药物浓度比作用时间更加重要，局部浓度增加 1 倍，杀灭癌细胞作用可增加 10 倍左右，此为胃癌的导管化疗提供了理论依据。已有大量临床经验表明，腹腔动脉导管灌注化疗，可明显提高胃癌供瘤动脉及肿瘤的药物浓度，因而具有较好疗效，并大大降低了药物的全身毒副反应。与静脉全身化疗相比，动脉导管化疗总有效率及生存期均明显增加，特别对伴有远处转移、术后复发、年老体弱和全身情况差的胃癌患者尤为适应。

4) 胃癌的淋巴系统内化疗：术前或术中经癌灶、癌旁黏膜下或胃周淋巴结等部位注入携带高浓度抗癌药物的载体，使药物在淋巴系统内扩散、杀死淋巴系统内转移癌细胞的一种局部化疗方法。淋巴化疗的优点是局部用药浓度高、药物有效浓度维持时间长、药物作用直接、全身副作用轻微。淋巴化疗药剂的选择应是：对淋巴系统有高趋向性；具有缓慢释放特性；对消化道肿瘤细胞有肯定疗效的抗癌药物。淋巴化疗不仅对进展期胃癌可以辅助清扫术治疗淋巴结转移，对早期癌经内镜 (激光、高频、电灼) 等治疗时，经癌灶内或癌周注入抗癌药物对防治壁内或区域淋巴结癌转移也有一定价值。常用的有乳剂、脂质体、胶体、炭粒、油剂等。

(4) 化疗方法

1) 术前化疗：术前化疗的目的在于使病灶局限，为手术创造条件，以提高手术切除率，并减少术中播散和术后复发的机会，消灭潜在的微小转移灶，提高手术治愈率。胃癌术前化疗，以往多主张经静脉给予单一化疗药物，近年来导管给药、腹腔给药及联合用药增多。不少研究认为，不论从手术切除率、手术治愈率、淋巴结转移率、癌肿局部浸润程度、切除标本的组织学改变，以及术时腹腔冲洗液及胃引流静脉血中的癌细胞数及其活力等方面与对照组相比，都说明术前化疗有明显的疗效，而且可延长生存期。国内王小平等报道 20 例晚期胃癌患者术前行腹腔动脉灌注化疗，术后随访 3～5 年并与同期 30 例晚期胃癌对照组进行对比分析，发现术前行动脉灌注化疗者，其手术切除率及生存率均明显高于对照组，术后病理检查发现术前灌注治疗组的肿瘤组织有坏死、大量炎细胞浸润、纤维组织增生及肉芽组织形成等改变。王娟等对进展期胃癌术前化疗不同给药途径的药代动力学进行了对比研究，与静脉给药组相比，发现腹腔给药组的癌组织、癌旁组织、大网膜、腹膜及转移淋巴结中聚积较高的药物浓度，其中腹膜最高，超出静脉给药组近 4 倍，腹腔液、门静脉及外周血超出静脉给药组 13 倍、3 倍及 1.5 倍，故认为腹腔给药可提高腹膜、肿瘤组织内化疗药浓度，延长药物作用时间，比静脉给药更具优越性。但术前化疗的研究还不够，所用药物、方法均不一致，也缺乏大样本的长期对比观察，以致对术前化疗的评价也有不同的看法，有人认为术前化疗可增加手术并发症，抑制机体免疫功能，影响伤口愈合，易并发感染。因此，胃癌的术前化疗有待于进一步研究。

2) 术中化疗：术中化疗的目的在于消灭残存病灶，减少术中癌细胞播散、种植的机会，以降低术后复发率。目前方案尚不统一，多采用在清洗腹腔后、关腹前，向腹腔内注入氟尿嘧啶 (5-Fu) 等抗癌药物的方法。

3) 术后化疗：作为术后的巩固治疗措施，控制可能存在的残存病灶，防止复发和转移，提高生存率。术后化疗可延长生存期，并对预防肝转移有明显的作用。根据日本的经验，术后给予中等剂量的丝裂霉素 (每周 4 mg，总量 40 mg)，对 Ⅱ 期胃癌有效，并对预防肝转移有明显作用。国内协和医院报道胃癌术后辅助化疗的 5 年生存率为 45.4%，而未加化疗者为 29.8%。一般认为术后用药的原则为：① Ⅰ 期胃癌做根治性手术切除后一般不需化疗。因为多数临床实践已证明，该类患者术后给药并不能提高疗效。②其他各类根治性胃切除术者，术后均应给予化疗，可采用单一药物化疗，药物一般选用氟尿嘧啶、丝裂霉素，或替加氟，也可采用联合化疗。③凡未做根治性切除的术后患者，均应给予联合化疗。④各种化疗一般均在术后 2 ~ 4 周开始，视患者一般情况及术后饮食恢复情况而定。用药剂量的大小以不引起明显的副作用为原则。应用化学药物的同时须结合应用中药。

4) 术后早期腹腔内化疗：在进展期胃癌患者中，尤其是浆膜受侵犯者，约半数可发生腹膜种植转移，导致术后复发。此外，在手术过程中，被切断的组织间隙中的淋巴管、毛细血管及胃腔内的癌细胞均有可能溢入腹腔，加之手术机械性损伤使腹膜内皮下结缔组织裸露，以及全身免疫功能减退，都可能造成癌细胞的种植。术后早期腹腔内化疗 (EPIc) 的目的就在于配合手术治疗，防止术后腹膜癌的种植与复发。由于 EPIC 具有腹腔内药物浓度高，作用持续时间长，且由于药液能与已种植于腹膜表面或脱落在腹腔内的癌细胞直接接触，因此可大大提高化疗药物对癌细胞的毒性作用，又由于血浆药物浓度相对较低，可减轻全身化疗的毒副作用。EPIC 疗法于胃癌切除术后的当天开始，先用灌注液 (腹膜透析液、生理盐水或平衡液) 反复冲洗腹腔，清除腹腔内残留的血液或组织碎片，将化疗药物 (常用有多柔比星、表柔比星、氟尿嘧啶、丝裂霉素、顺铂等) 灌注液中，预热至 37℃，通过灌注导管装置在 15 ~ 30 分钟内输入腹腔，灌注液量每次 1 ~ 2 L，在腹腔内保留 12 ~ 24 小时后更换 1 次，连续使用 3 ~ 7 天。韩国学者 Yu 等报道一组进展期胃癌，认为 EPIC 疗法可降低腹膜癌种植的发生率，提高远期生存率。EPIC 疗法多数患者能够耐受，但也可出现一些并发症，常见的有切口出血、切口感染、腹膜炎、肠麻痹、肠瘘、吻合口瘘及肠穿孔等。

5) 持续温热腹腔灌注疗法：日本已广泛将持续温热腹腔灌注疗法 (CHPP) 作为进展期胃癌术后的一种辅助疗法。适应证为：①进展期胃癌浸润至浆膜或浆膜外，或伴有腹膜种植转移者；②术后腹膜复发，或伴有少量癌性腹水。具体方法为：胃癌术毕关腹前，仍在全麻状态下，分别给患者头枕冰袋，背垫凉水垫，使其体温降低至 31℃～33℃。在左右膈下间隙放置硅胶输入管，在盆腔陷窝放置输出管，并逐一连接于一恒温流动驱动装置，然后关腹，使灌流驱动装置、管道及腹腔组成一个封闭式的循环灌流系统。常用的灌流液为 EL-Reflsc 液或生理盐水，化疗药可单一用药，也可联合用药。整个疗程所需灌流液总量 3～10 L 不等，持续时间 1～2 小时，灌流液温度通常维持在流入液 42℃～45℃，流出液 40℃～42℃。CHPP 疗法具有多重抗癌效应。CHPP 能使腹腔内游离及种植于腹膜的癌细胞在温热与化疗药物的协同作用下，迅速发生核固缩、核溶解；同时，灌流液中加入的化疗药物不但在腹腔局部，而且还能由腹膜缓慢吸收入血在全身起到抗癌作用。CHPP 疗法无论在预防胃癌术后复发或治疗已有腹膜转移的晚期患者均取得了较明显的疗效。Tanaka 等应用 CCDD、丝裂霉素 (MMC) 及 ETP 联合 CHPP 治疗进展期胃癌 23 例，术后腹膜癌复发率仅 8.7%，而对照组 34 例则为 20.6%。Fujimoto 等对术前已证实有腹膜癌细胞种植转移的患者进行 CHPP 治疗，术后半年、1 年和 2 年生存率分别为 94.0%、78.7% 和 45.0%，而未经 CHPP 治疗的 7 例则均于术后 9 个月内因腹膜癌复发而死亡。但也应该重视 CHPP 疗法的副作用和并发症。Hume 等研究不同温度的腹腔灌注液对大鼠空肠的影响，发现在 43% 持续 30 分钟时，被损伤的肠绒毛能够恢复，44℃持续 30 分钟，损伤的肠绒毛不可逆转，温度超过 43℃可导致大鼠小肠溃疡、穿孔甚至死亡。CHPP 疗法能否增加术后肠麻痹、吻合口瘘、腹腔内出血、肠穿孔及肠粘连等并发症，尚需进一步研究。

3. 免疫治疗

免疫治疗与手术、化疗并用，有改善患者免疫功能，延长生存期的作用，但迄今尚无突破性进展。临床常用的有冻干卡介苗、沙培林 (O K-432)、云芝多糖 K(PSK)、香菇多糖、高聚金葡素、阿地白介素 (白介素 -2)、肿瘤坏死因子 (TNF)、淋巴因子激活的杀伤 (LAK) 细胞及干扰素 (INF)等。冻干卡介苗在临床应用已久，虽有一定疗效，但并不显著。OK-432 是溶血性链球菌经青霉素和物理加温处理的灭活制剂，具有激活粒细胞、巨噬细胞、淋巴细胞及补体等作用，每次肌注或皮内注射 0.2～1 KE，每周 1～2 次。PSK 系从担子菌属瓦蘑 CM-101 株的培养菌中提取的蛋白多糖，具有活化巨噬细胞，增强吞噬功能等作用，每日 3～6 g，分 1～3 次口服。香菇多糖是水溶性的 β 葡聚糖，自香菇的热水抽提物中获得，具有活化 T 淋巴细胞、NK 及 K 细胞等作用，每次静滴或肌注 2 mg，每周 1～2 次。高聚金葡素系从一株高效、低毒的葡萄球菌代谢产物中提取的一种新型生物反应调节剂，作为第一个用于临床的超级抗原类抗癌生物制剂，具有诱导产生 IL-2、INF、TNF 等细胞因子，激活 T 细胞、NK 细胞及 LAK 细胞等作用，有作者认为具有较好的临床疗效，一般每天 500～1 000 U，肌注，也可直接腹腔内注射。阿地白介素 (IL-2)、TNF 及 LAK 有报道对中晚期胃癌有一定疗效，但资料不多，也缺乏严格的对照。干扰素对胃癌的疗效并不很肯定。

4. 内镜下治疗

近年来，作为胃癌非手术疗法的内镜下治疗有很大进展。方法有胃镜下黏膜切除术和旨在破坏局部癌组织的激光、微波治疗及乙醇注射等。由于破坏局部组织的疗法实施后，难以再活检明确有无癌组织残留，因此目前多主张采用黏膜切除法。胃镜下治疗一般用于早期胃癌或高龄、重症患者不能耐受外科手术者。

(1) 黏膜切除术：自 1984 年日本多田首先报道以来，至 1995 年底日本已累积报道三千余例。本法先在癌灶底部注射适量生理盐水，使病灶隆起，然后行电凝切除。适应证一般为：①病灶直径＜2 cm 的早期胃癌或黏膜内癌；②无淋巴结转移；③非溃疡性病变。因溃疡性病变术前不能明确浸润深度，故Ⅲ型早期胃癌不适于此治疗。多田对行此治疗的 113 例早期胃癌随访 5 年以上，均未见复发，与同期外科手术治疗的 33 例比较，两者疗效相似。因此，本法使非手术方法治愈早期胃癌成为可能，且具有对人体创伤小、适应证宽、穿孔等并发症少，费用低等优点。

(2) 激光治疗：激光照射可使活体组织蒸发、凝固及蛋白质变性，高功率激光尚能使活体组织炭化。常用 YAG 激光，该激光功率高，快速照射疗效好。绝对适应证为病变直径＜2 cm 的隆起型高分化黏膜内癌及病变直径＜1 cm 的非溃疡性凹陷型癌，此外为相对适应证。日本报道一组 YAG 激光治疗早期胃癌的癌残存率和复发率，绝对适应证组为 0 和 9.1%，相对适应证组为 9.1% 和 20.0%，6 个月以上的癌转阴率则两组分别为 95.0% 和 63.6%。

(3) 微波治疗：微波频率介于高频电和激光之间。高频电凝和激光光凝之热能系外部加热，微波则系一种以生物体组织本身作为热源的内部加热又称介质加热。微波具有不炭化组织的凝固作用，使肿瘤坏死萎缩。≤2 cm 的非溃疡分化型腺癌和黏膜内癌为其绝对适应证，＞2 cm 的低分化型腺癌和浸润至黏膜肌层者为相对适应证。

(4) 乙醇注射治疗：经内镜插入注射针，对准癌灶及其边缘部分，分 4～8 点注射 95% 的乙醇，每点约 0.5 mL。本法对病灶直径＜4 cm 的黏膜层癌，特别对小胃癌和微小胃癌较为理想，约 50% 的病例经治疗后病灶缩小、局限、纤维化，随访活检持续阴性。此外，近年国外日本等开始研究胃癌的腹腔镜及腹腔镜与胃镜联合操作的内镜治疗。方法有腹腔镜下胃楔形切除，腹腔镜下胃黏膜切除术，腹腔镜下 R2 胃切除术。腹腔镜下手术的优点是损伤小、并发症发生率低，但有易致肿瘤腹腔内种植的缺点。

5. 术中放射照射

术中对第二站淋巴结组进行照射，可提高 5 年生存率。Ⅱ期以上的病例加用术中照射，其结果要比单纯手术为好。目前，西医治疗胃癌仍以手术、放疗、化疗为首选。但由于放疗对胃癌的敏感性低、疗效差，加之胃部周围重要脏器多，放射治疗常伤及机体的正常细胞和组织，故一般较少采用 (个别情况下，常使用放疗与手术配合以提高手术切除率)，多是先行手术切除。手术的最大优点是快捷了当地将肿瘤切除，解决了机体当前的致命伤。手术切除对局部治疗效果极佳，不过，对全身治疗与机体防御反应的提高毫无作用。化疗的优点是进行了全身的治疗，而且对癌细胞的杀伤力很强，不管对原发的、残留的、扩散的或转移的，均有独到与回生 (有些肿瘤患者如果不化疗，往往于短期内死亡) 之功。其缺点是毒副作用大，使全身遭受到某种程度的损害。对早期胃癌，应以手术为主，且效果良好，不过，由于胃癌初期常无显著症状，缺乏临床特征，多数患者到检查发现时已是较晚期，超出了根治切除范围，而化疗往往使患者忍受不了它的副作用，甚至使患者的生存质量日趋恶化，因此，手术切除后配合中医药治疗这一课题，颇值得深入探讨。

第九节 胃平滑肌瘤及肉瘤

一、胃平滑肌瘤

胃平滑肌瘤是起源于平滑肌组织的良性肿瘤，是最常见的间质性良性胃部肿瘤。因直径＜2 cm 的平滑肌瘤无任何临床症状，其实发病率很高。早期手术治疗预后良好。严重者可表现出血、腹痛、腹胀、腹部包块等，其中出血为最常见的症状。

（一）临床表现

胃平滑肌瘤起源于平滑肌组织（多源自胃壁环肌或纵肌），少数起自黏膜肌层的良性肿瘤。好发于胃底、胃体，小弯侧较大弯侧多见，后壁较前壁为多。直径＜2 cm 的平滑肌瘤无任何临床症状。其临床表现常与肿瘤的部位、大小、生长方式、并发症类型等有关，严重者主要表现为出血、腹痛、腹胀、腹部包块等，其中出血为最常见的症状。

（二）治疗

尽早手术切除，通常采用切除肿瘤及正常 2～3 cm 的楔形胃壁，用腹腔镜行此手术，创伤较小，恢复时间缩短，是一大进展。

二、胃平滑肌肉瘤

胃平滑肌肉瘤是起源于胃平滑肌组织的恶性肿瘤。胃平滑肌肉瘤多从胃固有肌层发生，较为少见，仅占胃内瘤的20%。其临床表现 X 线钡餐及胃镜等检查缺乏特异性，易与胃癌、胃平滑肌瘤及其他胃原发性肿瘤相混淆，术前诊断及鉴别诊断皆较困难。临床上胃平滑肌肉瘤不易完整切除，加之化疗效果不佳，患者预后较差。本病发病的性别差异不大，平均发病年龄为54 岁。

（一）病理

胃平滑肌肉瘤多半位于胃的近侧部，可单发或多发，大小不一，由于长期无症状，故临床上发现者常较大，可在数毫米至数十厘米，一般在 4 cm 以上。由内向外分为 3 型。

1. **胃内型肿瘤**

位于黏膜下，向胃腔内生长。

2. **胃壁型肿瘤**

向压力较低的浆膜下及黏膜下生长，而形成中间有瘤组织相连的哑铃状肿物。

3. **胃外形肿瘤**

向大网膜及附近组织生长。肿瘤外观多呈球形或半球型或分叶状，瘤内常发生出血、坏死、囊性变，其表面黏膜也可发生溃疡。肿瘤扩散以血行转移为主，转移多见于肝、其次为肺。也可种植播散。淋巴结转移者少见。

（二）临床表现

胃平滑肌肉瘤的临床表现与肿瘤生长部位、类型、病期及有无并发症等有关。早期无特异性症状，典型者表现如下。

1. 腹痛

约 50% 以上的患者发生腹痛，常先于出血和肿块。多为隐痛或腹部不适感，偶呈剧痛。腹痛系由瘤体膨大、牵拉、压迫邻近组织所致。

2. 腹部包块

半数左右出现腹部包块，小者如核桃。多有粘连，较固定，触之常有囊性感，触痛不明显。

3. 胃出血

胃平滑肌肉瘤发生出血者也较多见，常为间断性、持续性小量出血。黑便为主，呕血者较少，极个别呈大出血甚至休克。出血的主要原因是肿瘤受压或供血不足使中央部位梗死、坏死，以及瘤体表面溃疡所致。可伴有贫血症状。

4. 发热、消瘦等其他表现。

（三）诊断

1. X 线钡餐检查

可见胃内有边缘较整齐的圆形充盈缺损，有时在充盈缺损中间可见到典型的"脐样"龛影。胃外形肿瘤则表现为胃受压和移位现象。

2. 内镜检查

可见较大的黏膜下肿物的特征，肿瘤表面黏膜呈半透明状，肿瘤周围的"桥形皱襞"不如良性平滑肌瘤明显。有时可见"脐样溃疡"。

3. 超声波和 CT

B 超和 CT 检查有助于确定病变部位、范围、邻近脏器的浸润程度。对体积大的肿块，在 B 超引导下经皮肤穿刺取活组织检查，有助于术前明确肿块性质，并选择治疗方案。

胃平滑肌肉瘤应与平滑肌瘤相区别，因两者的治疗原则不同，预后也不一样，有时两者的鉴别很困难，其主要区别见表 4-3。

表 4-3 胃平滑肌瘤与胃平滑肌肉瘤的区别

	胃平滑肌瘤	胃平滑肌肉瘤
大小	常 < 2 cm	> 3 cm
外观	分界清楚，常坚实、实性，圆形，常覆盖正常黏膜	局部侵犯，常中心坏死、出血，圆或哑铃状，常有溃疡
临床	不伴出血，无疲乏感及体重下降	急性严重出血，有疲乏感及体重下降
组织像	无多形性、无巨细胞、少分裂象	多形性、巨细胞、分裂活跃

有时较大的胃平滑肌瘤，病理诊断为良性，临床上也应考虑恶性的可能，按恶性治疗较为妥善。

（四）病理分期

根据对胃平滑肌肉瘤的自然病程和预后因素分析表明：胃平滑肉瘤的恶性程度分级、肿瘤的大小、有无邻近脏器浸润等三点，能客观反映肿瘤的生物学行为，预示患者的预后。根据这 3 个指标，将胃平滑肌肉瘤分为三期：0 期：无上述不利因素；Ⅰ 期：存在 1 个因素；Ⅱ 期：

存在两个因素。

（五）治疗

胃平滑肌肉瘤对放疗和化疗都不敏感，主要依靠手术治疗，因为该类肿瘤手术切除后局部复发多见，故手术时力求彻底。较小的肉瘤可做胃次全切除，较大的肉瘤需行全胃切除。如术中见肿瘤侵犯邻近脏器或组织时，首先应切除足够的原发灶，然后尽可能扩大手术并切除转移灶。

（六）预后

胃平滑肌肉瘤术后总的 5 年生存率在 50% 以上，按统计，0 期的 5 年生存率为 100%， Ⅰ期为 77%， Ⅱ期 19%。

第十节 胃恶性淋巴瘤

恶性淋巴瘤 (malignant lymphoma) 是原发于淋巴结和淋巴结外淋巴组织的恶性肿瘤。原发于淋巴组织的肿瘤都是恶性肿瘤，所以在临床实际工作中淋巴瘤和恶性淋巴瘤这两个名称常相互通用。

一、病理

1. 大体分型

(1) 肿块或息肉型：为胃壁内肿块，肿块较扁平或向胃腔内隆起呈息肉状，但表面黏膜正常，肿块较大时可伴有黏膜糜烂或表浅溃疡。

(2) 溃疡型：多为浅表的溃疡，也可表现为巨大的单一溃疡，底部坏死，边缘硬而突起，可发生出血和穿孔。

(3) 浸润型：为局限或弥漫的胃皱襞肥厚性浸润性病变，使局部黏膜隆起，增厚，或表现为扁平、环形的橡皮样肿块，似脑回样。

(4) 结节型：表现为黏膜表面隆起的多发性或弥漫性结节形成，结节常扩散至黏膜下或浆膜面，有时伴有浅表或深在溃疡。

(5) 混合型：在一个标本中同时有两种以上类型者。

2. 组织学特征

(1) 高分化淋巴细胞型：为成熟的淋巴细胞增生，通常不具有恶性细胞的组织学特征。

(2) 低分化淋巴细胞型：淋巴细胞显示不同程度的未成熟性，相当于淋巴母细胞性淋巴瘤。

(3) 组织细胞型：为不同程度成熟与分化的组织细胞增生所构成。

(4) 混合细胞型：同时含有淋巴细胞和组织细胞。

(5) 未分化型：为原始网织细胞增生所组成。

二、分类

1. 霍奇金淋巴瘤

内有肿瘤细胞、各种炎症细胞以及增生的毛细血管常混杂在一起形成肉芽肿样结构，并含有巨网状细胞。其中又分为淋巴细胞显著型、结节硬化型、混合性细胞结构型及淋巴细胞耗尽型。

2. 非霍奇金淋巴瘤

分为滤泡状淋巴瘤、弥漫性淋巴瘤等多种类型及分化方式。

三、临床表现

1. 症状

原发性胃淋巴瘤的症状极似胃癌。

(1) 腹痛：胃恶性淋巴瘤最常见的症状是腹痛。腹痛发生率在90%以上。疼痛性质不定，自轻度不适到剧烈腹痛不等，甚而有因急腹症就诊者。最多的是隐痛和胀痛进食可加重最初的印象，一般是溃疡病但制酸剂常不能缓解腹痛，可能是恶性淋巴瘤原发性损伤周围神经或肿大淋巴结压迫所致。

(2) 体重减轻：约占60%为肿瘤组织大量消耗营养物质和胃食欲缺乏摄入减少所引起，重者可呈恶病质

(3) 呕吐：与肿瘤引起的不全幽门梗阻有关，以胃窦部和幽门前区病变较易发生。

(4) 贫血：较胃癌更常见。有时可伴呕血或黑便。

2. 体征

上腹部触痛和腹部包块是最常见的体征有转移者，可发生肝脾大少部分患者可无任何体征。

四、诊断

1. 视诊

有类似溃疡病的症状及贫血或消化道出血征象。

2. X 线钡餐

表现为不规则的圆形充盈缺损，状如"鹅卵石"。有时可见到多发性溃疡，大而浅；或有充盈缺损或龛影，胃壁增厚，僵硬，胃黏膜粗糙、扭曲而肥大。

3. 内镜检查

因肿瘤的类型不同，可见到不同的表现，组织活检75%可明确诊断。

4. B 超和 CT 检查

有助于确定病变的部位、范围以及对治疗的反应，也有助于术前制订合适的治疗方案。

确诊为胃淋巴瘤后，须判断属原发性还是继发性。

原发性淋巴瘤的诊断标准为：①全身浅表淋巴结无肿大；②白细胞总数及分类正常；③胸部 X 线片未显示有胸骨后淋巴结肿大；④手术证实病变局限胃及区域性淋巴结；⑤肝、脾正常。

胃假性淋巴瘤：由胃壁的淋巴组织肿块型成，常与覆盖于其上的黏膜溃疡有关，是一种慢性炎症反应，是良性病变。表现为上腹部疼痛、腹部肿块及体重减轻，钡餐检查难以区别，治疗需手术切除，切下标本做病理学检查可明确诊断。

五、治疗

Ⅰ 期：手术。局部及区域淋巴结做放疗。

Ⅱ 期：手术。局部及区域淋巴结做放疗。

Ⅲ、Ⅳ期：手术、化疗、残存病变处做放疗。

原发性胃淋巴瘤的手术切除高，对放疗及化疗又很敏感，因此术后5年生存率均优于胃癌，

一般＞ 50%。

1. 手术治疗

是主要治疗手段、切除范围与胃癌相似，但其病变范围常不如胃癌大，因此，须在手术中做冰冻切片，防止切端肿瘤细胞残留。一般次全胃切除就可解决问题，如胃内有多个病灶，或病变较大，可行全胃切除术。同时需行区域淋巴结清扫。

2. 放疗

作为术后主要辅助性治疗措施。

适应证为：①肿瘤较大，已浸润浆膜面或有淋巴结转移，估计腹内仍有肿瘤残存者；②姑息性切除术后；③复发性胃淋巴瘤。放射剂量为 30 ～ 40 Gy。

3. 化疗

对有淋巴结转移或病变广泛的晚期病例，可采用联合化疗延长生命，化疗的药物以环磷酰胺为基本用药，常用的方案有：COP、CAOP、COPP、MOPP、CHOP 等。

六、预后

胃恶性淋巴瘤的预后与病变浸润深度及淋巴结有无转移有密切关系。据报道，病变局限在黏膜下层者，术后 5 年生存率为 71.4%，到肌层和浆膜层者则为 21.7%。另有报道无胃周围淋巴结转移的 5 年生存率为 88%，有淋巴结转移的为 32%，术后复发多发生于两年之内。

第五章 急性腹膜炎

急性腹膜炎是由细菌感染、化学刺激或损伤所引起的外科常见的一种严重疾病。多数是继发性腹膜炎，原于腹腔的脏器感染、坏死穿孔、外伤等。其主要临床表现为腹痛、腹部压痛腹肌紧张，以及恶心、呕吐、发烧、白细胞升高，严重时可致血压下降和全身中毒性反应，如未能及时治疗可死于中毒性休克。部分患者可并发盆腔脓肿、肠间脓肿和膈下脓肿、髂窝脓肿及粘连性肠梗阻等。为此积极的预防腹膜炎的发生，发生后早期确诊和清除病灶，是十分重要的。

第一节 急性弥漫性腹膜炎

一、腹膜的解剖生理概要

腹膜是一层很薄的光滑的浆膜，它由内皮细胞及弹性纤维构成，腹膜分为互相连续的壁层和脏层两部分，壁层贴衬于腹壁的里面，脏层覆盖在脏器的表面，并延伸成为韧带，系膜和网膜。把内脏固定于膈肌，后腹壁盆腔壁。腹腔是壁层和脏层之间的潜在间隙。腹腔是人体最大的浆膜腔，如果全部展开，其总面积与全身皮肤面积相等，约为 2 m²，男性腹腔是封闭的，女性腹腔则经输卵管漏斗、子宫、阴道而与外界相通，从严格的解剖学意义来讲，腹腔内并无脏器。但习惯上把腹腔脏层所覆盖的脏器，如胃、空回肠等，都称为腹腔内脏器。正常腹膜腔内只有少量液体，75 ～ 100 mL 之草黄色清亮液体，起着润滑作用，但在病理状态下却可容纳数千毫升以上 (如腹水、血液、脓液)，腹腔分大腹腔、小腹腔两部分，经由网膜孔相通。小腹腔位于小网膜，胃后壁和胃结肠韧带的后方。剩余部分包括盆腔在内均称为大腹膜腔。

平卧时小腹腔之后上部及膈下位置低于大腹腔。因此，化脓性腹膜炎时或手术后的患者均取半卧位，可避免大腹腔之感染液存于膈下区或流存于小腹腔形成脓肿；而在髂窝和盆腔形成脓肿后全身中毒症状较轻，治疗上也较为简便。大网膜是腹膜的一部分。从横结肠垂下遮盖下腹腔之脏器，有丰富之血液供应和大量的脂肪组织、活动度大，能够移动到所能及的病灶处将其包裹、填塞，使炎症局限，使损伤修复，有腹腔卫士之称。腹膜下层的脂肪组织中满布血管网、淋巴管网和神经末梢。腹膜的动脉来自肋间动脉和腹主动脉的分支、静脉血则回流到门静脉和下腔静脉。腹膜的淋巴液先引流入腹部淋巴结，再汇合到胸导管。壁腹膜系由第 6 ～ 12 肋间神经及第一腰神经的分支所支配。此属于周围神经，对痛觉敏感，定位准确，尤其当壁腹膜受刺激时，可使腹肌反射性收缩，引起反射性腹肌紧张；腹膜炎时的腹膜刺激征即由此产生。膈肌中心部分受到刺激，通过膈神经的反射作用，可引起肩部放射性痛。脏层腹膜系由交感神经及迷走神经分支支配，属于内脏神经，痛觉定位差，但对牵拉、压迫、膨胀等刺激敏感。通常表现为腹部钝痛，重刺激时可以引起心率变慢，血压下降和肠麻痹。

腹膜的生理功能有：①滑润作用：腹膜是双相的半渗透性薄膜，经常渗出少量液体以滑润腹腔。②防御作用：腹膜是人体浆膜中抗感染最强的一部分，当细菌和异物侵入腹腔时，腹腔渗出液中之大量吞噬细胞将其吞噬包围和吸收，大网膜的防御作用尤为显著，可将感染局限，防止感染扩散。③吸收作用：腹腔的强大吸收能力不但能将腹腔内积液、血液、空气，微小颗粒和细菌，电解质、尿素等很快吸收，也可以吸收毒素以减轻对腹膜之刺激，但大量毒素被吸收时可导致中毒性休克。腹腔上部腹膜的吸收能力比盆腔腹膜的吸收能力要强。④渗出与修复作用：在腹膜炎时，腹膜可渗出大量液体，蛋白质和电解质，起到稀释毒素和减少对腹膜刺激的作用，但渗出量太大时可引起水与电解质失调。炎性腹水中蛋白质含量在 2.5 g% 以上，可出现低蛋白血症。渗出液的性质因病因而异，如外伤引起的渗出液多混有血液。胃肠穿孔的渗出液中含有脏器的内容物。链球菌感染的渗出液为稀薄之浆液性液体，厌氧菌感染之渗出液中有一种特殊臭味。在炎性渗出液中还含有异物和破碎组织等。其中的纤维蛋白沉积可在病变周围产生粘连，防止感染扩散并可修复受损之组织，但也是导致粘连性肠梗阻之重要原因。

二、病因及分类

（一）根据腹膜炎的发病机制分类

1. 原发性腹膜炎

原发性腹膜炎临床上较少见，是指腹腔内无原发病灶，病原菌是经由血循、淋巴途径或女性生殖系等而感染腹腔所引起的腹膜炎。多见于体质衰弱，严重肝病患者或在抗病能力低下的情况下，或肾病、猩红热、营养不良并发上呼吸道感染时均可致病，尤其是 10 岁以下的女孩多见。脓液的性质根据菌种而不同，常见的溶血性链球菌的脓液稀薄而无臭味，脓汁和血培养可找到溶血性链球菌和肺炎双球菌。临床上常有急性腹痛、呕吐、腹泻，并迅速出现脱水或全身中毒症状。

2. 继发性腹膜炎

继发性腹膜炎是临床上最常见的急性腹膜炎，继发于腹腔内的脏器穿孔、脏器的损伤破裂、炎症和手术污染。主要常见病因有阑尾炎穿孔、胃及十二指肠溃疡急性穿孔、急性胆囊炎透壁性感染或穿孔、伤寒肠穿孔，以及急性胰腺炎，女性生殖器官化脓性炎症或产后感染等含有细菌之渗出液进入腹腔引起腹膜炎。绞窄性肠梗阻和肠系膜血管血栓形成引起肠坏死，细菌通过坏死之肠壁进入腹腔。导致腹膜炎。其他如腹部手术污染腹腔，胃肠道吻合口漏，以及腹壁之严重感染，均可导致腹膜炎。

正常胃肠道内有各种细菌，进入腹腔后绝大多数均可成为继发性腹膜炎的病原菌；其中以大肠杆菌最为多见，其次为厌氧杆菌、链球菌、变形杆菌等，还有肺炎双球菌，淋病双球菌，绿脓杆菌。但绝大多数情况下为混合感染。多种细菌的同时存在可发生协同的病理作用，极大地增加了感染的严重性，故毒性剧烈。

（二）根据病变范围分类

1. 局限性腹膜炎

腹膜炎局限于病灶区域或腹腔的某一部分，如炎症由于火网膜和肠曲的包裹形成局部脓肿，如阑尾周围脓肿、膈下脓肿、盆腔脓肿等。

2. 弥漫性腹膜炎

炎症范围广泛而无明显界限，临床症状较重，若治疗不及时可造成严重后果。

(三) 根据炎症性质分类

1. 化学性腹膜炎

见于溃疡穿孔，急性出血坏死型胰腺炎等、胃酸、十二指肠液，胆盐胆酸，胰液的强烈刺激而致化学性腹膜炎此时腹腔渗液中无细菌繁殖。

2. 细菌性腹膜炎

腹膜炎是由细菌及其产生之毒素的刺激引起腹膜炎。如空腔脏器穿孔 8 小时后多菌种的细菌繁殖化脓，产生毒素。

将腹膜炎分为不同类型，主要是为了治疗上的需要。然而这些类型在一定条件下是可以互相转化的。如溃疡穿孔早期为化学性腹膜炎，经过 6 ～ 12 小时后可转变成为细菌性化脓性腹膜炎；弥漫性腹膜炎可局限为局限性腹膜炎，相反，局限性腹膜炎也可发展为弥漫性腹膜炎。

三、病理生理变化

腹膜受到刺激后发生充血水肿，并失去固有光泽，随之产生大量浆液性渗出液。一方面可以稀释腹腔内毒素及消化液，以减轻对腹膜的刺激。另一方面也可以导致严重脱水，蛋白质丢失和电解质紊乱。渗出液中逐渐出现大量中性粒细胞、吞噬细胞、可吞噬细菌及微细颗粒。加以坏死组织，细菌和凝固的纤维蛋白，使渗出液变为混浊，继而成为脓液。常见之以大肠杆菌为主的脓液呈黄绿色、稠厚，并有粪臭味，在诊断上有着重要意义。

腹膜炎形成后之转归，要根据患者之抗菌能力和感染之严重程度及治疗的效果而定。一般年轻体壮者，抗病能力强，加之致病毒力弱，病变损害轻，治疗适当，则腹膜炎可向好转方向发展，炎症消散，腹膜病变自行修复而痊愈。如果感染局限为膈下脓肿，盆腔脓肿，肠袢间脓肿则需切开引流治疗。年老体弱，病变严重，治疗不适当不及时则感染可迅速扩散而形成弥漫性腹膜炎，此时腹膜严重充血、广泛水肿、炎性渗出不断增加，血容量急骤减少，腹腔内可积存数千毫升脓液，肠管浸泡在脓液中，胃肠壁也高度充血水肿，肠管内充满大量液体和气体，肠管高度膨胀、肠蠕动减弱或消失，形成麻痹性肠梗阻。由于腹膜吸收了大量毒素以致发生中毒性休克。膨胀的肠管可迫使膈肌升高，从而影响心脏功能。下腔静脉回流受阻，回心血量进一步减少，气体交换也受到一定障碍，加之高烧毒血症和败血症，脱水酸中毒、中毒性休克加深等。最后可导致多脏器衰竭 (MSOF)，这些都是急性化脓性腹膜炎的主要致死原因。

腹膜炎被控制后，根据病变损伤的范围和程度，常遗留有相应的纤维粘连，但大多数粘连并不产生任何后果，而部分患者可产生粘连性肠梗阻，所以及时的清除病灶和控制感染，手术时彻底清洗腹腔，对预防粘连性肠梗阻的发生有一定意义。

四、临床表现

由于致病原因的不同，腹膜炎可以突然发生，也可以逐渐发生。例如：胃十二指肠溃疡急性穿孔或空腔脏器损伤破裂所引起的腹膜炎，常为突然发生，而急性阑尾炎等引起的，则多先有原发病的症状，尔后再逐渐出现腹膜炎征象。

急性腹膜炎的主要临床表现，早期为腹膜刺激症状如 (腹痛、压痛、腹肌紧张和反跳痛等)。后期由于感染和毒素吸收，主要表现为全身感染中毒症状。

(一) 腹痛

这是腹膜炎最主要的症状。疼痛的程度随炎症的程度而异。但一般都很剧烈，不能忍受，且呈持续性。深呼吸、咳嗽，转动身体时都可加剧疼痛。故患者不顾变动体位，疼痛多自原发灶开始，炎症扩散后漫延及全腹，但仍以原发病变部位较为显著。

（二）恶心、呕吐

此为早期出现的常见症状。开始时因腹膜受刺激引起反射性的恶心呕吐，呕吐物为胃内容物。后期出现麻痹性肠梗阻时，呕吐物转为黄绿色之含胆汁液，甚至为棕褐色粪样肠内容物。由于呕吐频繁可呈现严重脱水和电解质紊乱。

（三）发热

突然发病的腹膜炎，开始时体温可以正常，之后逐渐升高。老年衰弱的患者，体温不一定随病情加重而升高。脉搏通常随体温的升高而加快。如果脉搏增快而体温反而下降，多为病情恶化的征象，必须及早采取有效措施。

（四）感染中毒

当腹膜炎进入严重阶段时，常出现高烧、大汗口干、脉快，呼吸浅促等全身中毒表现。后期由于大量毒素吸收，患者则处于表情淡漠，面容憔悴，眼窝凹陷，口唇发绀，肢体冰冷，舌黄干裂，皮肤干燥、呼吸急促、脉搏细弱，体温剧升或下降，血压下降休克，酸中毒。若病情继续恶化，终因肝肾功能衰弱及呼吸循环衰竭而死亡。

（五）腹部体征

表现为腹式呼吸减弱或消失，并伴有明显腹胀。腹胀加重常是判断病情发展的一个重要标志。压痛反跳痛是腹膜炎的主要体征，始终存在，通常是遍及全腹而以原发病灶部位最为显著。腹肌紧张程度则随病因和患者全身情况的不同而有轻重不一。突发而剧烈的刺激，胃酸和胆汁这种化学性的刺激，可引起强烈的腹肌紧张，甚至呈"木板样"强直，临床上叫"板样腹"。而老年人，幼儿，或极度虚弱的患者，腹肌紧张可以很轻微而被忽视。当全腹压痛剧烈而不易用扣诊的方法去辨别原发病灶部位时，轻轻叩诊全腹部常可发现原发病灶部位有较显著的叩击痛，对定位诊断很有帮助。腹部叩诊可因胃肠胀气而呈鼓音。胃肠道穿孔时，因腹腔内有大量游离气体平卧位叩诊时常发现肝浊音界缩小或消失。腹腔内积液多时，可以叩出移动性浊音，也可以用来为必要的腹腔穿刺定位。听诊常发现肠鸣音减弱或消失。直肠指诊时，如直肠前窝饱满及触痛，则表示有盆腔感染存在。

（六）化验及 X 线检查

白细胞计数增高，但病情严重或机体反应低下时，白细胞计数并不高，仅有中性粒细胞比例升高或毒性颗粒出现。腹部 X 线检查叫见肠腔普遍胀气并有多个小气液面等肠麻痹征象，胃肠穿孔时，多数可见膈下游离气体存在（应立位透视）。这在诊断上具有重要意义。体质衰弱的患者，或因有休克而不能站立透视的患者，即可以行侧卧拍片也能显示有无游离气体存在。

五、诊断

根据腹痛病史，结合典型体征，白细胞计数及腹部 X 线检查等，诊断急性腹膜炎一般并不困难。明确发病原因是诊断急性腹膜炎的重要环节。原发性腹膜炎常发生于儿童呼吸道感染期间、患儿突然腹痛呕吐、腹泻并出现明显的腹部体征。病情发展迅速。而继发性腹膜炎的病因很多，只要仔细讯问病史结合各项检查和体征进行综合分析即可诊断，腹肌的程度并不一定反应腹内病变的严重性。例如儿童和老人的腹肌紧张度就不如青壮年显著；某些疾病如伤寒肠穿孔或应用了肾上腺皮质激素后，腹膜刺激征往往有所减轻。故不能单凭某一项重要体征的有无而下结论，要进行全面分析。若在诊断时须要进一步的辅助检查。如肛指检查、盆腔检查、低半卧位下诊断性腹腔和女性后穹隆穿刺检查。根据穿刺所得液体颜色、气味、性质，及涂片镜检，或淀粉酶值的定量测定等来判定病因，也可做细菌培养。腹腔抽出的液体大致有透明、混浊、脓性、血性和粪水样几种。结核性腹膜炎为草黄色透明之黏液，上消化道穿孔为黄绿色混浊液含有胃液，胆汁。急性阑尾炎穿孔为稀薄带有臭味之脓液。而绞窄性肠梗阻肠坏死，可抽出血性异臭之液体。急性出血坏死性胰腺炎可抽出血性液而且胰淀粉酶定量很高。若腹穿为完全之新鲜不凝血则考虑为腹腔内实质性脏器损伤。一般空腔脏器穿孔引起的腹膜炎多是杆菌为主的感染。只有原发性腹膜炎是球菌为主的感染。如果腹腔液体在 100 mL 以下，诊断性腹穿不易成功。为明确诊断，可行诊断性腹腔冲洗，在无菌下注入生理盐水后再抽出进行肉眼检查和镜检，会给明确诊断提出可靠资料。对病因实在难以确定而又有肯定手术指针的病例，则应尽早进行剖腹探查以便及时发现和处理原发病灶，不应为了等待确定病因而延误手术时机。

六、鉴别诊断

(一)内科疾病

有不少内科疾病具有与腹膜炎相似的临床表现，必须严加区别，以免错误治疗。肺炎、胸膜炎、心包炎、冠心病等都可引起反射性腹痛，疼痛也可因呼吸活动而加重。因此呼吸短促、脉搏变快，有时出现上腹部腹肌紧张而被误认为腹膜炎。但详细追问疼痛的情况，细致检查胸部，加以腹部缺乏明显和肯定的压痛及反跳痛，即可做出判断。急性胃肠炎、痢疾等也有急性腹痛、恶心、呕吐、高热、腹部压痛等，易误认为腹膜炎。但饮食不当的病史、腹部压痛不重、无腹肌紧张、听诊肠鸣音增强等，均有助于排除腹膜炎的存在。其他，如急性肾盂肾炎、糖尿病酮中毒、尿毒症等也均可有不同程度的急性腹痛、恶心、呕吐等症状，而无腹膜炎的典型体征，只要加以分析，应能鉴别。

(二)急性肠梗阻

多数急性肠梗阻具有明显的阵发性腹部绞痛、肠鸣音亢进，腹胀，而无肯定压痛及腹肌紧张，易与腹膜炎鉴别。但如梗阻不解除，肠壁水肿瘀血，肠蠕动由亢进转为麻痹，临床可出现鸣音减弱或消失，易与腹膜炎引起肠麻痹混淆。除细致分析症状及体征，并通过腹部 X 线片和密切观察等予以区分外，必要时需做剖腹探查，才能明确。

(三)急性胰腺炎

水肿性或出血坏死性胰腺炎均有轻重不等的腹膜刺激症状与体征，但并非腹膜感染；在鉴别时，血清或尿淀粉酶升高有重要意义，从腹腔穿刺液中测定淀粉酶值有时能肯定诊断。

(四)腹腔内或腹膜后积血

各种病因引起腹内或腹膜后积血，可以出现腹痛、腹胀、肠鸣音减弱等临床现象，但缺乏压痛、反跳痛、腹肌紧张等体征。腹部 X 线片、腹腔穿刺和观察往往可以明确诊断。

(五)其他

泌尿系结石症、腹膜后炎症等均由于各有其特征，只要细加分析，诊断并不困难。

七、治疗

治疗原则上是积极消除引起腹膜炎之病因，并彻底清洗吸尽腹腔内存在之脓液和渗出液，或促使渗出液尽快吸收、局限。或通过引流而消失，为了达到上述目的，要根据不同的病因，不同的病变阶段，不同的患者体质，采取不同的治疗措施。总的来说，急性腹膜炎的治疗可分为非手术治疗和手术治疗两种。

(一) 治疗方法上的选择

1. 非手术治疗

应在严密观察及做好手术准备的情况下进行，其指征是：

(1) 原发性腹膜炎或盆腔器官感染引起腹膜炎：前者的原发病灶不在腹腔内，后者对抗生素有效一般不需手术，但在非手术治疗的同时，应积极治疗其原发病灶。

(2) 急性腹膜炎的初期尚未遍及全腹，或因机体抗病力强，炎症已有局限化的趋势，临床症状也有好转，可暂时不急于手术。

(3) 急性腹膜炎病因不明病情也不重，全身情况也较好，腹腔积液不多，腹胀不明显，可以进行短期的非手术治疗进行观察 (一般 4 ～ 6 小时)。观察其症状，体征和化验，以及特殊检查结果等，然后根据检查结果和发展情况以决定是否须要手术。

2. 手术治疗

通常适用于病情严重，非手术疗法无效者，其指证是：

(1) 腹腔内原发病灶严重者，如腹内脏器损伤破裂、绞窄性肠梗阻、炎症引起肠坏死、肠穿孔、胆囊坏疽穿孔、术后之胃肠吻合口瘘所致之腹膜炎。

(2) 弥漫性腹膜炎较重而无局限趋势者。

(3) 患者一般情况差，腹腔积液多，肠麻痹重，或中毒症状明显，尤其是有休克者。

(4) 经保守治疗 (一般不超过 12 小时)，如腹膜炎症与体征均不见缓解，或反而加重者。

(5) 原发病必须手术解决的，如阑尾炎穿孔、胃、十二指肠穿孔等。

(二) 非手术治疗方法

1. 体位

在无休克时，患者应取半卧位，有利于腹内之渗出液积聚在盆腔，因为盆腔脓肿中毒症状较轻，也便于引流处理。半卧位时要经常活动两下肢，改换受压部位，以防发生静脉血栓形成和褥疮。

2. 禁食

对胃肠道穿孔患者必须绝对禁食，以减少胃肠道内容物继续漏出。对其他病因引起之腹膜炎已经出现肠麻痹者，进食能加重肠内积液积气使腹胀加重。必须待肠蠕动恢复正常后，才可开始进饮食。

3. 胃肠减压

可以减轻胃肠道膨胀，改善胃肠壁血运，减少胃肠内容物通过破口漏入腹腔，是腹膜炎患者不可少的治疗，但长期胃肠减压妨碍呼吸和咳嗽，增加体液丢失可造成低氯低钾性碱中毒，故一旦肠蠕动恢复正常应及早拔去胃管。

4. 静脉输入品胶体液

腹膜炎禁食患者必须通过输液以纠正水电解复和酸碱失调。对严重衰竭患者应多输点血和血浆，清蛋白以补充因腹腔渗出而丢失后蛋白防止低蛋白血症和贫血。对轻症患者可输给葡萄糖液或平衡盐，对有休克之患者在输入晶胶体液之同时要有必要的监护、包括血压、脉率、心电、血气、中心静脉压，尿比重和酸碱度，红细胞压积、电解质定量观察、肾功能等，用以即时修正液体的内容和速度，和增加必要的辅助药物。也可给一定量的激素治疗。在基本扩容后可酌情使用血管活性药，其中以多巴胺较为安全，确诊后可边抗休克边进行手术。

5. 补充热量与营养

急性腹膜炎须要大量的热量与营养以补其需要，其代谢率为正常的140%，每日须要热量达3 000～4 000千卡。当不能补足所需热量时，机体内大量蛋白质被消耗，则患者承受严重损害，目前除输葡萄糖供给部分热量外，尚须输给复方氨基酸液以减轻体内蛋白的消耗，对长期不能进食的患者应考虑深静脉高营养治疗。

6. 抗生素的应用：

由于急性腹膜炎病情危重且多为大肠杆菌和粪链菌所致的混合感染，早期即应选用大量广谱抗生素，之后再根据细菌培养结果加以调整，给药途径以静脉滴注较好，除大肠杆菌、粪链球菌外，要注意有耐药的金黄色葡萄球菌和无芽孢之厌氧菌（如粪杆菌）的存在，特别是那些顽固的病例，适当的选择敏感的抗生素如：氯霉素、克林霉素、甲硝唑、庆大霉素、氨基青霉素等。对革兰阴性杆菌败血症者可选用第三代头孢菌素如头孢曲松等。

7. 镇痛

为减轻患者痛苦适当地应用镇静止痛剂是必要的。对于诊断已经明确，治疗方法已经决定的患者，用哌替啶或吗啡来制止剧痛也是允许的，且在增强肠壁肌肉之张力和防止肠麻痹有一定作用。但如果诊断尚未诊定，患者还须要观察时，不宜用止痛剂以免掩盖病情。

(三) 手术治疗

1. 病灶处理

清除腹膜炎之病因是手术治疗之主要目的。感染源消除的越早，则预后愈好，原则上手术切口应该愈靠近病灶的部位愈好，以直切口为宜便于上下延长、并适合于改变手术方式。探查要轻柔细致，尽量避免不必要的解剖和分离，防止因操作不当而引起感染扩散，对原发病灶要根据情况做出判断后再行处理、坏疽性阑尾炎和胆囊炎应予切除、若局部炎症严重，解剖层次不清或病情危重而不能耐受较大手术时可简化操作，只做病灶周之引流或造瘘术。待全身情况好转、炎症愈合后3～6个月来院做择期胆囊切除或阑尾切除术。对于坏死之肠段必须切除。条件实在不允许时可做坏死肠段外置术。一面抗休克一面尽快切除坏死肠段以挽救患者，此为最佳手术方案。对于胃十二指肠溃疡穿孔在患者情况允许下，如穿孔时间短处在化学性腹膜炎阶段，空腹情况下穿孔、腹腔污染轻，病变确须切除时应考虑行胃大部切除术，若病情严重，患者处于中毒性休克状态，且腹腔污染重处在化脓性腹膜炎阶段，则只能行胃穿孔修补术，待体质恢复、3～6个月后住院择期手术。

2. 清理腹腔

在消除病因后，应尽可能地吸尽腹腔内脓汁、清除腹腔内之食物和残渣、粪便、异物等，清除最好的办法是负压吸引，必要时可以辅以湿纱布揩拭，应避免动作粗糙而伤及浆膜表面之内皮细胞。若有大量胆汁，胃肠内容物严重污染全腹腔时，可用大量生理盐水进行腹腔冲洗，一面洗、一面吸引，为防止冲洗时污染到膈下、可适当将手术床摇为头高之斜坡位，冲洗到水清亮为止，若患者体温高时，亦可用 4℃～ 10℃之生理盐水冲洗腹腔，兼能收到降温效果。当腹腔内大量脓液已被形成的假膜和纤维蛋白分隔时，为达到引流通畅的目的必须将假膜和纤维蛋白等分开，去除虽有一定的损伤但效果较好。

3. 引流

引流的目的是使腹腔内继续产生的渗液通过引流物排出体外，以便残存的炎症得到控制，局限和消失。防止腹腔脓肿的发生。弥漫性腹膜炎手术后，只要清洗干净，一般不须引流。但在下列情况下必须放置腹腔引流。

(1) 坏疽病灶未能切除，或有大量坏死组织未能清除时。

(2) 坏疽病灶虽已切除，但因缝合处组织水肿影响愈合有漏的可能时。

(3) 腹腔内继续有较多渗出液或渗血时。

(4) 局限性脓肿。

通常采用之引流物有烟卷引流，橡皮管引流、双套管引流、潘氏引流管、橡皮片引流，引流物一般放置在病灶附近和盆腔底部。

第二节　腹腔脓肿

急性腹膜炎局限后，脓液未被吸收，为腹壁、脏器、肠系膜或大网膜及其间的粘连所包围，形成腹腔脓肿。以膈下和盆腔为多见，有时也存在于肠袢间或腹腔其他部位。

一、膈下脓肿

凡是脓液积聚在横膈下的任何一处均称为膈下脓肿。膈下脓肿是腹腔内脓肿最为重要的一种。是腹膜炎的严重并发症。当感染一经在膈下形成脓肿都必须通过外科引流才能治疗。

(一) 有关膈下区之解剖

膈下区之解剖，都是以肝脏为标准，因为横膈下大部分被肝占据。

1. 膈下间隙

在横结肠及其系膜之上，横膈之下及左右腹壁之间整个间隙，均称膈下间隙。膈下间隙分为肝上间隙和肝下间隙。

2. 肝上间隙

被冠状韧带分为右肝上间隙和左肝上间隙

3. 右肝上间隙

又被右侧韧带分为右肝前上间隙和右肝后上间隙。

4. 左肝上间隙

因左侧韧带是自横膈伸展到肝脏左叶的后面，故左肝上间隙只是一个间隙。因此肝上间隙共分为、右前上，右后上，及左上三个间隙。

5. 肝下间隙、被镰状韧带分为左右两部分，即右肝下间隙及左肝下间隙 (左肝前下及左肝后下间隙)。

（二）病因与病理

膈下腹膜淋巴网丰富，故感染易于引向膈下，膈下脓肿可以因体内任何部位的感染而继发。大部分为腹腔脓性感染的并发症。常见于急性阑尾炎穿孔、胃十二指肠溃疡穿孔，以及肝胆等的急性炎症，这些常并发右膈下感染。腹膜外的膈下脓肿，多来自肝脓肿的破入，据统计25%～30%之膈下感染会发展成为脓肿，余者多可自行消散，这是由于腹腔上部之腹膜具有强大的抵抗力。

引起脓肿的病原菌多数来自胃肠道，其中大肠杆菌，厌氧菌的感染约占40%，链球菌的感染占40%，葡萄球菌感染约占20%。但多数是混合性感染。

（三）临床表现

膈下脓肿的诊断一般比较困难，因为本病是继发感染，常被原发病灶之症状所掩盖。原发灶经过治疗病情好转，数日后又出现持续发烧、乏力、上腹部疼痛，应该想到有无膈下感染。

1.毒血症

早期为细菌性毒血症的表现，即在康复过程中突然发生间歇或弛张型高烧，有时是寒战高烧、食欲减退、脉率快或弱而无力乃至血压下降。

2.疼痛

上腹痛、在深呼吸和转动体位时加重，有持续性钝痛向肩背部放射，脓肿大时可有胀痛气急、咳嗽或呃逆。

3.膈下和季肋区有叩击痛、压痛，若脓肿表浅时该处皮肤有可凹性水肿。

4.患侧之呼吸动度变小，肋间隙不如健侧明显。

5.肝浊音界升高。

6.约25%的病例脓腔中含有气体，可叩击出四层不同之音响区，最下层为肝浊音或脓腔的浊音，上层为气体之鼓音，再上层为反应性胸腔积液或萎缩肺的浊音，最上层为肺之清音。

7.患侧肺底部呼吸音减弱或消失。

8.白细胞计数升高及中性粒细胞比例增加。

（四）辅助检查

1.X 线检查

患者取立位，从前后和侧位拍片，可发现病侧之横膈运动消失或减弱，示有膈下感染，但不一定积脓。还可发现病侧横膈抬高和肋膈角消失，肺野模糊，表示有反应性胸腔积液或肺实质变化,可以看到膈下有气液面,约10%的膈下脓肿有产气菌的感染，及胃十二指肠穿孔之气体，左膈下脓肿可见胃受压移位。

2.B 超检查

B 超可明确显示脓腔之大小，部位、深浅度，又可在 B 超引导下做穿刺抽脓或将穿刺点标于体表做诊断性穿刺。

3.电子计算机 X 线断层扫描 (CT)

可行定性定位诊断。

4.诊断性穿刺

穿刺的确可以使炎症沿针道播散，如穿刺若经肋膈角可以致胸腔感染，所以有些外科医生宁愿行探查性切开，我们认为在病情重而诊断又不肯定时，可在 X 线或 B 超定位引导下穿刺，若抽出脓汁则立即切开引流。实际上膈下脓肿存在时，其肋膈角大部已有粘连故穿刺引起脓胸之机会不大。

（五）治疗

膈下脓肿起始于感染，如能积极治疗使炎症逐渐消散，则能预防脓肿形成。因此，半卧位、胃肠减压、选用适当之抗生素以及加强支持疗法等都是预防形成脓肿的治疗。一旦形成脓肿必须及早手术引流。以防膈下脓肿穿破膈肌形成脓胸，或破入腹腔再次形成弥漫性腹膜炎，穿破附近血管引起大出血等。手术前一定确定脓肿的位置以便选择引流的切口和进路。手术避免污染胸腔和腹腔，并给予输血等支持治疗，保证患者顺利度过手术关并及早痊愈。

膈下脓肿常用之手术引流途径有：经前肋缘下部、后腰部及侧胸部三种。

1. 经前肋缘下部引流

是最常用之途径。优点是此途径较安全，缺点是膈下脓肿多数偏高偏后，从前壁引流不易通畅，目前加用负压吸引可弥补其不足。对位置较前的脓肿，此手术进路最为理想。方法是局麻下做前肋缘下切口、切开皮肤和肌层显露腹膜后，用长 9 号针穿刺以确定脓腔位置，若靠上可在腹膜外向上分离至接近脓腔部位，再穿刺抽出脓液后沿穿刺针进止血钳以扩大引流口，吸尽脓汁，置管引流。若脓肿在切口附近，可直接引流，不要进入腹膜腔去分离脓肿周围之粘连，以防脓汁进入腹腔造成腹膜炎。右肝前上间隙脓肿的切开引流术插图示皮肤切口的位置，是在右侧肋缘平行。切开腹壁肌层和横筋膜后，用手指将壁腹膜向膈肌分离，直至脓肿的部位，即可脓肿获得腹膜外之引流。

2. 经后腰部引流途径

此途径适用于左右膈下靠后部的脓肿，即使是右肝上间隙靠后的脓肿，也可采用此引流途径，方法是在局麻下沿第十二肋做切口，在骨膜下切除第十二肋，平第一腰椎棘突平面横行切开肋骨床，然后进入腹膜后间隙，用粗针穿刺找到脓腔，再用手指插入脓腔排脓。手术尽可能在直视下进行，避免误入胸腔。

3. 经侧胸部引流

适用于右肝上间隙的高位膈下脓肿，此途径须经过胸腔肋膈角部分，除非原有胸膜疾病此处已粘连闭合，否则均应分二期进行。第一期在侧胸部第 8 或第 9 肋处做切口并切除一小段肋骨直至胸膜。然后用碘仿纱布和乙醇纱布填塞伤口，使引起周围粘连一周后再行第二二期手术时即可在穿刺定位后，切开已粘连的胸腔肋膈角，直达脓肿置管引流。

二、盆腔脓肿

盆腔位于腹膜最低部位，腹腔内炎性渗出物易积于此间，为腹腔内感染最常见的并发症。由于盆腔腹膜面小，吸收的毒素也较小，因此盆腔脓肿的全身中毒症状较轻。而局部症状相对显著，一般表现体温弛张不退或下降后又回升，白细胞增多中性粒细胞比值增高，由于脓液刺激直肠和膀胱，患者感觉有里急后重感即下腹坠胀不适，大便次数增多，粪便常带有黏液，尿频和排尿困难等症象。直肠指诊可发现肛管括约肌松弛，直肠前壁可扪及包块有触痛，有时有波动感。

盆腔感染尚未形成脓肿时，可选用适当的抗生素治疗，热水坐浴、理疗，或用温水灌肠

(41℃～43℃)，在保守治疗过程中反复肛指检查，一旦脓肿形成肛指检触到包块软有波动感。应立即行盆腔脓肿切开引流术。手术方法是使患者在手术床上取截石位，用肛镜显露直肠前壁在包块波动处用长粗针头穿刺。抽得脓液后，穿刺针暂不拔出，用尖刀沿穿刺针方向切一小口，再用直止血钳插入脓腔扩大引流口，放尽脓液后，放置软橡皮引流条引流。术后第 3 ～ 4 天拔去引流物。对已婚妇女，脓肿向阴道突破者，可经阴道后穹窿切开引流。

截石位，臀部尽可能靠近手术台边缘。用手指徐徐扩张肛门后。将肛门扩张器轻轻插入肛门，到达直肠内撑开扩张器，看清直肠前面隆起部位后，用 2% 红汞消毒该处，随即在隆起处用穿刺针向前上方刺入。抽得脓液后穿刺暂不拔出，用刀尖沿穿刺方向切开再用止血钳插入脓腔撑开止血钳扩大引流口。

排尽脓液后，取一根软橡皮管放入脓腔内，从肛门引出。橡皮管顶端剪 2 ～ 3 个侧孔，以利脓液引流。取出肛门扩张器，用胶布固定引流管。

三、肠间脓肿

脓液被包围在肠管，肠系膜与网膜之间，可形成单个或多个大小不等之脓肿，由于脓肿周围有较广泛之粘连，常伴发不同程度的粘连性肠梗阻、如脓肿穿入肠管或膀胱，则形成内瘘，脓液即随大小便排出。临床上可表现有弛张热，腹胀或不完全性肠梗阻、有时可扪及压痛之包块。B超可以测出脓腔之部位和大小、数目。确诊而又保守治疗无效时，应考虑剖腹探查引流术。

第六章 急腹症

急腹症 (acute abdomen) 是指腹腔内、盆腔内和腹膜后组织或脏器发生了急剧病理变化而产生的以腹部症状、体征为主，同时伴有全身反应的临床表现。急性腹痛是急腹症患者最常见最突出的临床表现。引起急腹症的病因复杂，腹腔内脏器病变大致可归纳为以下几类：炎症性、脏器破裂或穿孔性、梗阻或绞窄性、出血性、脏器扭转性、脏器损伤性及血管性病变等。腹腔外脏器病变和全身性疾病亦可引起急性腹痛。外科急腹症是泛指需手术治疗的腹腔内非创伤性急性病变，是多种急性病变的集中表现。各类急腹症的共同特点是发病急、进展快、病情重、需紧急处置。在一般综合医院中，约占普通外科患者的 25% 以上，外科医生对急腹症必须给予足够的重视。

一、急腹症的机制

急腹症的突出症状是急性腹痛，而腹痛的症状是多种多样而且多变，同一疾病可以表现不同的腹痛，不同的疾病也可以表现类似的腹痛，腹痛的轻重程度，相应的体征在不同患者上又不完全一致，所以急腹症的诊断常有一定困难。腹部疼痛的感觉有其特殊的感觉途径并相互掺杂，因而了解急性腹痛发生的机制，掌握其发生和变化的规律，对诊断是很有帮助的。

来自腹腔各脏器的生理性和病理性刺激，通过自主神经传入中枢神经系统。自主神经系统又称内脏神经系统，其神经末梢的感受体广泛存在于空腔脏器的腔壁和实质脏器的被膜之中。腹壁及壁腹膜的感觉通过躯体神经传入，和体表的感觉无异。腹部的疼痛感觉有三种。

(一) 内脏痛

真性内脏痛，病理性刺激完全由内脏传入纤维传导，躯体神经未参与。内脏痛有以下一些特点。

1. 定位不明确

常表现在中线附近，性质为深在的弥散性隐痛，患者很难指出确切的疼痛部位。定位模糊的原因除内脏传入纤维本身的解剖和神经生理特性外，不同部位的冲动均通过腹腔神经节或腹下神经节再传入脊髓，容易产生交错和重叠，内脏痛的定位虽然模糊，但大致有节段性的区分，这是由于消化道各部分均起源于位于中线的胚胎原肠。前肠发育成胃、十二指肠、肝、胆囊和胰腺，中肠发育成空肠、回肠、升结肠和横结肠，后肠发育成脾曲以下的结肠，直至直肠下端，但不包括肛管。所以来自前肠器官的疼痛表现在上腹部，中肠器官的疼痛在脐周围，后肠器官的疼痛在下腹部。

由于内脏传入交感神经以及盆腔的副交感神经通路进入不同的脊髓段，一定强度的冲动传入后，使疼痛的感觉限于相应脊髓段的范围。腹腔内脏器的神经通路与进入的脊髓段如表 6-1 所示。

表 6-1 腹腔脏器的神经通路与脊髓段

脏器	神经通路	脊髓段
膈周围部分	肋间神经 7 ～ 12	胸 7 ～ 12
膈中央部分	膈神经	颈 3 ～ 5
肝、胆、胰、脾	内脏大神经	胸 7 ～ 9
胃、十二指肠	内脏大神经	胸 7 ～ 9
小肠	内脏小神经	胸 9 ～ 1
结肠、阑尾	内脏小神经	胸 11
膀胱底部、子宫底体部及附件、肾、输尿管、睾丸	内脏最下神经	胸 11
膀胱体颈部、子宫颈部、前列腺、直肠、乙状结肠末端		骶 2 ～ 4

2. 内脏痛的特殊性

内脏传入纤维及其在内脏感受体的数目也远较躯体神经稀少，感觉到的疼痛为慢痛，远不如躯体神经的快痛敏锐。内脏对外界的强烈刺激，如刀割、针刺、烧灼等感觉很迟钝，但对张力变化，如过度牵拉、突然膨胀、剧烈收缩，特别是缺血，疼痛感觉十分灵敏。

3. 常伴有恶心、呕吐等消化道症状

在急腹症时反射性呕吐有别于胃肠道梗阻性呕吐，后者主要是胃肠道内容物的逆反，呕吐频繁且呕吐量大，但由于梗阻时胃肠道的痉挛和膨胀，也可有反射性呕吐。

(二) 牵涉痛

牵涉痛又称放射痛或感应痛，指内脏痛达到一定强度后，出现相应的浅表部位疼痛和感觉过敏，这种疼痛的发生有躯体神经的参与。内脏传入纤维在进入脊髓的解剖通路中，同时也有体表的躯体神经纤维加入，一同进入脊髓后角。不同的脊髓段有不同的躯体神经纤维参加。有些内脏传入纤维和躯体传入纤维需要共用同一神经元，使两个不相关的部位发生疼痛关联的现象，此即会聚 - 辐散机制 (convergence-projection)。根据病变内脏和相关的浅表部位距离的远近，可分为：①近位牵涉痛：例如，胃十二指肠急性病变和胸 7 ～ 9 的脊神经支配区相关联，牵涉痛表现在上腹部。阑尾急性病变和胸 11 ～ 12 的脊神经支配区相关联，牵涉痛表现在右下腹部，腹腔内病变和牵涉区位置接近或基本重叠。②远位牵涉痛：例如，隔中央部分受刺激可牵涉颈 3 ～ 5 脊神经支配区，即同侧肩胛部位疼痛；胆囊急性病变也可经该通路发生牵涉痛；同样胸腔内病变刺激膈周围，也可牵涉下六肋间神经的支配区疼痛，表现为上腹部痛；输尿管的痉挛可牵涉腰 1 脊神经支配区，表现阴囊部位疼痛。病变部位和牵涉区距离较远，从表面上看两者似乎无联系。

(三) 躯体痛

躯体痛即壁腹膜痛，也就是通常的体表疼痛，为壁腹膜受刺激后产生的痛觉，由于壁腹膜可能包括一部分肠系膜，由相应段的脊髓神经司感觉，无内脏传入神经参与，其痛觉与体表疼痛无异，定位准确、痛感敏锐，传入冲动强烈时，在脊髓后角形成兴奋区，使同侧脊髓前角的运动细胞受到刺激，产生反射性肌紧张或僵直。

在某一急腹症的发展过程中，产生腹痛的机制有其相应的变化，虽然痛的表现受到很多因素的影响，但仍可大致了解其变化的一般规律。以急性阑尾炎为例，在发病的早期，阑尾的炎症和水肿较轻，或有阑尾梗阻，阑尾腔扩张，冲动沿内脏神经传入，产生真性内脏痛，腹痛表现在腹中线，通常是脐周围，患者很难明确指出腹痛的部位，疼痛性质为隐痛。随着炎症的发展，阑尾肿胀加重，疼痛阈降低，传入的冲动变为强烈，兴奋脊髓后角的共同神经元，出现牵涉痛，患者感到疼痛转移到右下腹部，由于有躯体神经参与，疼痛部位较明确，程度也加重。最后阑尾浆膜开始有渗出刺激系膜及附近的腹膜，右下腹痛局限而剧烈，并有局部肌紧张。再以急性胆囊炎为例，发病时如果仅有胆囊张力的轻度增加，单纯内脏痛表现为上腹正中隐痛不适，如果发生在夜间，患者甚至没有这一段隐痛的感觉经历。一旦有结石嵌顿，胆囊剧烈收缩，或发生血运障碍，则强烈的内脏传入冲动诱发右肋缘下的牵涉痛，并可经膈神经放射至右肩胛区，疼痛剧烈，并随着胆囊的收缩而阵发性加重。等到胆囊炎性渗出侵及局部腹膜后，右上腹疼痛更重，局部肌紧张也很明显。

二、急腹症的临床诊断与分析

急腹症主要病因器官有：空腔脏器、实质性脏器和血管。

空腔脏器的急腹症多源于：①穿孔：如胃十二指肠溃疡穿孔、阑尾穿孔、胃癌或结直肠癌穿孔、小肠憩室穿孔等；②梗阻：如幽门梗阻、小肠梗阻、肠扭转、肠套叠、胃肠道肿瘤引起的梗阻、炎性肠病的梗阻；③炎症感染：如急性阑尾炎、急性胆囊炎等；④出血：胃癌或结直肠癌伴出血、胃肠道血管畸形引起的出血。

实质性脏器的急腹症多见于：①破裂出血：如肝癌破裂出血、肝脾创伤性破裂出血；②炎症感染：如急性胰腺炎、肝脓肿。

血管原因引起的急腹症随着人口老龄化有增多趋势。常见病因有：①腹主动脉瘤破裂；②肠系膜血管血栓形成或栓塞；③由于其他原因所致的器官血供障碍，如绞窄疝、肠扭转。

随着科学技术的发展，医疗器械的明显进步，对于急腹症的定位和定性有了很大帮助。尽管如此，详细地询问病史，认真细致地体格检查、合理地逻辑推断和分析仍旧是不可替代的。

（一）病史

1. 现病史

(1) 腹痛：腹痛依据接受痛觉的神经分为内脏神经痛 (visceral)、躯体神经痛 (somatic) 和牵涉痛 (referred)。内脏神经主要感受胃肠道膨胀等机械和化学刺激，通常腹痛定位模糊，范围大，不准确。依据胚胎来源，前肠来源器官引起的疼痛位置通常在上腹部。中肠来源的器官在脐周。后肠来源的器官在下腹部。躯体神经属于体神经，主要感受壁层和脏腹膜的刺激，定位清楚、腹痛点聚焦准确。牵涉痛也称放射痛，是腹痛时牵涉到远隔部位的疼痛，如肩部，这是因为两者的痛觉传入同一神经根。

1) 诱因：急腹症发病常有诱因，如急性胆囊炎、胆石症发病常在进油腻食物后。急性胰腺炎多有过量饮酒或暴食史。胃或十二指肠溃疡穿孔常在饱餐后。肠扭转常有剧烈运动史。

2) 部位：腹痛起始和最严重的部位通常即是病变部位。如急性胃或十二指肠溃疡穿孔，腹痛起始于溃疡穿孔部位，很快腹痛可蔓延到全腹，但是穿孔处仍是腹痛最显著部位。

转移性腹痛：是急性阑尾炎的典型腹痛类型。阑尾在炎症未波及浆膜层（内脏神经）时，先表现为脐周或上腹痛。随着病情发展，炎症波及浆膜层（躯体神经）后，疼痛定位于右下腹。有时急性十二指肠溃疡穿孔，肠内容物沿着右结肠旁沟下行也可引起类似腹痛，需要鉴别。

牵涉痛或放射痛：急性胆囊炎、胆石症患者诉右上腹或剑突下痛时，可有右肩或右腰背部的放射痛。急性胰腺炎或十二指肠后壁穿孔多伴有右侧腰背部疼痛。肾或输尿管上段结石腹痛可放射到同侧下腹或腹股沟。输尿管下段结石可伴有会阴部放射痛。

腹腔以外的某些病变，如右侧肺炎、胸膜炎等可刺激肋间神经和腰神经分支（胸6～腰1）引起右上或右下腹痛，易被误诊为急性胆囊炎或者急性阑尾炎。

3) 腹痛发生的缓急：空腔脏器穿孔性疾病起病急，如胃或十二指肠溃疡一旦穿孔，立即引起剧烈腹痛。炎症性疾病起病缓，腹痛也随着炎症逐渐加重。如急性胆囊炎、急性阑尾炎。

4) 性质：持续性钝痛或隐痛多为炎症或出血引起。如胰腺炎、肝破裂等。空腔脏器梗阻引起的疼痛初起呈阵发性，疼痛由于肠管痉挛所致，表现为绞痛。间隙期无腹痛。如小肠梗阻、输尿管结石等。持续性疼痛伴阵发性加剧则为炎症与梗阻并存。肠系膜血管栓塞患者多见于高龄患者，通常腹痛和体征不显著，临床症状与严重的全身状况（如休克症状）不匹配，需要警惕。

5) 程度：炎症初期的腹痛多不剧烈，可表现为隐痛，定位通常不确切。随着炎症发展，疼痛加重，定位也逐渐清晰。空腔脏器穿孔引起的腹痛起病急，一开始即表现为剧烈绞痛。实质性脏器破裂出血对腹膜的刺激不如空腔脏器穿孔的化学刺激强，故腹痛和腹部体征也较弱。

(2) 消化道症状

1) 厌食：小儿急性阑尾炎患者常先有厌食，其后才有腹痛发作。

2) 恶心、呕吐：腹痛发生后常伴有恶心和呕吐。病变位置高一般发生呕吐早且频繁，如急性胃肠炎、幽门或高位小肠梗阻等。病变位置低则恶心、呕吐出现时间迟或无呕吐。呕吐物的色泽，量和气味可以帮助判断病变部位。呕吐宿食且不含胆汁见于幽门梗阻。呕吐物含胆汁表明病变位于胆总管开口以远。呕吐物呈咖啡色提示伴有消化道出血。呕吐物如粪水状，味臭通常为低位小肠梗阻所致。

3) 排便：胃肠道炎症患者多伴有便频。消化道梗阻患者可表现为便秘。消化道肿瘤患者可伴有血便。上消化道出血粪便色泽深，呈柏油状黑色。下消化道出血色泽鲜，依据其距肛缘的距离和滞留肠道的时间可呈紫色、暗红或鲜红。

(3) 其他伴随症状：腹腔器官炎症性病变通常伴有不同程度的发热。急性胆管炎患者可伴有高热、寒战和黄疸。消化道出血患者可见贫血貌。肝门部肿瘤、胰头癌等引起梗阻性黄疸的患者可伴皮肤瘙痒。有尿频、尿急、尿痛者应考虑泌尿系疾患。

2. 月经史

月经史有助于鉴别妇产科急腹症。育龄期妇女的末次月经时间有助于判断异位妊娠。卵巢滤泡或黄体破裂多发生在两次月经之间。

3. 既往史

既往有消化性溃疡病史者，突发上腹部疼痛，要考虑溃疡穿孔。有胆囊结石病史，出现腹痛、黄疸应怀疑胆石落入胆总管。既往有手术史者出现阵发性腹痛有助于粘连性肠梗阻的鉴别。

（二）体格检查

1. 全身情况

患者的面容、精神状态、体位可有助于判断病情。腹腔出血患者通常面色苍白，呈贫血貌；腹膜炎患者面容痛苦，体位屈曲，不敢伸展；脱水患者眼眶凹陷，皮肤皱缩、弹性下降；胆道梗阻患者伴有巩膜和皮肤黄染，皮肤有抓痕。

2. 腹部检查

应该充分展露从乳头至腹股沟的整个区域。检查包括望、触、叩、听四个方面，按步骤进行。心、肺、血压等相关检查也不能忽略。

(1) 望诊：望诊时应充分显露整个腹部，包括腹股沟区。应注意腹部形态、皮肤色泽与弹性、腹壁浅表静脉和其他异常表现。如肠梗阻时腹部膨隆，腹壁浅表静脉显现。消化性溃疡穿孔时，腹部凹陷，呈舟状腹。幽门梗阻伴严重脱水时腹壁皮肤皱缩，弹性差。肝硬化患者可见腹壁浅静脉显露，皮肤可见蜘蛛痣，这有助于鉴别上消化道出血病因。不对称性腹胀或局限性隆起，多见于肠扭转。腹股沟区或阴囊可见囊性肿块应考虑嵌顿疝。

(2) 触诊：腹部触诊应取仰卧屈膝体位，以放松腹壁肌肉。必要时也可变更体位，如腰大肌试验。触诊时应从无腹痛或腹痛较轻的部位开始检查。腹腔有炎症时，触诊时有腹膜炎体征，包括压痛、肌紧张和反跳痛。腹膜炎体征的程度通常能反映病变的轻重。压痛最明显的部位通常就是病变部位，如急性阑尾炎起始阶段，患者主诉为脐周腹痛，但右下腹已有压痛。肌紧张反映腹腔炎症的程度。轻度肌紧张见于腹腔轻度炎症或出血。明显肌紧张显示腹腔内有较严重感染或化脓性炎症，如化脓性阑尾炎、化脓性胆囊炎等。高度肌紧张表现为"板状腹"，见于空腔脏器穿孔性疾病，如胃十二指肠溃疡穿孔。腹腔出血时，腹部反跳痛明显，但肌紧张程度可能较轻。

值得注意的是老年患者、儿童、肥胖者、经产妇、体弱或休克患者腹部体征可比实际病情表现轻。

腹部触诊还应注意肝脾是否肿大及质地，腹腔是否有肿块以及肿块的形态、大小、质地，有无搏动等。如肝癌破裂出血常可扪及肝脏肿块。男性患者需要注意睾丸是否正常，有无睾丸扭转。

(3) 叩诊：叩诊也应从无痛区或轻痛区开始。叩痛明显区域常是病变所在处。腹部叩诊应注意音质和界限，实质性器官或肿瘤叩诊为实音。鼓音显示该区域下为气体或肠祥。移动性浊音表明伴有腹腔积液或积血。消化道穿孔时肝浊音界可消失。

(4) 听诊：腹部听诊多选脐部周围或右下腹开始，肠鸣音活跃表明肠蠕动增加，机械性肠梗阻初起时肠鸣音增加，音质高亢，常伴有气过水声。麻痹性肠梗阻、急性腹膜炎、低钾血症时肠鸣音减弱或消失。幽门梗阻或胃扩张时上腹部可闻振水声。

3. 直肠指检

急腹症患者均应行直肠指检，检查时需明确直肠内有无占位，直肠腔外有无压迫性肿块。注意区分肿物和粪块：肿物与肠壁相连，粪块可以活动。不要把女性宫颈误认为肿物。还应注意直肠壁、子宫直肠凹有无触痛。观察指套上粪便性质和色泽，有无染血和黏液。

（三）辅助检查

1. 实验室检查

白细胞计数和分类提示有无炎症。红细胞、血红蛋白和血细胞比容连续测定有助于判断出血速度。尿液白细胞计数升高提示泌尿系炎症，出现红细胞显示泌尿系出血，可能源于肿瘤或结石损伤。尿胆红素阳性表明黄疸为梗阻性。血、尿和腹腔穿刺液淀粉酶明显升高有助于胰腺炎的诊断。腹腔穿刺液的涂片镜检见到革兰阴性杆菌常提示继发性腹膜炎，溶血性链球菌提示原发性腹膜炎，革兰阴性双球菌提示淋球菌感染。人绒毛膜促性腺激素（HCG）测定有助于判断异位妊娠。

2. 影像学检查

(1) 超声：超声检查对于腹腔实质性器官损伤、破裂和占位的诊断以及结石类强回声病变诊断敏感，如胆囊、胆总管结石，患者必须空腹。输尿管、膀胱超声检查需要饮水充盈膀胱。由于气体影响，胃肠道一般不选择超声检查。超声检查可用于妇科盆腔器官检查，如子宫、卵巢。可协助对病变进行定位，判断形态和大小。超声可用于腹腔积液和积血的定位和定量，并可协助进行腹腔定位穿刺引流。

(2)X 线片或透视：胸腹部 X 线片或透视是最常用的诊断方法。它可协助了解横膈的高低，有无膈下游离气体，肠梗阻时腹部立位 X 线片可以了解肠道气液平和肠袢分布。卧位片可以了解肠腔扩张程度，借以判断梗阻部位和程度。腹部 X 线片也可发现阳性结石，胆囊结石多为阴性结石，泌尿系结石多为阳性结石。

(3) 选择性动脉造影：对于不能明确出血部位的病变，可采用选择性动脉造影。它可以协助明确出血部位，并可用于栓塞出血血管。

(4)CT 或磁共振：CT 和磁共振已成为急腹症常用的诊断方法，可以帮助了解病变的部位、性质、范围以及与周边脏器的关系，如急性胰腺炎时，可以显示胰腺的肿胀程度、胰腺导管有无扩张，胰管有无结石、胰腺周围有无渗出等。

3. 内镜

是消化道病变常用的诊断和治疗方法。在消化道出血时，它可判断出血的部位、性质。也可以进行注射硬化药、喷洒止血粉、上血管夹等止血处理。在急性胆管炎时它可以经十二指肠乳头放置经鼻胆管引流管或支架，进行胆管减压，避免急诊手术的风险，是急性胆管炎首选的治疗方法。

4. 诊断性腹腔穿刺

对于诊断不明者，可进行腹腔诊断性穿刺。穿刺点通常选在左侧或右侧的髂前上棘和脐连线中外 1/3 处。女性患者也可以选择经阴道后穹隆穿刺。如穿刺抽得不凝血可以断定有腹腔内脏器出血。如穿得脓性渗液可以明确腹膜炎诊断。腹腔穿刺液的涂片镜检有助于鉴别原发性或继发性腹膜炎。对于已经明确诊断者或肠梗阻患者不宜采用腹腔穿刺。

（四）诊断要点

1. 急腹症

是以急性腹痛为突出表现，腹部体征明显异常的一类疾病。

2. 排除腹部以外疾病或全身性疾病所致的腹痛

临床上常见疾病包括肺炎、肋间神经痛、胸膜炎、肺梗死、心绞痛、急性心肌梗死、心包炎、胸腹壁带状疱疹、糖尿病酮症酸中毒、腹型癫痫、腹型过敏性紫癜、慢性铅中毒、尿毒症、白血病、恶性淋巴瘤、系统性红斑狼疮等。

3. 病因诊断

根据急腹症病理特点大致分为五类。急性炎症性疾病（急性胆囊炎、胆管炎、急性胰腺炎、急性阑尾炎等），脏器破裂或穿孔性疾病（胃、十二指肠溃疡穿孔、急性肠穿孔、消化道肿瘤穿孔等），梗阻或绞窄性疾病（胆道结石、急性肠梗阻、腹腔脏器急性扭转等），腹腔脏器破裂出血性疾病（外伤性肝、脾、肾破裂、肿瘤破裂、出血等），腹腔血管性疾病（腹主动脉瘤、肠系膜上动脉栓塞等）。

三、急腹症的鉴别诊断

急腹症的诊断在通过鉴别诊断后才能确立，一般按以下的程序进行鉴别。

（一）是否为腹腔以外疾病引起的腹痛

腹腔以外的疾病包括一些全身性疾病和胸部以及神经系统疾病均可有急性腹痛的表现。这些患者多有其他系统性疾病或其他器官的疾病，如果出现腹痛也应视为其他病的伴随症状。

1. 大叶性肺炎或胸膜炎

可刺激横隔的周围部分，通过下六肋间神经而牵涉上腹部疼痛，甚至在出现胸部症状之前即先有腹痛。如果注意到大叶肺炎或胸膜炎在发病初期即有体温升高，不伴随消化道症状，上腹部压痛虽较广泛，但深压时并不增重，无反跳痛，肠鸣音正常，呼吸加快，则不难鉴别。肺部体征及 X 线检查异常表现常在发病 24 小时后才显示出来。所以无肺部阳性发现时，不宜匆忙排除此类疾病。

2. 急性心肌梗死或急性心肌炎

可牵涉上腹部痛，急性心肌梗死多见于老年患者。这类患者的特点是病情危重，而腹部体征与病情不相符合。有可疑时应做心电图检查或拍胸部 X 线片。

3. 全身性疾病

不少可表现有急性腹痛，但较罕见。如内分泌和代谢性疾病中的尿毒症、糖尿病危象、艾迪生病危象、血紫质病、急性高脂蛋白血症等；血液病中的急性白血病、镰状细胞贫血危象等；炎性疾病中的急性风湿热、系统性红斑狼疮、多发性结节性动脉炎等。有些金属中毒可致肠痉挛性绞痛，如铅中毒。

4. 神经系统疾病

脊髓结核危象、癔症性腹痛等。

（二）是否为胸腹壁疾病引起的腹痛

1. 肋间神经痛

可在该神经分布的区域内出现剧烈疼痛，并伴有肌紧张和压痛，所以下六肋间神经的神经痛易与上腹部内脏病变引起的急腹症相混淆。患者一般无发热或仅有低热，无消化道症状，上腹部压痛广泛，并有皮肤过敏现象，沿神经走行可出现带状疱疹，白细胞计数不高。

2. 流行性胸痛 (Bornholm 病)

为一种病毒感染，夏季多见，儿童和青少年发病率略高。多见有发热，数小时后出现胸腹痛，常同时有颈部、四肢和腰部的肌肉痛，但以胸腹壁肌肉痛最明显，活动时加重。白细胞计数不高。

3. 自发性腹直肌断裂或自发性腹壁深动脉破裂

多有过度用力、剧烈咳嗽或打喷嚏等诱因。突然出现腹部剧痛，持续性，腹式呼吸及活动时加重。腹部压痛表浅、局限，肌肉僵直甚至有包块，肠鸣音正常，无消化道症状及全身症状。

4. 腹部皮神经牵拉综合征

腹部皮神经的前支由腹直肌外缘向浅层穿出至皮下，如筋膜裂孔因薄弱而扩大，腹膜外脂肪可嵌入，牵拉皮神经面发生疼痛。多见于肥胖的女性患者，常发生在咳嗽或用力等腹压突然增加之后。在腹直肌外缘有局限性压痛点，无腹部其他体征和全身症状。

(三) 是否是内科急腹症

不少内科腹部急性病变可表现为急腹症，通常无须手术治疗。属于内科处理的疾病，务必和外科急腹症区分开，常见的有以下几种。

1. 急性胃肠炎

表现为剧烈的腹部绞痛，伴有呕吐和腹泻。一般在进食后 2 ~ 3 小时发病，可追问出近期不洁饮食史。腹部压痛较广泛，无局限性压痛点，腹软，肠鸣音活跃。大便镜检有白细胞或脓球。因腹部 X 线检查偶可见小肠液平面而被误诊为肠梗阻。沙门菌属所引起的肠炎，一般在进食不洁食物后 8 ~ 24 小时发病，开始即有严重腹泻，伴有高热。

2. 急性肠系膜淋巴结炎

小儿和青年多见。由于肠系膜淋巴结在回肠末段最丰富，临床表现酷似急性阑尾炎。患者常有上呼吸道感染史，消化道症状不明显，开始即有体温升高，右下腹压痛较广泛，压痛区有向左上斜行伸展的倾向。白细胞计数升高不明显。

3. 腹型紫癜 (Henoch 紫癜)

因肠管浆膜下和肠系膜以及腹膜的广泛出血而引起的腹痛，为阵发性腹部绞痛，可以很剧烈，位置常不固定，多在两侧下腹部及脐周围，也可以是全腹疼痛，伴有恶心、呕吐，常有腹泻，偶有血便。儿童和青少年多见，多有过敏史。

4. 急性非特异性盲肠炎

少见，极易误诊为急性阑尾炎。多伴有腹泻或黏液稀便，压痛点比阑尾炎高且较广泛，发病 24 h 后或可摸到肿大的盲肠。

5. 肠蛔虫症

多见于儿童。表现为腹部绞痛，腹部无炎症体征，常可摸到蛔虫集聚于肠管内的包块。如导致肠梗阻或极少见的穿孔，则属于外科急腹症。

6. 原发性腹膜炎

主要见于极度衰弱或重病之后抵抗力明显低下的患者，如晚期肾病、肝硬化合并腹水以及重症肺炎之后。为血行感染，致病菌以溶血性链球菌为多见，其次为肺炎球菌和大肠杆菌。

（四）是否为妇科急腹症

1. 卵巢滤泡破裂或黄体破裂

滤泡破裂多见于青年未婚妇女，发生于月经后 12 ～ 14 天。黄体破裂多见于已婚妇女，发生于月经后 18 ～ 20 天，尤多见于妊娠早期。腹痛主要由出血刺激引起，但因出血量不大，很少有急性失血症状。腹痛开始于右侧或左侧下腹部，比较剧烈，但有逐渐减轻的趋势，患者常有腹部下坠感，体温及白细胞计数轻度升高，腹部压痛较广泛，位置较低，腹肌紧张及反跳痛存在，但不严重。肠鸣音较活跃。

2. 宫外孕

输卵管妊娠破裂后，大量血液溢入腹腔而产生急性腹痛。患者多有急性失血征。多数患者有近期阴道不规则出血史。腹腔穿刺或后穹隆穿刺抽出不凝固的血液即可确诊。

3. 急性盆腔炎

已婚妇女多见，有明显的感染症状，近期白带常有增多，下腹压痛广泛，有肌紧张。肛门指诊两侧髂窝均有触痛，宫颈有举痛。

4. 卵巢囊肿

扭转成人任何年龄均可发生，不一定有腹部肿块。发病急，一侧下腹突然发生剧烈持续疼痛，可伴有恶心、呕吐，早期全身症状不明显。有时下腹部可摸到压痛包块，但阴道指诊多可摸到压痛性肿物。卵巢囊肿还可发生囊内出血、继发感染及囊肿破裂等并发症，也需予以注意。

（五）外科急腹症的鉴别诊断

经过以上的鉴别诊断程序，排除其他原因，才能对外科急腹症做出确认。常见的外科急腹症有 30 多种，其中最常见的依次为急性阑尾炎、急性肠梗阻、急性胆囊炎或胆管炎、消化性溃疡急性穿孔、急性胰腺炎。这几种病几乎占全部外科急腹症的 80% 以上。大致可归为以下五大类。

1. 炎症性疾病

(1) 急性胆囊炎：表现为突发的右上腹剧烈疼痛，常间歇性加剧，并向右肩部放射，伴寒战、发热、恶心、呕吐、腹胀等。实验室检查可见白细胞增多、核左移。体格检查通常 Murphy 征阳性：检查者以左手拇指触压于胆囊处，嘱患者深吸气，此时患者感到疼痛加剧及出现呼吸屏息。右上腹可有明显压痛及肌紧张，1/3 的患者可触及肿大的胆囊，40% ～ 50% 的患者可出现黄疸。

(2) 急性胰腺炎：水肿型症状轻，最多见，积极内科治疗有效。出血坏死型病情危重，死亡率甚高。现多主张包括手术在内的个体化治疗。发病常以饱食、酗酒、胆道梗阻、精神激动为诱因，胆源性胰腺炎占病因大部。多表现为急性中上腹痛，常阵发性加剧，并向左腰背部放射，常伴发热、恶心、呕吐，查体可见腹胀、腹肌紧张。血、尿淀粉酶测定对确诊有重要意义，但需排除其他可能引起血、尿淀粉酶升高的疾病，如胃十二指肠溃疡穿孔、肠梗阻、胆囊炎、胆石症等。

(3) 急性梗阻性化脓性胆管炎：亦为外科危重急症，表现为右上腹痛、寒战、发热、黄疸等，出现休克或精神症状时，死亡率高，需急诊手术解除胆道梗阻以减压，并通畅引流。

(4) 急性阑尾炎：以转移性右下腹痛为特点，但非绝对，常伴恶心、呕吐、发热。白细胞计数增多，且中性粒细胞分数增加。查体：压痛集中于麦氏点，而结肠充气试验(Rovsing 征)亦常阳性。后位阑尾时，腰大肌征亦常阳性。需注意老人、小儿、孕妇及全身衰弱患者可无明显腹肌紧张。

2. 脏器破裂或穿孔性疾病

(1) 胃十二指肠溃疡急性穿孔：病程经过可分为三个阶段。第一阶段为化学刺激期，系酸性胃内容物流入腹腔形成化学性炎症刺激腹膜，腹膜刺激征明显。第二阶段为反应性期，因穿孔后大量腹腔炎性渗出中和了胃酸，腹痛反而减轻，极易忽视而延误手术时机。第三阶段为化脓性感染期，通常病情危重，死亡率高。腹部立位 X 线片常可见膈下游离气体，有助于诊断。

(2) 胃癌急性穿孔：年龄超过 40 岁、全身情况差、明显消瘦、曾呕吐咖啡样胃内容物、穿孔前疼痛不规律、顽固性腹痛、口服碱性药物无效者，应考虑胃癌可能。

(3) 急性肠穿孔：可因肠坏死、溃疡或外伤等原因所致，多见于肠伤寒、肠结核、慢性结肠炎、急性出血坏死性肠炎、结肠阿米巴病等，应注意与急性胃十二指肠溃疡穿孔、急性阑尾炎穿孔、异位妊娠破裂等相鉴别。

3. 梗阻或绞窄性疾病

(1) 胆道系统结石：胆总管结石、胆囊结石、肝胆管结石均可引起急性右上腹或右季肋部疼痛，伴发热或黄疸等表现，为结石梗阻了胆道引流，继发感染等所致。急诊手术的目的在于解除梗阻、通畅引流、消除病灶。

(2) 急性肠梗阻：临床常见，依病因可分为机械性、麻痹性、血运性三种。肠管局部病理改变又可区分为单纯性和绞窄性，后者肠管出现血运障碍。急性机械性肠梗阻最常见。需鉴别机械性与麻痹性肠梗阻，方法为以 0.25% 普鲁卡因溶液作双侧肾周封闭，0.5～1.5 小时后症状缓解即为麻痹性肠梗阻，而机械性肠梗阻则无效。确诊机械性肠梗阻后需进一步判断是单纯性抑或绞窄性，并明确病因(粘连、嵌顿性病、肠扭转、肿瘤、肠道蛔虫、肠套叠等)。

(3) 腹腔脏器急性扭转：胃、大网膜、脾、卵巢等均可发生急性扭转，但均少见。胃扭转多因胃周韧带先天性过长而松弛，或因胃或膈肌的相关病变(如溃疡、肿瘤、炎症)导致胃周韧带受牵拉所致。患者常突发上腹部间歇性或持续性疼痛，伴频繁干呕，常出现全身衰竭，胃管难以进入胃腔。腹部 X 线片示左上腹两个或一个液平，常用术式为胃复位、减压后行胃造口术、胃固定术等。合并食管裂孔疝或创伤性膈疝者应行膈疝修补术。

4. 腹腔脏器破裂出血性疾病

可因外伤、肿瘤、炎症等原因所致，均有类似的急性失血乃至休克表现，常表现为突发腹痛、肤色苍白、冷汗、手足厥冷、脉搏细速、进行性红细胞与血红蛋白减少、休克等。有外伤史者应注意肝、脾等实质性脏器破裂出血。有肝区痛、消瘦等表现者，应考虑肝癌破裂出血。生育年龄妇女应注意有无异位妊娠破裂可能。

5. 腹腔血管性病变

(1) 肠系膜上动脉栓塞：栓子多来自心血管系统，如心瓣膜病、心房颤动、感染性心内膜炎、心梗后等形成的血栓，少数因动脉硬化所致。腹痛突然，常持续性并阵发性加剧。查体可见腹胀压痛明显。肠管缺血坏死后可有明显腹膜刺激征。应积极手术探查。

(2) 腹主动脉瘤：其破裂出血死亡率极高。破裂时约 70% 出血破入腹膜后，约 25% 出血向前破入游离腹腔。其典型症状是急性腹痛和腰背痛，迅速发生休克。唯一有效的治疗方式是迅速手术，以有效地控制腹主动脉瘤的近端，并做相应的外科处置。

四、急腹症的处理原则

外科急腹症多数发病很急、发展快、病情危重。处理的方针是及时、正确、有效。在做出诊断的同时，首先要对患者的全身情况做一估计，再对腹部情况进行判断，系统地考虑各项处理问题。

（一）一般处理和监护

1. 一般治疗

禁食，胃肠减压，吸氧，留置导尿管，建立有效的静脉通道，对循环不稳定、病情较重者可行心电监护，血氧饱和度测定及中心静脉压监测；同时完成必要的实验室、影像学及其他辅助检查，包括血、尿常规，电解质，肝肾功能，血、尿淀粉酶，凝血功能 (PT、APTT) 测定，血气分析，并进行血型检测，交叉配血等，上述措施亦为术前准备的重要组成部分。

2. 液体疗法

根据具体病因，患者临床表现及实验室检查结果判断有无水、电解质紊乱、酸碱平衡失调等异常，予以及时补充、纠正。常用液体包括生理盐水、林格液、平衡盐溶液、葡萄糖溶液 (5%、10%) 等，若有明显失血等情况可予输血 (全血、成分输血)，血浆、清蛋白输注，治疗期间应观察患者对液体治疗的反应，及时调整。

3. 抗生素

发病初期通常选用广谱抗生素，以后根据细菌学检查与药敏试验结果及治疗反应进行调整，目前常用抗生素为头孢菌素类、喹诺酮类、氨基糖苷类等。另外，急腹症治疗中强调抗厌氧菌感染，主要药物包括甲硝唑、替硝唑等。

4. 其他

药物镇静、镇痛、止血药、制酸剂等。

（二）诊断明确的急腹症需根据具体情况，采取不同的治疗方针

1. 需要进行急诊手术的疾病常见的有急性阑尾炎、化脓性梗阻性胆管炎、化脓性或坏疽性胆囊炎、溃疡病急性穿孔伴有弥漫性腹膜炎、绞窄性肠梗阻、肝癌破裂出血等。凡诊断明确，估计非手术治疗不能遏制病情发展者，均应急诊手术。

2. 暂时采用非手术治疗，密切观察其发展，或中转急诊手术，或以后择期手术，或无须手术治疗。包括单纯性急性胆囊炎、空腹的溃疡急性穿孔而腹膜炎局限者、单纯性肠梗阻等。轻症急性胰腺炎不需手术治疗，重症急性胰腺炎可暂时保守治疗，但如经过严格的非手术治疗而病情继续恶化，并有明确感染证据时应及时手术。单纯性阑尾炎如病情很轻，可行非手术治疗。胆道蛔虫症可经内镜取出蛔虫。暂时采用非手术治疗的患者，除给予各种积极的治疗外，密切观察病情是非常重要的。需注意全身情况和腹部体征的变化。

（三）诊断不明确的急腹症，同样可根据情况采用手术或非手术治疗

1. 患者无明显腹膜炎，一般情况较好，可进行密切观察，同时给予必要的治疗，包

括输液、应用抗生素，必要时行胃肠减压，做各种必要的辅助检查。注意避免给予镇痛剂、泻剂，或灌肠，以免掩盖或促进病情发展。在观察期间定时反复检查患者，复查血常规及生化指标的变化，有可能逐步明确诊断。诊断不明而病情较重者切不可轻易让患者离开医院，以免延误治疗。一般观察24小时，如病情不见好转，病情恶化，腹痛加重，腹膜炎发展，也应考虑剖腹探查。

2. 患者感染中毒表现严重，伴有弥漫性腹膜炎或麻痹性肠梗阻，血压不稳定，或者有腹腔内活动性出血的表现，在妥善准备，患者条件允许的情况下，进行剖腹探查。

（四）手术切口的选择

诊断明确时应选择常规切口，如阑尾切除用麦氏切口，胆囊切除和（或）胆总管探查用右上腹直肌切口或右肋缘下切口，溃疡穿孔修补或胃大部切除用上腹正中切口等。诊断不明的探查手术，除非肯定病变位于左侧，一般均采用右侧腹直肌切口，便于探查，根据探查的情况将切口延长。诊断急性阑尾炎而又不完全肯定时，最好不要用常规的麦氏切口，因暴露范围有限，又不便延长，处理阑尾以外的病变十分困难，采用右下腹直肌切口为宜。

（五）手术的选择

开腹明确诊断后，原则上是选择较为彻底的手术方式，一期解决问题，如消化性溃疡急性穿孔行胃大部切除术、急性胆囊炎行胆囊切除术、肠坏死行肠切除术、胆总管结石行胆总管切开取石+T管引流术等。结肠梗阻如患者情况较好，在尽可能彻底地清除结肠内容物后，切除行一期吻合。如患者一般情况较差、生命体征不稳定，或者腹腔内感染严重，则不宜做复杂的手术，如消化性溃疡急性穿孔只做单纯修补、肠坏死行肠外置手术、化脓性胆管炎行胆总管切开引流等。如果病变的局部感染严重、解剖不清，或恶性肿瘤切除困难时，只能进行姑息手术或分期手术，如胆囊造瘘、结肠造瘘、阑尾周围脓肿引流等。病情好转后再根据情况择期行二次手术。

（六）腹腔的处理

急症手术关腹前，应注意预防一些手术后并发症，如腹腔内残余感染、切口感染、裂开等。腹腔内脓液或渗出液一定要尽量吸净，可用温生理盐水反复冲洗再吸净。如为局限性腹膜炎，将局部洗净，不宜广泛冲洗以免感染扩散。一般无须放置引流，但如手术区有渗出或渗血，或胃肠道以及胆道切开或吻合处有发生漏的可能时，应放置引流。腹腔内一般不置入抗生素，但腹腔感染严重时可用稀释10～20倍的碘附液体冲洗。年老体弱、营养不良、高度肥胖的患者应采用减张缝合加固切口，防止术后切口裂开。

（七）术后处理

术后应继续进行观察，危重患者术后应送重症监护室，对血压、脉搏、呼吸、体温、尿量、胃肠减压的量和性状，患者的神志、胸部和腹部的体征，以及血气和各项生化检测结果，均应有记录。如放置腹部引流管应特别注意引流液的量和性状及其逐日的变化。术后监护的目的是使患者安全度过手术期，预防和及早发现各种手术后并发症的发生，及时给予相应的处理。

第七章 腹部损伤

第一节 概述

腹部损伤 (abdominalinjury) 在平时和战时都较多见，其发病率在平时占各种损伤的 0.4% ～ 1.8%。

一、分类

腹部损伤按是否穿透腹壁、腹腔是否与外界相通可分为开放性和闭合性两大类；开放性损伤有腹膜破损者为穿透伤 (多伴内脏损伤)，无腹膜破损者为非穿透伤 (偶伴内脏损伤)；其中投射物有入口、出口者为贯通伤，有入口无出口者为非贯通伤。闭合性损伤可能仅局限于腹壁，也可同时兼有内脏损伤。此外，穿刺、内镜、灌肠、刮宫、腹部手术等各种诊疗措施导致的腹部损伤称医源性损伤。开放性损伤即使涉及内脏，其诊断常较明确；但闭合性损伤体表无伤口，要确定有无内脏损伤，有时很困难，故其临床意义更为重要。

二、病因

开放性损伤常由刀刃、枪弹、弹片等利器所引起，闭合性损伤常系坠落、碰撞、冲击、挤压、拳打脚踢、棍棒等钝性暴力所致。无论开放或闭合，都可导致腹部内脏损伤。常见受损内脏在开放性损伤中依次是肝、小肠、胃、结肠、大血管等；在闭合性损伤中依次是脾、肾、小肠、肝、肠系膜等。胰、十二指肠、膈、直肠等由于解剖位置较深，损伤发生率较低。

腹部损伤的严重程度、是否涉及内脏、涉及什么内脏等情况在很大程度上取决于暴力的强度、速度、着力部位和作用方向等因素，还受解剖特点、内脏原有病理情况和功能状态等内在因素的影响。例如：肝、脾组织结构脆弱、血供丰富、位置比较固定，受到暴力打击容易导致破裂，尤其是原来已有病理情况者；上腹受挤压时，胃窦、十二指肠第三部或胰腺可被压在脊柱上而断裂；肠道的固定部分 (上段空肠、末段回肠、粘连的肠管等) 比活动部分更易受损；充盈的空腔脏器 (饱餐后的胃、未排空的膀胱等) 比排空者更易破裂。

三、临床表现

由于致伤原因及伤情的不同，腹部损伤后的临床表现可差异极大，从无明显症状体征到出现重度休克甚至濒死状态。一般单纯腹壁损伤的症状和体征较轻，可表现为受伤部位疼痛，局限性腹壁肿胀、压痛，或有时可见皮下瘀斑。如为内脏挫伤，可有腹痛或无明显症状。严重者主要的病理变化是腹腔内出血和腹膜炎。

实质性脏器如肝、脾、胰、肾等或大血管损伤主要临床表现为腹腔内 (或腹膜后) 出血，包括面色苍白、脉率加快，严重时脉搏微弱，血压不稳，甚至休克。腹痛呈持续性，一般并不很剧烈，腹膜刺激征也并不严重。但肝破裂伴有较大肝内胆管断裂时，因有胆汁沾染腹膜；胰腺损伤若伴有胰管断裂，胰液溢入腹腔，可出现明显的腹痛和腹膜刺激征。体征最明显处一般即是损伤所在。肩部放射痛提示肝或脾的损伤。肝、脾包膜下破裂或肠系膜、网膜内出血可表现为腹部肿块。移动性浊音虽然是内出血的有力证据，但已是晚期体征，对早期诊断帮助不大。肾脏损伤时可出现血尿。

空腔脏器如胃肠道、胆道、膀胱等破裂的主要临床表现是弥漫性腹膜炎。除胃肠道症状（恶心、呕吐、便血、呕血等）及稍后出现的全身性感染的表现外，最为突出的是腹部腹膜刺激征，其程度因空腔器官内容物不同而异。通常是胃液、胆汁、胰液刺激最强，肠液次之，血液最轻。伤者有时可有气腹征，而后可因肠麻痹而出现腹胀，严重时可发生感染性休克。腹膜后十二指肠破裂的患者有时可出现睾丸疼痛、阴囊血肿和阴茎异常勃起等症状和体征。空腔脏器破裂处也可有某种程度的出血，但出血量一般不大，除非有合并邻近大血管损伤。如果两类脏器同时破裂，则出血和腹膜炎表现可以同时存在。

四、诊断

详细询问外伤史和仔细体格检查是诊断腹部损伤的主要依据，但有时因伤情紧急，了解病史和体检常需和一些必要的急救措施（如止血、输液、抗休克、维护呼吸道通畅等）同时进行。腹部损伤不论是开放伤或闭合伤，应在已经排除身体其他部位的合并伤（如颅脑损伤、胸部损伤、肋骨骨折、脊柱骨折、四肢骨折等）后，首先确定有无内脏损伤，再分析脏器损伤的性质、部位和严重程度，最根本的是要明确有无剖腹探查指征。

开放性损伤的诊断要慎重考虑是否为穿透伤。有腹膜刺激征或腹内组织、内脏自腹壁伤口突出者显然腹膜已穿透，且绝大多数都有内脏损伤。穿透伤诊断还应注意：①穿透伤的入口或出口可能不在腹部而在胸、肩、腰、臀或会阴等处；②有些腹壁切线伤虽未穿透腹膜，但并不排除内脏损伤的可能；③穿透伤的入、出口与伤道不一定呈直线：因受伤时的姿势与检查时可能不同，低速或已减速投射物可能遇到阻力大的组织而转向；④伤口大小与伤情严重程度不一定成正比。

闭合性损伤诊断中需要认真判断是否有内脏损伤，如不能及时确诊，可能贻误手术时机而导致严重后果。因此，腹部闭合性损伤的诊断思路如下。

1. 有无内脏损伤

多数伤者根据临床表现即可确定内脏是否受损，但仍有不少伤者因早期就诊而腹内脏器损伤体征尚不明显或者单纯腹壁损伤伴明显软组织挫伤，常难以判断。因此，需进行短时间的严密观察。值得注意的是，有些伤者在腹部以外另有较严重的合并损伤掩盖了腹部内脏损伤的表现。例如：合并颅脑损伤时，伤者可因意识障碍而不能提供腹部损伤的自觉症状；合并胸部损伤时，因明显的呼吸困难使注意力转移至胸部；合并长骨骨折时，骨折部的剧痛和运动障碍而导致忽略了腹部情况。为防止漏诊，必须做到。

(1) 详细了解受伤史：包括受伤时间、受伤地点、致伤条件、伤情、伤情变化和就诊前的急救处理。伤者有意识障碍或因其他情况不能回答问话时，应向现场目击者和护送人询问。

(2) 重视观察基本生命体征：包括血压、脉率、呼吸和体温的测定，注意有无休克征象。

(3) 全面而有重点地体格检查：包括腹部压痛、肌紧张和反跳痛的程度和范围，是否有肝浊音界改变或移动性浊音，肠蠕动是否受抑制，直肠指检是否有阳性发现等。还应注意腹部以外部位有无损伤，尤其是有些火器伤或利器伤的入口虽不在腹部，但伤道却通向腹腔而导致腹部内脏损伤。

(4) 进行必要的实验室检查：红细胞、血红蛋白与血细胞比容下降，表示有大量失血。白细胞总数及中性粒细胞升高不但见于腹内脏器损伤时，同时也是机体对创伤的一种应激反应，诊断意义不大。血、尿淀粉酶升高提示胰腺损伤或胃肠道穿孔，或是腹膜后十二指肠破裂穿孔，但胰腺或胃肠道损伤未必均伴有淀粉酶升高。血尿是泌尿系损伤的重要标志，但其程度与伤情可能不成正比。

通过检查如发现下列情况之一者，应考虑有腹内脏器损伤：①早期出现休克征象者，尤其是出血性休克；②有持续性甚至进行性加重的腹部剧痛伴恶心、呕吐等消化道症状者；③有明显腹膜刺激征者；④有气腹表现者；⑤腹部出现移动性浊音者；⑥有便血、呕血或血尿者；⑦直肠指诊发现前壁有压痛或波动感，或指套染血者。腹部损伤患者如发生顽固性休克，尽管同时有其他部位的多发性损伤，但其原因一般都是腹部脏器损伤所致。

2. 什么脏器受到损伤

首先确定是哪一类脏器受损，然后考虑具体脏器和损伤程度。单纯实质性器官损伤时，腹痛一般不重，压痛和肌紧张也不明显。出血量多时可有腹胀和移动性浊音。但肝、脾破裂后，因局部积血凝固，可出现固定性浊音。单纯空腔脏器破裂以腹膜炎为临床表现。尤其是上消化道破裂穿孔对腹膜的刺激尤为严重，但空腔器官破裂所致腹膜炎，不一定在伤后很快出现，尤其是下消化道破裂，腹膜炎体征通常出现得较迟。有时肠壁的破口很小，可因黏膜外翻或肠内容残渣堵塞暂时闭合而不发展为弥漫性腹膜炎。结肠破裂造成的腹膜炎虽出现晚，但由于细菌浓厚，感染性休克往往较重。

以下各项对于确定哪一类脏器损伤有一定价值：①有恶心、呕吐、便血、气腹者多为胃肠道损伤，再结合暴力打击部位、腹膜刺激征最明显的部位和程度，可确定损伤在胃、上段小肠、下段小肠或结肠；②有排尿困难、血尿、外阴或会阴部牵涉痛者，提示泌尿系脏器损伤；③有膈面腹膜刺激表现同侧肩部牵涉痛者，提示上腹脏器损伤，其中以肝和脾的破裂为多见；④有下位肋骨骨折者，注意肝或脾破裂的可能；⑤有骨盆骨折者，提示有直肠、膀胱、尿道损伤的可能。

3. 是否有多发性损伤

由于现代工农业生产方式和交通运输工具的发展，多发性损伤的发病率日益增高。各种多发损伤可能有以下几种情况：①腹内某一脏器有多处损伤；②腹内有一个以上脏器受到损伤；③除腹部损伤外，尚有腹部以外的合并损伤；④腹部以外损伤累及腹内脏器。不论是哪种情况，在诊断和治疗中，都应提高警惕注意避免漏诊，否则必将导致严重后果。追问病史、详细体检、严密观察和诊治中的全局观点是避免误诊漏诊的关键。例如：对血压偏低或不稳定的颅脑损伤者，经一般处理后未能及时纠正休克，即应考虑到腹腔内出血的可能，而且在没有脑干受压或呼吸抑制的情况下，应该优先处理腹腔内出血。

4. 诊断有困难怎么办

以上检查和分析未能明确诊断时，可采取以下措施。

(1) 其他辅助检查

1) 诊断性腹腔穿刺术和腹腔灌洗术：阳性率可达 90% 以上，对于判断腹腔内脏有无损伤和哪类脏器损伤有很大帮助。腹腔穿刺术的穿刺点最多选于脐和髂前上棘连线的中、外 1/3 交界处或经脐水平线与腋前线相交处。把有多个侧孔的细塑料管经针管送入腹腔深处，进行抽吸。抽到液体后，应观察其性状（血液、胃肠内容物、混浊腹水、胆汁或尿液），借以推断哪类脏器受损。必要时可做液体的涂片检查。疑有胰腺损伤时，可测定其淀粉酶含量。如果抽到不凝血，提示系实质性器官破裂所致内出血，因腹膜的去纤维作用而使血液不凝。抽不到液体并不完全排除内脏损伤的可能性，应继续严密观察，必要时可诊断性腹腔灌洗术则是经上述诊断性腹腔穿刺置入的塑料管向腹内缓慢灌入 500 ～ 1 000 mL 无菌生理盐水，然后借虹吸作用使腹内灌洗液流回输液瓶中。取瓶中液体进行肉眼或显微镜下检查，必要时涂片、培养或测定淀粉酶含量。此法对腹内少量出血者比一般诊断性穿刺术更为可靠，有利于早期诊断并提高确诊率。检查结果符合以下任何一项，即属阳性：①灌洗液含有肉眼可见的血液、胆汁、胃肠内容物或证明是尿液；②显微镜下红细胞计数超过 100×10^9/L 或白细胞计数超过 0.5×10^9/L；③淀粉酶超过 100 Somogyi 单位；④灌洗液中发现细菌。

对于有严重腹内胀气，中、晚期妊娠，既往有腹部手术或炎症史及躁动不能合作者，不宜做腹腔穿刺。诊断性腹腔灌洗虽很敏感，但仍有少数假阳性及假阴性结果，因此如决定是否剖腹探查，仍应根据全面检查的结果，慎重考虑。

2)X 线检查：凡腹内脏器损伤诊断已确定，尤其是伴有休克者，应抓紧时间处理，不必再行 X 线检查以免加重病情，延误治疗。但如伤情允许，有选择的 X 线检查还是有帮助的。最常用的是胸部 X 线片及腹部平卧位 X 线片，必要时可拍骨盆片。骨折的存在可能提示有关脏器的损伤。腹腔游离气体为胃肠道（主要是胃、十二指肠和结肠，少见于小肠）破裂的证据，腹部立位 X 线片可表现为膈下新月形阴影。腹膜后积气提示腹膜后十二指肠或结直肠穿孔。腹腔内有大量积血时，小肠多浮动到腹部中央（仰卧位），肠间隙增大，充气的左、右结肠可与腹膜脂肪线分离。腹膜后血肿时，腰大肌影消失。胃右移、横结肠下移，胃大弯有锯齿形压迹（脾胃韧带内血肿）是脾破裂的征象。右膈升高，肝正常外形消失及右下胸肋骨骨折，提示有肝破裂的可能。左侧膈疝时多能见到胃泡或肠管突入胸腔。右侧膈疝诊断较难，必要时可行人工气腹以资鉴别。静脉或逆行肾盂造影可诊断泌尿系损伤。

3) 超声检查：有安全、简便、无创、可重复等优点。主要用于诊断肝、脾、胰、肾等实质脏器的损伤，能根据脏器的形状和大小提示损伤的有无、部位和程度，以及周围积血、积液情况。超声可以动态观察，但是对空腔脏器损伤的判断因肠腔内气体干扰受限，而且还受到检查者经验的影响。

4)CT 检查：需搬动患者，因此仅适用于病情稳定而又需明确诊断者。对实质脏器损伤及其范围程度有重要的诊断价值。CT 影像比超声更为精确，具有高度的敏感性、特异性和准确性，能够清晰地显示病变的部位及范围，为选择治疗方案提供重要依据。对肠管损伤，CT 检查的价值不大，但若同时注入造影剂，CT 对十二指肠破裂的早期诊断很有帮助。血管造影剂增强的 CT 能鉴别有无活动性出血及其部位。

5) 诊断性腹腔镜检查：可应用于一般状况良好而不能明确有无或何种腹内脏器伤的患者。腹腔镜可直接窥视而确诊腹腔脏器损伤且可明确受伤部位和程度，特别是可以确认损伤的器官有无活动性出血，使部分出血已停止者避免不必要的剖腹术。有些损伤，可在腹腔镜下进行治疗；如无损伤，也避免了较大腹部切口的探查。但需注意由于二氧化碳气腹可引起高碳酸血症和因抬高膈肌而影响呼吸，大静脉损伤时更有发生气体栓塞的危险。现有应用无气腹腔镜检查的方法。

6) 其他检查：可疑肝、脾、胰、肾、十二指肠等脏器损伤，经上述检查方法未能证实者，选择性血管造影可有一定诊断价值。实质性器官破裂时，可见动脉像的造影剂外漏、实质像的血管缺如及静脉像的早期充盈。MRI 检查对血管损伤和某些特殊部位的血肿如十二指肠壁间血肿有较高的诊断价值，而 MRCP 适用于胆道损伤的诊断。

(2) 进行严密观察：对于暂时不能明确有无腹部内脏损伤而生命体征尚平稳的患者，严密观察也是诊断的一个重要步骤。观察期间要反复检查伤情，并根据变化，不断综合分析，尽早做出结论而不致贻误治疗。观察的内容一般应包括：①每 15 ～ 30 分钟测定一次血压、脉率和呼吸；②每 30 分钟检查一次腹部体征，注意腹膜刺激征程度和范围的改变；③每 30 ～ 60 分钟测定一次红细胞数、血红蛋白和血细胞比容，了解是否有所下降，并复查白细胞数是否上升；④必要时可重复进行诊断性腹腔穿刺或灌洗术、超声等。除了随时掌握伤情变化外，观察期间应做到：①不随便搬动伤者，以免加重伤情；②禁用或慎用止痛剂，以免掩盖伤情；③暂禁食水，以免万一有胃肠道穿孔而加重腹腔污染。为了给可能需要进行的手术治疗创造条件，观察期间还应进行以下处理：①积极补充血容量，并防治休克；②注射广谱抗生素以预防或治疗可能存在的腹内感染；③疑有空腔脏器破裂或有明显腹胀时，应进行胃肠减压。

(3) 剖腹探查：以上方法未能排除腹内脏器损伤或在观察期间出现以下情况时，应考虑有内脏损伤，及时手术探查。①全身情况有恶化趋势，出现口渴、烦躁、脉率增快或体温及白细胞计数上升或红细胞计数进行性下降者；②腹痛和腹膜刺激征有进行性加重或范围扩大者；③肠鸣音逐渐减弱、消失或腹部逐渐膨隆；④膈下有游离气体，肝浊音界缩小或消失，或者出现移动性浊音；⑤积极救治休克而情况不见好转或继续恶化者；⑥消化道出血者；⑦腹腔穿刺抽出气体、不凝血、胆汁、胃肠内容物等；⑧直肠指诊有明显触痛。尽管可能会有探查结果为阴性，但腹内脏器损伤被漏诊，有导致死亡的可能。所以，只要严格掌握指征，剖腹探查术所付出的代价是值得的。

五、处理

腹壁闭合性损伤和非贯通伤的处理原则与其他软组织的相应损伤是一致的，不再赘述。穿透性开放损伤和闭合性腹内损伤多需手术。穿透性损伤如伴腹内脏器或组织自腹壁伤口突出，可用消毒碗覆盖保护，勿予强行回纳，以免加重腹腔污染。回纳应在手术室经麻醉后进行。

对于已确诊或高度怀疑腹内脏器损伤者的处理原则是做好紧急术前准备，力争早期手术。如腹部以外另有伴发损伤，应全面权衡轻重缓急，首先处理对生命威胁最大的损伤，对最危急的病例，心肺复苏是压倒一切的任务，其中解除气道梗阻是首要一环。其次要迅速控制明显的外出血、开放性气胸或张力性气胸。同时尽快恢复循环血容量、控制休克和进展迅速的颅脑外伤，如无上述情况，腹部创伤的救治就应当放在优先的地位。对于腹内脏器损伤本身，实质性脏器损伤常可发生威胁生命的大出血，故比空腔脏器损伤更为紧急，而腹膜炎尚不致在短时间内发生生命危险。

内脏损伤的伤者很容易发生休克，故防治休克是治疗中的重要环节。诊断已明确者，可给予镇静剂或止痛药。已发生休克的内出血伤者要积极抢救，力争在收缩压回升至 90 mmHg

以上后进行手术。但若在积极的抗休克治疗下，仍未能纠正，提示腹内有进行性大出血，则应当机立断，在抗休克的同时，迅速剖腹止血。空腔脏器穿破者，休克发生较晚，多数属失液引起的低血容量性休克，一般应在纠正休克的前提下进行手术。少数因同时伴有感染性休克因素而不易纠正者，也可在抗休克的同时进行手术治疗。同时对于空腔脏器破裂者应当使用足量抗生素。

麻醉选择以气管内插管麻醉比较理想，既能保证麻醉和肌松效果，又能根据需要供氧，并防止手术中发生误吸。胸部有穿透伤者，无论是否有血胸或气胸，麻醉前都应先做患侧胸腔闭式引流，以免在正压呼吸时发生危险的张力性气胸。

切口选择常用正中切口，进腹迅速，创伤和出血较少，能满足彻底探查腹腔内所有部位的需要，还可根据需要向上下延长或向侧方添加切口甚至联合开胸。腹部有开放伤时，不可通过扩大伤口去探查腹腔，以免伤口感染和愈合不良。

有腹腔内出血时，开腹后应立即吸出积血，清除凝血块，迅速查明来源，进行处理。肝、脾、肠系膜和腹膜后的胰、肾是常见的出血来源。决定探查顺序时可以参考两点：①根据术前的诊断或判断，首先探查受伤的脏器；②凝血块集中处一般即是出血部位。若出血猛烈，危及生命，又一时无法判明其来源时，可用手指压迫主动脉穿过膈肌处，暂时控制出血，争得时间补充血容量，查明原因再做处理。

如果没有腹腔内大出血，则应对腹腔脏器进行系统、有序的探查。做到既不遗漏伤情，也不做不必要的重复探查。探查次序原则上应先探查肝、脾等实质性器官，同时探查膈肌、胆囊等有无损伤。接着从胃开始，逐段探查十二指肠第一段、空肠、回肠、大肠以及其系膜。然后探查盆腔脏器，再后则切开胃结肠韧带显露网膜囊，检查胃后壁和胰腺。如有必要，最后还应切开后腹膜探查十二指肠二、三、四段。在探查过程中发现的出血性损伤或脏器破裂，应随时进行止血或夹住破口。也可根据切开腹膜时所见决定探查顺序，如有气体逸出，提示胃肠道破裂，如见到食物残渣应先探查上消化道，见到粪便先探查下消化道，见到胆汁先探查肝外胆道及十二指肠等。纤维蛋白沉积最多或网膜包裹处往往是穿孔所在部位。待探查结束，对探查所得伤情做一全面估计，然后按轻重缓急逐一予以处理。原则上是先处理出血性损伤，后处理穿破性损伤；对于穿破性损伤，应先处理污染重的损伤，后处理污染轻的损伤。

关腹前应彻底清除腹内残留的液体和异物，恢复腹内脏器的正常解剖关系。用生理盐水冲洗腹腔，污染严重的部位应反复冲洗。根据需要选用放置烟卷引流、乳胶管引流，或双套管进行负压吸引。腹壁切口污染不重者，可以分层缝合，污染较重者，皮下可放置乳胶片引流，或暂不缝合皮肤和皮下组织，留做延期处理。

第二节 常见内脏损伤的特征和处理

一、脾脏损伤

脾是腹腔脏器最容易受损的器官之一，脾脏损伤 (splenic injury) 的发生率在腹部创伤中可高达 40%～50%，在腹部闭合性损伤中，脾脏破裂 (splenic rupture) 占 20%～40%，在腹部开放性损伤中，脾破裂约占 10% 左右。有慢性病理改变 (如血吸虫病、疟疾、淋巴瘤等) 的脾更易破裂。按病理解剖脾破裂可分为中央型破裂 (破裂在脾实质深部)、被膜下破裂 (破裂在脾实质周边部分) 和真性破裂 (破损累及被膜) 三种。前两种因被膜完整，出血量受到限制，故临床上并无明显内出血征象而不易被发现，可形成血肿而最终被吸收。但血肿 (特别是被膜下血肿) 在某些微弱外力的影响下，可以突然转为真性破裂，导致诊治中措手不及的局面。

临床所见脾破裂，约 85% 是真性破裂。破裂部位较多见于脾上极及膈面，有时在裂口对应部位有下位肋骨骨折存在。破裂如发生在脏面，尤其是邻近脾门者，有撕裂脾蒂的可能。若出现此种情况，出血量往往很大，患者可迅速发生休克，甚至未及抢救已致死亡。

脾损伤分型和分级迄今尚未达成统一标准。我国 (第六届全国脾脏外科学术研讨会，天津，2000 年) 制订的 IV 级分级法为：I 级：脾被膜下破裂或被膜及实质轻度损伤，手术所见脾裂伤长度 ≤ 5.0 cm，深度 ≤ 1.0 cm；II 级：脾裂伤总长度 > 5.0 cm，深度 > 1.0 cm，但脾门未累及，或脾段血管受累；III 级：脾破裂伤及脾门部或脾部分离断，或脾叶血管受损；IV 级：脾广泛破裂，或脾蒂、脾动静脉主干受损。

随着对脾功能认识的深化，以及现代脾脏外科观念的建立和选择性非手术治疗的出现，在坚持"抢救生命第一，保留脾脏第二"的原则下，在条件允许的情况下尽量保留脾脏或脾组织的基本原则已被多数外科医生接受。同时需注意到脾切除术后的患者，主要是婴幼儿，对感染的抵抗力减弱，甚至可发生以肺炎球菌为主要病原菌的脾切除后凶险性感染 (overwhelming posts-plenectomy infection，OPSI) 而致死。

处理：

①无休克或容易纠正的一过性休克，影像学检查 (超声、CT) 证实脾裂伤比较局限、表浅，无其他腹腔脏器合并伤者，可在严密观察血压、脉搏、腹部体征、血细胞比容及影像学变化的条件下行非手术治疗。若病例选择得当，小儿的成功率高于成人。主要措施为绝对卧床休息至少 1 周，禁食、水、胃肠减压、输血补液，用止血药和抗生素等。②观察中如发现继续出血或发现有其他脏器损伤，应立即中转手术。不符合非手术治疗条件的伤员，应尽快剖腹探查，以防延误。③彻底查明伤情后明确可能保留脾者 (主要是 I、II 级损伤)，可根据伤情，采用生物胶粘合止血、物理凝固止血、单纯缝合修补、脾破裂捆扎、脾动脉结扎及部分脾切除等。④脾中心部碎裂，脾门撕裂或有大量失活组织，缝合修补不能有效止血，高龄及多发伤情况严重者需迅速施行全脾切除术。可将 1/3 脾组织切成薄片或小块埋入大网膜囊内进行自体移植，亦可防止日后发生 OPSI。⑤在野战条件下或原先已呈病理性肿大的脾发生破裂，应行脾切除术。⑥脾被膜下破裂形成的血肿和少数脾真性破裂后被网膜等周围组织包裹形成的局限性血肿，可因轻微外力影响或胀破被膜或凝血块而发展为延迟性脾破裂。一般发生在伤后两周，也有迟至数月以后的。此种情况下应切除脾。

二、肝脏损伤

肝脏损伤 (liver injury) 在腹部损伤中占 20%～30%，右肝破裂较左肝为多。肝外伤的致伤因素、病理类型和临床表现与脾外伤相似，主要危险是失血性休克、胆汁性腹膜炎和继发感染。因肝外伤后可能有胆汁溢出，故腹痛和腹膜刺激征常较脾破裂伤者更为明显。肝破裂后，血液有时可通过胆管进入十二指肠而出现黑便或呕血，诊断中应予注意。肝被膜下破裂也有转为真性破裂的可能，而中央型肝破裂则更易发展为继发性肝脓肿。

对于肝外伤的分级方法，目前尚无统一标准。1994 年美国创伤外科协会提出如下肝外伤分级法：I 级 - 血肿：位于被膜下，＜10% 肝表面积。裂伤：包膜撕裂，实质裂伤深度＜1 cm。II 级 - 血肿：位于被膜下，10%～50% 肝表面积；实质内血肿直径＜10 cm。裂伤：实质裂伤深度 1～3 cm，长度＜10 cm。III 级 - 血肿：位于被膜下，＞50% 肝表面积或仍在继续扩大；被膜下或实质内血肿破裂：实质内血肿＞10 cm 或仍在继续扩大。裂伤：深度＞3 cm。IV 级 - 裂伤：实质破裂累及 25%～75% 的肝叶或在单一肝叶内有 1～3 个 Couinaud 肝段受累。V 级 - 裂伤：实质破裂超过 75% 肝叶或在单一肝叶超过 3 个 Couinaud 肝段受累。血管损伤：近肝静脉损伤，即肝后下腔静脉/主要肝静脉。VI 级 - 血管损伤：肝撕脱。III 级或以下者如为多处损伤，其损伤程度则增加 1 级。国内吴孟超等参照国内外学者意见提出以下肝外伤分级：I 级，肝实质裂伤深＜1 cm，范围小，含小的包膜下血肿；II 级，裂伤深 1～3 cm，范围局限性，含周围性穿透伤；III 级，裂伤深＞3 cm，范围广，含中央型穿透伤；IV 级，肝叶离断、损毁，含巨大中央型血肿；V 级，肝门或肝内大血管或下腔静脉损伤。

处理：

肝外伤手术治疗的基本要求是确切止血、彻底清创、消除胆汁溢漏、处理其他脏器损伤和建立通畅的引流。肝火器伤和累及空腔脏器的非火器伤都应手术治疗，其他的刺伤和钝性伤则主要根据患者全身情况决定治疗方案。轻度肝实质裂伤，或血流动力学指标稳定或经补充血容量后保持稳定的患者，可在严密观察下进行非手术治疗。生命体征经补充血容量后仍不稳定或需大量输血才能维持血压者，说明仍有活动性出血，应尽早剖腹手术。

手术治疗：

(1) 暂时控制出血，尽快查明伤情：开腹后发现肝破裂并有凶猛出血时，可用纱布压迫创面暂时止血，同时用手指或橡皮管阻断肝十二指肠韧带控制出血，以利探查和处理。常温下每次阻断的时间不宜超过 20 分钟，有肝硬化等病理情况时，每次不宜超过 15 分钟。若需控制更长时间，应分次进行。在迅速吸除腹腔积血后，剪开肝圆韧带和镰状韧带，直视下探查左右半肝的膈面和脏面，但应避免过分牵拉肝，避免加深、撕裂肝的伤口。如阻断入肝血流后，肝裂口仍有大量出血，说明肝静脉和腔静脉损伤，即应用纱布填塞止血，并迅速剪开伤侧肝的三角韧带和冠状韧带，以判明伤情，决定选择术式。

(2) 清创缝合术：探明肝破裂伤情后，应对损伤的肝进行清创，具体方法是清除裂口内的血块、异物以及离断、粉碎或失去活力的肝组织。清创后应对出血点和断裂的胆管逐一结扎。对于裂口不深、出血不多、创缘比较整齐的病例，在清创后可将裂口直接予以缝合。缝合时应注意避免裂口内留有无效腔，否则有发展为脓肿或有继发出血的可能。有时将大网膜、吸收性明胶海绵等填塞后缝合裂口，以消除无效腔，可提高止血效果、减少继发脓肿并加强缝合线的稳固性。

肝损伤如属被膜下破裂，小的血肿可不予处理，张力高的大血肿应切开被膜，进行清创，彻底止血和结扎断裂的胆管。

(3) 肝动脉结扎术：如果裂口内有不易控制的动脉性出血，可考虑行肝动脉结扎。最好是解剖出肝固有动脉及左、右肝动脉，根据外伤来自哪个肝叶而进行左或右肝动脉结扎，尽量不结扎肝固有动脉和肝总动脉。

(4) 肝切除术：对于有大块肝组织破损，特别是粉碎性肝破裂，或肝组织挫伤严重的患者应施行肝切除术。但不宜采用创伤大的规则性肝切除术，而是在充分考虑肝解剖特点的基础上做清创式肝切除术。即将损伤和失活的肝组织整块切除，并应尽量多保留健康肝组织，切面的血管和胆管均应予结扎。

(5) 纱布填塞法：对于裂口较深或肝组织已有大块缺损而止血不满意，又无条件进行较大手术的患者，仍有一定应用价值，有时可在用大网膜、吸收性明胶海绵、止血粉等填入裂口之后，用长而宽的纱条按顺序填入裂口以达到压迫止血的目的，以挽救患者生命。纱条尾端自腹壁切口或另做腹壁戳孔引出作为引流。手术后第 3～5 日起，每日抽出纱条一段，7～10 日取完。此法有并发感染或在抽出纱条的最后部分时引起再次出血的可能，故非至不得已，应避免采用。

(6) 肝损伤累及主肝静脉或下腔静脉的处理：出血多较汹涌，且有并发空气栓塞的可能，死亡率高达 80%，处理十分困难。通常需扩大或者胸腹联合切口以改善显露，采用带蒂大网膜填塞后，用粗针线将肝破裂伤缝合、靠拢。如此法无效，则需实行全肝血流阻断 (包括腹主动脉、肝门和肝上下端的下腔静脉) 后，缝补静脉破裂口。

同时，一些Ⅲ级以下肝外伤亦有成功应用腹腔镜治疗的报道。不论采用何种手术方式，肝外伤手术后，在创面或肝周应留置多孔硅胶双套管行负压吸引以引流出渗出的血液和胆汁。

三、胰腺损伤

胰腺损伤 (pancreatic injury) 占腹部损伤的 1%～2%，胰腺损伤常系上腹部强力挤压暴力直接作用于脊柱所致，损伤常在胰的颈、体部，常属于严重多发伤的一部分。由于胰腺位置深而隐蔽，早期不易发现，甚至在手术探查时也有漏诊可能。胰腺损伤后常并发胰液漏或胰瘘。因胰液腐蚀性强，又影响消化功能，故胰腺损伤总死亡率高达 20% 左右。

(一) 临床表现及诊断

胰腺破损或断裂后，胰液可积聚于网膜囊内而表现为上腹明显压痛和肌紧张，还可因膈肌受刺激而出现肩部疼痛。外渗的胰液经网膜孔或破裂的小网膜进入腹腔后，可很快出现弥漫性腹膜炎伴剧烈腹痛，结合受伤机制，容易考虑胰腺损伤的可能。但单纯胰腺钝性伤，临床表现不明显，往往容易延误诊断。部分病例渗液局限于网膜囊内，直至形成胰腺假性囊肿才被发现。

胰腺损伤所引起的内出血量一般不多，所致腹膜炎在体征方面也无特异性，血淀粉酶和腹腔穿刺液的淀粉酶升高，有一定诊断参考价值。但血淀粉酶和腹腔液淀粉酶升高并非胰腺创伤所特有，上消化道穿孔时也可有类似表现，且胰腺损伤也可无淀粉酶升高。重要的是，凡上腹部创伤，都应考虑到胰腺损伤的可能。超声可发现胰腺回声不均和周围积血、积液。诊断不明而病情稳定者可做 CT 检查，能显示胰腺轮廓是否整齐及周围有无积血、积液。

(二) 处理

高度怀疑或诊断为胰腺损伤，凡有明显腹膜刺激征者，应立即手术治疗。因腹部损伤行剖腹手术，怀疑有胰腺损伤可能者，应探查胰腺。胰腺严重挫裂伤或断裂者，手术时较易确诊；但损伤范围不大者可能漏诊。凡在手术探查时发现胰腺附近后腹膜有血肿、积气、积液、胆汁者，应将此处切开，包括切断胃结肠韧带或按 Kocher 方法掀起十二指肠等探查胰的腹侧和背侧，以查清胰腺损伤。手术的目的是止血、合理切除胰腺、控制胰腺外分泌、处理合并伤及充分引流。被膜完整的胰腺挫伤，仅作局部引流便可。胰体部分破裂而主胰管未断者，可用丝线做褥式缝合修补。胰颈、体、尾部的严重挫裂伤或横断伤，宜作胰腺近端缝合、远端切除术。胰腺有足够的功能储备，不会发生内、外分泌功能不足。胰腺头部严重挫裂或断裂，为了保全胰腺功能，可结扎头端主胰管、缝闭头端腺体断端处，并行远端与空肠 Roux-en-Y 吻合术。胰头损伤合并十二指肠破裂者，必要时可将十二指肠旷置。只有在胰头严重毁损确实无法修复时才施行胰头十二指肠切除。

各类胰腺手术之后，充分而有效的腹腔及胰周引流是保证手术效果和预防术后并发症（腹腔积液、继发出血、感染和胰瘘）的重要措施。术后务必保持引流管通畅，亦不能过早取出。可同时使用烟卷引流和双套管负压吸引，烟卷引流可在数日后拔除，胶管引流则应维持 10 天以上，因为有些胰瘘在 1 周后才逐渐出现。

如发现胰瘘，应保证引流通畅，一般多可在 4～6 周内自愈，有时可能需维持数月之久，但较少需再次手术。生长抑素八肽及生长抑素十四肽可用于防治外伤性胰瘘。另外，宜禁食并给予全胃肠外营养治疗。

四、胃和十二指肠损伤

腹部闭合性损伤时胃很少受累，约占腹部创伤的 3.16%，只在饱腹时偶可发生。上腹或下胸部的穿透伤则常导致胃损伤 (gastric injury)，且多伴有肝、脾、横膈及胰腺等损伤。胃镜检查及吞入锐利异物也可引起穿孔，但很少见。若损伤未波及胃壁全层（如浆膜或浆肌层裂伤、黏膜裂伤），可无明显症状。若全层破裂，立即出现剧烈腹痛及腹膜刺激征。肝浊音界消失，膈下有游离气体，胃管引流出血性物。但单纯胃后壁破裂时症状体征不典型，有时不易诊断。

外科治疗：

手术探查必须包括切开胃结肠韧带探查后壁。部分病例、特别是穿透伤，胃前后壁都有穿孔，还应特别注意检查大小网膜附着处以防遗漏小的破损。边缘整齐的裂口，止血后可直接缝合；边缘有挫伤或失活组织者，需修整后缝合。广泛损伤者，可行部分切除术，必要时全胃切除、Roux-en-Y 吻合。

十二指肠的大部分位于腹膜后，损伤的发病率比胃低，约占整个腹部创伤的 1.16%；损伤较多见于十二指肠二三部 (50% 以上)。十二指肠损伤的诊断和处理存在不少困难，死亡率和并发症发生率都相当高。据统计，十二指肠战伤的死亡率在 40% 左右，平时伤的死亡率为 12%～30%，若同时伴有胰腺、大血管等相邻器官损伤，死亡率则更高。伤后早期死亡原因主要是严重合并伤，尤其是腹部大血管伤；后期死亡则多因诊断不及时和处理不当引起十二指肠瘘致感染、出血和衰竭。

十二指肠损伤 (duodenal injury) 如发生在腹腔内部分，破裂后可有胰液和胆汁流入腹腔而早期引起腹膜炎。术前临床诊断虽不易明确损伤部位，但因症状明显，一般不致耽误手术时机。闭合伤所致的腹膜后十二指肠破裂早期症状体征多不明显，及时识别较困难，如有下述情况应提高警惕：右上腹或腰部持续性疼痛且进行性加重，可向右肩及右睾丸放散；右上腹及右腰部有明显的固定压痛；腹部体征相对轻微而全身情况不断恶化；有时可有血性呕吐物；血清淀粉酶升高；腹部 X 线片可见腰大肌轮廓模糊，有时可见腹膜后呈花斑状改变（积气）并逐渐扩展；

胃管内注入水溶性碘剂可见外溢；CT 显示腹膜后及右肾前间隙有气泡；直肠指检有时可在骶前扪及捻发音，提示气体已达到盆腔腹膜后间隙。

关键是全身抗休克和及时得当的手术处理。手术探查时如发现十二指肠附近腹膜后有血肿，组织被胆汁染黄或在横结肠系膜根部有捻发音，应高度怀疑十二指肠腹膜后破裂的可能。此时应切开十二指肠外侧后腹膜或横结肠系膜根部后腹膜，以便探查十二指肠降部与横部。

根据损伤部位，手术方法较多，主要有下列几种：①单纯修补术：适用于裂口不大，边缘整齐，血运良好且无张力者；②带蒂肠片修补术：裂口较大，不能直接缝合者，可游离一小段带蒂空肠管，将其剖开修剪后镶嵌缝合于缺损处；③十二指肠空肠 Roux-en-Y 吻合术：十二指肠第三、四段严重损伤不宜缝合修补时，可将该肠段切除，近端与空肠行端侧吻合 (或缝闭两个断端，做十二指肠空肠侧侧吻合)；④十二指肠憩室化手术：指十二指肠损伤的修补、十二指肠造口减压、胃部分切除毕 II 式胃空肠吻合。一般用于十二指肠、胰腺严重损伤者，但较为复杂。另可采用上述修补、补片或切除吻合方法修复损伤后，通过胃窦部切口以可吸收缝线将幽门作荷包式缝闭，3 周后幽门可再通。此法能达到与十二指肠憩室化相同的效果，但更简便、创伤小，亦称暂时性十二指肠憩室化手术；⑤浆膜切开血肿清除术：十二指肠壁内血肿，除上腹不适、隐痛外，主要表现为高位肠梗阻，若非手术治疗 2 周梗阻仍不解除，可手术切开血肿清除凝血块，修补肠壁，或行胃空肠吻合术；⑥胰十二指肠切除：手术创伤大、死亡率高；⑦ 95% 十二指肠切除：对十二指肠毁损严重但是乳头周围尚完整者，可行空肠胃端端吻合、乳头移植至该段空肠。

治疗十二指肠破裂的任何手术方式，都应附加减压手术，如置胃管、胃造口、空肠造口等行病灶近、远侧十二指肠减压，以及胆总管造瘘等，同时常规放置腹腔引流，积极营养支持，以保证十二指肠创伤愈合，减少术后并发症。

五、小肠损伤

小肠占据着中、下腹的大部分空间，故受伤的机会比较多。小肠损伤后可在早期即产生明显的腹膜炎，故诊断一般并不困难。小肠穿孔患者早期表现可以不明显，随着时间推移，可出现腹痛、腹胀等。而且，仅少数患者有气腹，所以如无气腹表现不能否定小肠穿孔的诊断。一部分患者的小肠裂口不大，或穿破后被食物残渣、纤维蛋白素甚至突出的黏膜所堵塞，可能无弥漫性腹膜炎的表现。

小肠损伤一旦诊断，除非外界条件不允许，均需手术治疗。手术时要对整个小肠和系膜进行系统细致的探查，系膜血肿即使不大也应切开检查以免遗漏小的穿孔。手术方式以简单修补为主。一般采用间断横向缝合以防修补后肠腔发生狭窄。有以下情况时，则应采用部分小肠切除吻合术：①裂口较大或裂口边缘部肠壁组织挫伤严重者；②小段肠管有多处破裂者；③肠管大部分或完全断裂者；④肠管严重挫伤、血运障碍者；⑤肠壁内或系膜缘有大血肿者；⑥肠系膜损伤影响肠壁血液循环者。

六、结肠损伤

结肠损伤发病率仅次于小肠，但因结肠内容物液体成分少而细菌含量多，故腹膜炎出现得较晚，但较严重。一部分结肠位于腹膜后，受伤后容易漏诊，常常导致严重的腹膜后感染。

由于结肠壁薄、血液供应差、含菌量大，故结肠损伤 (colon injury) 的治疗不同于小肠损伤。

除少数裂口小、腹腔污染轻、全身情况良好的患者可以考虑一期修补或一期切除吻合（尤其是右半结肠）外，大部分患者先采用肠造口术或肠外置术处理，待3～4周后患者情况好转时，再行关闭瘘口。近年来随着急救措施、感染控制等条件的进步，施行一期修补或切除吻合的病例有增多趋势。对比较严重的损伤一期修复后，可加做近端结肠造口术，确保肠内容物不再进入远端。一期修复手术的主要禁忌证为：①腹腔严重污染；②全身严重多发伤或腹腔内其他脏器合并伤，须尽快结束手术；③全身情况差或伴有肝硬化、糖尿病等。失血性休克需大量输血（＞2 000 mL）者、高龄患者、高速火器伤者、手术时间已延误者。

七、直肠损伤

直肠上段在盆底腹膜返折之上，下段则在返折之下，它们损伤后的表现是不同的。如损伤在腹膜返折之上，其临床表现与结肠破裂是基本相同的。如发生在返折之下，则将引起严重的直肠周围间隙感染，但并不表现为腹膜炎，诊断容易延误。腹膜外直肠损伤可临床表现为：①血液从肛门排出；②会阴部、骶尾部、臀部、大腿部的开放伤口有粪便溢出；③尿液中有粪便残渣；④尿液从肛门排出。直肠损伤后，直肠指诊可发现直肠内有出血，有时还可摸到直肠破裂口。怀疑直肠损伤而指诊阴性者，必要时行结肠镜检查。

直肠会阴部损伤后应按损伤的部位和程度选择不同的术式。直肠损伤的处理原则是早期彻底清创，修补直肠破损，行转流性结肠造瘘和直肠周围间隙彻底引流。直肠上段破裂，应剖腹进行修补，如属毁损性严重损伤，可切除后端端吻合，同时行乙状结肠双腔造瘘术，2～3个月后闭合造口。直肠下段破裂时，应充分引流直肠周围间隙以防感染扩散，并应施行乙状结肠造口术，使粪便改道直至直肠伤口愈合。

八、腹膜后血肿

外伤性腹膜后血肿（retroperitoneal hematoma）多系高处坠落、挤压、车祸等所致腹膜后脏器（胰、肾、十二指肠）损伤、骨盆或下段脊柱骨折和腹膜后血管损伤引起的。出血后，血液可在腹膜后间隙广泛扩散形成巨大血肿，还可渗入肠系膜间。

腹膜后血肿因出血程度与范围各异，临床表现并不恒定，并常因有合并损伤而被掩盖。一般说来，除部分伤者可有髂腰部瘀斑（Grey Turner 征）外，突出的表现是内出血征象、腰背痛和肠麻痹；伴尿路损伤者则常有血尿。血肿进入盆腔者可有里急后重感，并可借直肠指诊触及骶前区伴有波动感的隆起。有时因后腹膜破损而使血液流至腹腔内，故腹腔穿刺或灌洗具有一定诊断价值。超声或 CT 检查可帮助诊断。

治疗方面，除积极防治休克和感染外，多数需行剖腹探查，因腹膜后血肿常伴大血管或内脏损伤。手术中如见后腹膜并未破损，可先估计血肿范围和大小，在全面探查腹内脏器并对其损伤做相应处理后，再对血肿的范围和大小进行一次估计。如血肿有所扩展，则应切开后腹膜，寻找破损血管，予以结扎或修补；如无扩展，可不予切开，因完整的后腹膜对血肿可起压迫作用，使出血得以自控，特别是盆腔内腹膜后血肿，出血多来自压力较低的盆腔静脉丛，出血自控的可能性较大。如血肿位置主要在两侧腰大肌外缘、膈脚和骶岬之间，血肿可来自腹主动脉、腹腔动脉、下腔静脉、肝静脉以及肝的裸区部分、胰腺或腹膜后十二指肠的损伤，此范围内的腹膜后血肿，不论是否扩展，原则上均应切开后腹膜，予以探查，以便对受损血管或脏器做必要的处理。剖腹探查时如见后腹膜已破损，则应探查血肿。探查时，应尽力找到并控制出血点；

无法控制时，可用纱条填塞，静脉出血常可因此停止。填塞的纱条应在术后 4 ～ 7 日内逐渐取出，以免引起感染。感染是腹膜后血肿最重要的并发症。

第三节 损伤控制性外科在腹部损伤中的应用

损伤控制性外科 (damage control surgery，DCS) 理念是基于对严重损伤后机体病理生理改变的认识而发展起来的。即根据伤者全身状况、手术者的技术、后续治疗条件等，为伤者设计包括手术在内的最佳治疗方案，将伤者的存活率和生活质量放在首位，而不仅仅是追求手术成功率。

一、病理生理

腹部损伤患者的病理生理特征是低体温、代谢性酸中毒和凝血障碍三联症。伤者因大量失血、腹腔感染以及腹腔高压等，均可导致全身组织低灌注，细胞缺氧产生大量的酸性代谢产物，导致代谢性酸中毒；腹部损伤开腹后大量热能逸散，大量输血、输液等抢救性治疗中忽视升温、保温措施，故腹部损伤患者普遍存在低体温；低温对机体凝血过程的各个环节都有不良影响，大量输血、输液的稀释反应引起血小板和凝血因子减少，与低体温和酸中毒呈协同作用，加剧凝血障碍。这一恶性循环呈螺旋式恶化，最终导致机体生理耗竭，难以耐受手术创伤的二次打击。此时如施行创伤大的复杂手术，虽然手术可能获得成功，但将加重机体的生理紊乱，增加复苏的难度。

二、临床治疗

DCS 的治疗程序通常由三部分组成。

第一部分：首次简短剖腹手术。术前应积极纠正患者的内稳态失衡和凝血障碍，注意伤者机体保温和治疗措施的加温。手术原则是以最小的手术创伤，解决当前危及生命的主要问题，如结扎或填塞控制腹腔出血、严重腹腔感染的引流、通过肠造口解除梗阻及腹腔敞开解除腹腔高压等。

第二部分：ICU 复苏。此阶段治疗主要由重症监护治疗医师承担，通常需要大量的医护资源。重点包括液体复苏、机械通气、复温、纠正酸中毒及凝血功能障碍。

第三部分：确定性手术。患者血流动力学稳定，体温恢复，无凝血功能障碍时可考虑施行确定性手术。手术包括清除填塞物、消化道重建、恢复胃肠道的连续性和腹壁的完整性、腹腔冲洗引流等。

大多数腹部损伤患者可按常规外科手术处理，只有对那些生理潜能临近或达到极限的患者，才采用 DCS 处理。外科医生应该正确认识并掌握 DCS 指征，预先判断患者的损伤及生理状况，而不是在患者生理耗竭时才被迫实施。

第八章 腹膜后间隙疾病

一、原发性肠系膜肿瘤

(一) 诊断依据

原发性肠系膜肿瘤的来源及分类见表8-1。

表 8-1 腹膜、网膜和肠系膜肿瘤的分类

来源	良性	恶性
纤维组织	纤维瘤	纤维肉瘤
平滑肌		间质瘤
脂肪组织	脂肪瘤	脂肪肉瘤
胚胎细胞	畸胎瘤	恶性畸胎瘤，卵黄囊肿瘤
上皮或间皮	局限性纤维性间皮瘤	间皮瘤
	中肾囊腺瘤	浆液性乳头状腹膜癌
	间皮瘤	
	腺瘤样肿瘤	
神经元组织	神经纤维瘤	神经纤维肉瘤
	副神经节瘤	
淋巴管、血管	淋巴管瘤	血管外皮细胞肉瘤
	毛细血管瘤	血管内皮肉瘤
	多发性血管瘤	血管肉瘤
	血管外皮细胞瘤	
混合或来源不明	纤维组织细胞瘤	未分化肉瘤
	肠系膜炎性假瘤	恶性纤维组织细胞瘤
	间叶瘤	混合性苗勒瘤
		子宫内膜基质肉瘤

1.临床表现

大多数患者早期几乎无症状，以后的症状与肿瘤的大小、部位有关。

(1) 腹痛：是最常见的症状，多由肿瘤压迫致不全性肠梗阻引起，呈间歇痉挛性疼痛，并可伴有腹部饱胀，进食后明显。

(2) 并发症的表现：胃肠道受压可致肠梗阻，但一般不发生完全性肠梗阻。肿瘤扭转或肠扭转、肿瘤梗死、出血、感染或破裂很少见。巨大肿瘤压迫输尿管可引起肾盂积水。

(3) 全身症状：恶性肿瘤可有食欲下降、乏力、消瘦、贫血、发热。

(4) 腹部肿块：与肿瘤大小有关，一般可触及肿块。实性和囊性肿瘤的检出率分别为 70%～82% 及 25%～62%。肿瘤大小可相差很大，大者可占满整个腹部。良性肿瘤表面多光滑，边界清楚，呈圆形；恶性者表面高低不平，边界不清。肿块一般易横向推动，但上、下移动度小，囊性肿瘤可有囊性感。

(5) 腹水：少见。

(6) 其他：恶心、呕吐、腹泻或便秘。

2. 辅助检查

(1) 实验室检查：可无异常。

(2) X 线检查：X 线片偶可见钙化，提示为皮样囊肿或畸胎瘤。钡剂造影或钡剂灌肠造影检查一般对诊断帮助不大，仅有时能见胃肠受压或被推移，但可除外胃肠内肿瘤，如肠壁僵硬、钡剂通过困难或缓慢则有恶性肿瘤的可能。

(3) 影像检查：B 超、CT 及 MRI 检查可确定肿瘤大小、部位及内部结构，但有时很难区分是良性或恶性、原发或继发 (转移)、炎块或肿瘤。血管造影若见肿瘤血管较丰富，则多为恶性。

(4) 其他检查：如有腹水可行腹腔穿刺，有时可行穿刺取活组织检查。

(二) 治疗方法

手术切除是唯一的治疗方法，包括：

(1) 肿瘤摘除或切除术，适用于小的良性肿瘤。

(2) 部分肠管及肿瘤切除术。

(3) 姑息性切除术，恶性肿瘤晚期，为减轻症状或治疗并发症而做，术后采用放疗、化疗等综合治疗。

(三) 好转及治愈标准

1. 治愈

手术切除肿瘤，切口愈合，无并发症。

2. 好转

经治疗后，肿块缩小，症状减轻。

二、原发性腹膜后肿瘤

原发性腹膜后肿瘤是指发生在腹膜后间隙的肿瘤，是一种少见的肿瘤，占全身肿瘤的 0.07%～0.2%。其中以恶性肿瘤居多，国外报道约占 80%，与国内报道相似。本病临床多以腹部包块、腹痛为主要症状。本病病因目前尚未清楚，以中青年发病率较高，男女无明显差别，由于肿瘤来源广泛，因此其病理学分类繁杂。

(一) 诊断依据

1. 临床表现

除少数腹膜后肿瘤能分泌化学物质产生明显症状易被早期发现外，多数患者早期常无症状，肿瘤长大后，可出现以下症状。

(1) 腹部肿块：78%～87% 的患者有腹部肿块，常为偶然发现，大小、软硬不一，部分有囊性感，恶性者多较固定，界限不清，生长迅速。肿瘤内出血时，肿瘤也可突然增大。

(2) 压迫症状：胃肠道受压时，可有恶心、呕吐及腹胀等；压迫直肠时可有腹泻及肛门部坠胀感或便秘。压迫神经可表现为腰背痛、会阴部疼痛、下腹痛、下肢感觉减退和麻木。压迫输尿管可引起肾盂积水；压迫和刺激膀胱可引起尿频、尿急、尿痛或血尿，肾功能不全时可尿少。压迫静脉和淋巴管可引起下肢水肿、阴囊水肿、腹壁静脉或精索静脉曲张等。压迫动脉时可听到血管杂音。压迫胆管可有黄疸。

(3) 腹痛或背痛：占 30% ~ 69%。腹痛多为胀痛或钝痛。肿瘤内出血时可有较剧烈腹痛。

(4) 全身症状：可有食欲下降、消瘦、乏力、低热、贫血、腹水，甚至出现恶病质。

(5) 其他症状：有分泌功能的肿瘤，如嗜铬细胞瘤，因能分泌儿茶酚胺类物质，可出现阵发性高血压。巨大的纤维组织肿瘤可分泌胰岛素类物质，表现为低血糖。

2. 辅助检查

(1)X 线检查：腹部 X 线片发现肿瘤内有骨骼、牙齿等结构，可诊断为畸胎瘤。神经纤维瘤、神经纤维肉瘤可以见钙化现象，椎间孔扩大等。胃肠钡剂造影或钡剂灌肠造影、尿路造影、腹膜后充气造影等检查可了解肿瘤与胃肠道、泌尿系的关系及肿瘤的部位。考虑为淋巴系统肿瘤时可行淋巴造影。

(2)B 超和 CT 检查：可了解肿瘤的大小、部位、性质及与周围脏器、血管的关系。也能了解腹膜后有无淋巴结转移。CT 是诊断腹膜后肿瘤最敏感的方法，也有助于判断肿瘤能否切除。

(3) 血管造影：可观察血管分布、受累、移位或被包裹现象。有助于判断良、恶性肿瘤。

(4)MRI 检查：能了解血管是否受侵犯。有助于肾上腺和肾脏肿瘤的鉴别。

(5) 经皮细针穿刺活检：在 B 超或 CT 引导下穿刺活检，安全可靠，可使 80% 以上的患者明确诊断。

(6) 腹腔镜检查：对部分患者可行此项检查。

(7) 实验室检查：血红蛋白低，癌胚抗原 (CEA) 升高，畸胎瘤可有甲胎蛋白 (AFP) 升高。疑嗜铬细胞瘤者应检测 24 小时尿中 VMA 含量。

(二) 治疗方法

1. 手术治疗

手术切除是治疗原发性腹膜后肿瘤的主要方法。除高龄、全身衰弱不能耐受手术、严重心肺疾患、有远处转移、大量血性腹水者不宜手术外，对下列患者均应手术探查。

(1) 手术适应证：①怀疑为腹膜后肿瘤 (不论良、恶性及体积大小)；②探查时未能切除肿瘤，经放疗或化疗后，肿瘤明显缩小，估计可能切除时，应再次手术；③腹膜后肿瘤手术后复发，无禁忌证时可再次手术。

(2) 手术禁忌证：高龄、出现恶病质，不能耐受手术；严重心肺肝肾疾患；有恶性肿瘤远处转移，大量癌性腹水及胸腔积液者，应列为手术禁忌证。

(3) 术前准备：通常肿瘤长到一定程度或侵及神经、压迫内脏时才被发现，故手术时出血量常较大，且可能损伤大血管及其他脏器。术前应根据具体患者做下列准备。①备血；②放置输尿管导管或做下腔静脉插管：有助于术中辨认输尿管和下腔静脉，可避免损伤；③血管缝合材料和器械的准备：术中根据情况做血管修补、吻合或移植；④肠道准备：需要时行肠切除或修补；⑤合并其他脏器切除的准备：如了解对侧肾功能，做切除一侧肾的准备。

手术路径可分为经腹腔、胸腹联合切口及腰部斜切口。经腹腔径路最常用。

术中首先要确定肿瘤的良、恶性，可行冷冻组织病理学检查。良性者应将其完全切除，不能完全切除者，可做包膜内切除术，以解除肿瘤对神经、脏器等的压迫，恶性肿瘤无转移者，应做根治切除，一般不做部分切除，以免造成大出血，但对部分肉瘤等可行部分切除。对某些生长缓慢的肿瘤还可反复进行部分切除术，以减轻症状。嗜铬细胞瘤术中应注意监测血压和补充血容量。

2. 放射治疗

对恶性淋巴瘤、未分化癌、胚胎细胞肿瘤术后可行放射治疗。放射治疗也可作为恶性肿瘤手术前、后的辅助治疗。

3. 化学疗法

适用于恶性淋巴瘤手术后的辅助治疗。

（三）好转及治愈标准

1. 治愈

手术切除肿瘤，切口愈合，无并发症。

2. 好转

经治疗后，肿块缩小，症状减轻。

（四）预后

良性肿瘤预后好，即使肿瘤未能彻底切除，也可长期存活，原发性腹膜后恶性肿瘤预后很差，能根治切除者仅占20%，复发率可达50%，术后5年存活率约20%。

三、腹膜间皮瘤

腹膜间皮瘤是原发于腹膜上皮间皮组织的肿瘤，占全身间皮瘤的1/4。可发生于任何年龄，尤多见于中、老年人。病因可能与长期接触石棉有关。多为恶性，可分为局限型和弥漫型两类。弥漫型肉眼见腹壁呈胼胝样增厚，并有散于腹膜壁层和胃肠道浆膜及肌层浅部的大小不等包块相互粘连。

（一）诊断依据

1. 临床表现

无特征性表现。早期可无症状，随着肿瘤的长大，可出现如下症状。

(1) 腹痛：常是最初的症状，上腹多见，呈隐痛或痉挛性疼痛。

(2) 肠梗阻表现：肿瘤压迫胃肠造成粘连致肠腔狭窄梗阻时，可出现恶心、呕吐及腹胀、腹痛。

(3) 腹水：绝大多数患者有腹水。

(4) 全身症状：乏力、食欲下降、消瘦、发热及贫血。

(5) 腹部肿块：多呈局限性球形肿块，少数患者有肌紧张。

(6) 直肠指检：直肠指检盆腔有肿物。

2. 辅助检查

(1) 化验：可有贫血及低血糖。

(2) 腹水检查：可见大量脱落的间皮细胞，并有异型间皮细胞。

(3)X 线检查：腹部 X 线片可有肠梗阻征象；钡剂造影可见肠管受压、移位等征象。

(4)B 超检查：可发现肿块及腹水。

(5)CT 检查：见弥漫性肠系膜及腹膜受累，并可见腹水，也可动态观察对治疗的反应。

(6) 腹腔镜检查：可直接见到腹膜表面布满结节，活检可明确诊断。

3. 鉴别诊断

(1) 腹腔恶性肿瘤：多见于胃、肝、肠、肾或淋巴系统肿瘤，临床上可有原发肿瘤的症状和体征，如多种检查原发器官正常，则不难排除。

(2) 结核性腹膜炎：多伴结核中毒症状，部分可有腹外结核、OT 试验强阳性、血沉增快和腹膜刺激征，腹水多为单核细胞为主的渗出液，抗结核治疗有效，故可鉴别。

(3) 腹膜转移癌：腹部肿块伴腹水多见于腹膜转移癌，但腹膜转移多因腹腔脏器肿瘤种植性转移所致，其恶病质和腹水更明显，腹水多呈血性，详细检查可发现原发病灶，腹水细胞学检查多能提供鉴别依据。

(二) 治疗方法

1. 手术治疗

局限性者首选手术切除。除极少数肿瘤可根治切除外，大多数只能行姑息切除。手术除可明确诊断外，还能解除肠梗阻。

2. 化疗

有一定疗效。可选用环磷酰胺、丝裂霉素、顺铂、甲氨蝶呤 (氨甲蝶呤) 等多种抗癌药，多为腹腔内用药，单独或联合用药均可。采用腹壁下动脉插管化疗如阿霉素 (ADM)、长春新碱 (VCR)、氮烯咪胺 (DTIC) 有一定疗效，有报道存活达 4 年以上。对癌性腹水可采用腹穿抽液后注射丝裂霉素 (MMC)4 mg 或氮芥 (HN_2)5 mg，10 天 1 次，两药交替应用 (MMC 总量 8 mg，HN_2 总量 15 mg) 并配合全身化疗：每周用 VCR 1 mg、放线菌素、(ACD)400 μg 和 DTIC 400 mg，连用 5 周，直至腹水消失。

3. 放射性核素治疗

腹腔内注入同位素 ^{32}p。

(三) 好转及治愈标准

1. 治愈

手术切除肿瘤，切口愈合，无并发症。

2. 好转

经治疗后，肿块缩小，症状减轻。

第九章 小肠疾病

第一节 肠感染性疾病

一、肠结核

肠结核 (intestinaltuberculosis) 是结核分枝杆菌侵犯肠管所引起的慢性特异性感染。外科所见的肠结核多为因病变引起肠狭窄、炎性肿块或肠穿而需要手术治疗的患者。

（一）病因和病理

临床以继发性肠结核多见。肺结核是最常见的原发病变，开放性肺结核患者常咽下含有结核分枝杆菌的痰液而引起继发性肠结核。在粟粒性结核的患者，结核分枝杆菌可通过血行播散而引起包括肠结核的全身性结核感染。肠结核病变85%发生在回盲部，在病理形态上可表现为溃疡型和增生型两类，也可以两种病变并存。

溃疡型肠结核的特点是沿着肠管的横轴发展，病变开始于肠壁淋巴集结，继而发生干酪样坏死，肠黏膜脱落而形成溃疡，在修复过程中容易造成肠管的环形瘢痕狭窄。增生型肠结核的特点是在黏膜下层大量结核性肉芽肿和纤维组织增生，黏膜隆起呈假性息肉样变，也可有浅小的溃疡。由于肠壁增厚和变硬，以及与周围组织粘连，容易导致肠腔狭窄和梗阻。

（二）临床表现

肠结核可能是全身性结核的一部分，因此，患者多有低热、盗汗、乏力、消瘦、食欲减退等结核病的全身症状，腹部症状则因病变类型有所不同。溃疡型肠结核的主要症状为慢性腹部隐痛，偶有阵发性绞痛，以右下腹及脐周围为著，常有进食后加剧，排便后减轻。腹泻，也有腹泻和便秘交替出现。除非病变侵犯结肠，一般粪便不带黏液和脓血，检查右下腹有轻度压痛。当病变发展到肠管环形瘢痕狭窄或为增生型肠结核时，则主要表现为低位不完全性肠梗阻，腹部见有肠型，肠鸣音高亢，右下腹常可触及固定、较硬且有压痛的肿块。发生慢性肠穿孔时常形成腹腔局限脓肿，脓肿穿破腹壁便形成肠外瘘。

（三）诊断

除了应做血常规、红细胞沉降率、胸部X线片等一般检查外，需做X线钡餐或钡剂灌肠检查，纤维结肠镜检查可发现结肠乃至回肠末端的病变，并可做活组织检查。

（四）治疗

肠结核应以内科治疗为主，当伴有外科并发症时才考虑手术治疗。除急诊情况外，手术前原则上应先进行一段抗结核治疗和支持疗法，特别是有活动性肺结核或其他肠外结核的患者，需经治疗并待病情稳定后再行外科治疗。

肠结核的手术适应证为：①病变穿孔形成局限性脓肿或肠瘘；②溃疡型病变伴有瘢痕形成或增生型病变导致肠梗阻；③不能控制的肠道出血；④病变游离穿孔合并急性腹膜炎。后两种情况较为少见。

手术方式应根据病情而定：①急性肠穿孔应行病变肠段切除术，因修补是在有急性炎症、活动性结核病灶上进行，失败率甚高；②伴有瘢痕形成的小肠梗阻做肠段切除吻合，如为多发性病变，可做分段切除吻合，应避免做广泛切除，以保留足够长度的小肠；③回盲部增生型病变可作回盲部或右半结肠切除，如病变炎症浸润而固定，可在病变的近侧切断回肠，将远断端缝闭，近断端与横结肠做端侧吻合，以解除梗阻，待以后二期手术切除病变肠袢。

二、肠伤寒穿孔

肠穿孔是伤寒病的严重并发症之一，死亡率较高。

（一）病因和病理

伤寒病由沙门菌属伤寒杆菌所引起，经口进入肠道，侵入回肠末段的淋巴滤泡和淋巴集结，在发病的第 2 周开始发生坏死，形成溃疡，当肠腔压力增高时可急性穿孔。由于肠伤寒极少引起腹膜反应与粘连，因此穿孔后立即形成急性弥漫性腹膜炎。80% 的穿孔发生在距回盲瓣 50 cm 以内，多为单发，多发穿孔约占 10% ~ 20%。

（二）临床表现和诊断

已经确诊为伤寒病的患者，突然发生右下腹痛，短时间内扩散至全腹，伴有呕吐、腹胀；检查有明显腹部压痛、肠鸣音消失等腹膜炎征象，X 线检查发现气腹；伤寒患者本应是脉缓、白细胞计数下降、体温高，穿孔后反有脉搏增快，白细胞计数增加，体温下降；腹腔穿刺可抽到脓液。取血做伤寒菌培养和肥达反应试验 (Widaltest)，可进一步明确诊断。

（三）治疗

伤寒肠穿孔确诊后应及时手术治疗。由于患者一般都很虚弱，故原则是施行穿孔缝合术。除非肠穿孔过多，以及并发不易控制的大量肠道出血，而患者全身状况尚许可，才考虑做肠切除术。对术中发现肠壁很薄接近穿孔的其他病变处，也应作浆肌层缝合，预防术后发生新的穿孔。手术结束应清洗腹腔，放置有效的引流。术后对伤寒病和腹膜炎应采用积极抗感染治疗，并给予肠外营养支持。

第二节 小肠憩室病

一、十二指肠憩室

十二指肠憩室主要是先天性发育不佳，造成十二指肠肠壁局限性向外呈囊状突出 (原发性憩室) 或由胃十二指肠溃疡所形成的瘢痕牵拉所引起 (继发性憩室)。本病多发生于 40 ~ 60 岁中年人，男略多于女。多数憩室并不产生症状而于 X 线钡餐检查或胃镜检查时发现。仅少数患者可出现梗阻，穿孔，出血等症状或继发胆管炎，胰腺炎，胆石症等并发症。

（一）病因

1. 大多为后天性，极少数为先天性，因此常见于 50 岁以后人群。

2. 由于十二指肠内压力增高，十二指肠黏膜、黏膜下层和浆膜层突出。

（二）病理

十二指肠憩室如颈部宽大，一般食物进入后容易排出，不引起症状；如憩室颈部狭窄，而底部又呈下垂者，食物进入后不易排出则引起炎症、糜烂、溃疡、出血、穿孔，则发生一系列症状。

在十二指肠降部憩室，如在十二指肠乳头附近可压迫胆总管下段、胰管而引起胆道梗阻、胰腺炎。

（三）临床表现

十二指肠憩室没有典型的临床表现，所发生的症状多是因并发症而引起。上腹部饱胀是较常见的症状，系憩室炎所致。伴有嗳气和隐痛。疼痛无规律性，制酸药物也不能使之缓解。恶心或呕吐也常见。当憩室内充满食物而呈膨胀时，可压迫十二指肠而出现部分梗阻症状。呕吐物初为胃内容物，其后为胆汁，甚至可混有血液，呕吐后症状可缓解。憩室并发溃疡或出血时，则分别出现类似溃疡病的症状或便血。憩室压迫胆总管或胰腺管开口时，更可引起胆管炎、胰腺炎或梗阻性黄疸。憩室穿孔后，呈现腹膜炎症状。

（四）诊断

1. 疼痛

部分患者有上腹部疼痛、隐痛状，大多数并无不适。

2.X 线钡餐造影

可发现憩室部位、大小、形状，是最主要的诊断方法。

3. 纤维十二指肠镜检查

可见到憩室。

4.B 超

合并有胆管结石者可有助并发症的诊断。

5.ERCP

有黄疸、疑憩室合并胆管结石者可助诊断。

憩室临床症状很难与溃疡病、胃炎和早中期胃癌相鉴别，进行 X 线钡餐造影，可明确诊断。纤维十二指肠镜检查多在钡餐造影后应用，十二指肠憩室的并发症也难与胃十二指肠溃疡出血、穿孔鉴别。紧急时，常需要剖腹探查才能确诊。但穿孔并不多见。

（五）治疗

1. 憩室

无症状，X 线普查中发现者，不需治疗。

2. 外科治疗

手术适应证：①并发憩室炎经常出现症状者；②有出血者；③憩室穿孔者；④并发胰腺炎或梗阻性黄疸者；⑤憩室内形成肠结石或胆管结石流入憩室内并引起肠梗阻者。

二、梅克尔憩室

回肠远端憩室，又称梅克尔憩室 (Meckel'sdiverticulum)，2% ～ 3% 的人体存在这种畸形，发生并发症者占20%。男性比女性多 2 ～ 4 倍。多数终身无症状，婴儿期易发生并发症，而出现各种症状，表现为肠梗阻、消化道出血或急性憩室炎。

（一）病因

胚胎发育异常。胚胎早期4周时中肠与卵囊之间有一交通管，称卵黄管。正常发育情况下，卵黄管在胚胎第2个月终时自行闭锁，以后逐渐萎缩成纤维带，最后被吸收直到完全消失。卵黄管如退化不全，不闭合或消失，可形成许多畸形，如脐瘘、脐窦、脐茸、卵黄管囊肿等。如卵黄管脐端闭合消失，而回肠端未闭合。与回肠相通，形成盲囊，称回肠远端憩室。

（二）病理

梅克尔憩室的组织学与正常肠壁相同仍具有浆膜肌层、黏膜下层和黏膜，但憩室壁中往往存在着迷走组织，故易发生憩室并发症。迷走组织主要为胃黏膜和胰腺成分，偶也有空肠、十二指肠、结、直肠黏膜组织。其并发症有炎症、溃疡、出血、穿孔、肠梗阻、憩室疝、肿瘤、结石、异物等，憩室所产生临床症状也大多为憩室并发症所引起。

（三）临床表现

多数终身无症状，婴儿期易发生并发症，而出现各种症状，表现为肠梗阻、消化道出血或急性憩室炎。

1.肠梗阻

并发症中占50%～60%。原因较多，常见者为肠套叠，由于憩室内翻，套入回肠腔内，牵连肠壁而形成。多发生于憩室短而较宽者。其次为肠扭转，以固定在脐部的纤维索带与腹壁或脏器相连，小肠穿过其间，发生绞窄，或被压迫引起血运障碍，或因憩室炎引起粘连性肠梗阻。主要表现为突然发生剧烈腹绞痛，初限于脐周，有恶心、呕吐、脱水等现象，由于系低位肠梗阻，腹胀明显，右下或全下腹部可能有压痛。

2.消化道溃疡出血

大量便血，发病突然而又无腹痛，或多次复发均应考虑本病。大量便血可致休克，腹部体征少，脐右侧轻压痛。

3.急性憩室炎

压痛点在麦氏点上方偏内侧，同时伴肠梗阻症状者应考虑本病。X线钡餐造影，偶可发现憩室，大多数不易显影。^{99m}Tc扫描可在右下腹显示放射性浓集区。诊断和定位正确率在80%以上，异位胃黏膜显像敏感性和特异性各为85%、95%以上。

（四）诊断

1.病史

根据小儿常有腹痛、贫血或间歇便血史，应考虑到本病。

2.影像学检查

(1)X线钡剂全消化道检查：如发现回肠下端有憩室即可确诊，但也有许多患儿多次检查也难发现病变。

(2)^{99m}Tc腹部核素扫描：如憩室内含有异位胃黏膜，有助于诊断。

（五）治疗

手术切除憩室。

三、空回肠憩室

空回肠憩室为获得性憩室，较梅克尔憩室少见，其发病率在X线钡餐检查、剖腹探查、尸检在文献中统计颇不一致。Edwards(1936) 在 4 631 例钡餐检查中发现 4 例 (0.086%)。Rankin(1934)956 例专门研究小肠的 X 线检查中发现 3 例 (0.31%)。Orr(1952) 在 2，161 例钡餐检查中有 9 例 (0.42%)。国内有关本病报道极少。除张祥友在 1973 年报道 X 线检查发现 36 例空肠憩室，其中 9 例手术证实。其余多属个案报道。上海长海医院华积德 1980 年报道 17 例，大多数发生于体力劳动者，以成年 40 岁以上农民及农村工作者占多数 (10/17)，其次为工人。长海医院位居上海市，农民患者不到 1/5，而空回肠憩室统计的职业发病率以农民为多。我国农民人口居多，因此可以认为本病在我国并非少见，应引起重视。

（一）病因病理

空回肠憩室病因至今尚不明，可以是先天发育的因素，包括由存留卵黄管发展而成的梅克尔憩室和肠发育重复畸形中一段肠管一端闭塞所形成的憩室。大多数的空回肠憩室是后天性的，由于肠蠕动及肠内容物的关系可使肠管内压增高，久之可使薄弱处的肠壁向外膨出而形成憩室。

空回肠憩室是肠壁向肠管外局部膨出的袋状结构，有黏膜层、肌层及浆膜层。憩室以颈或口部与肠管相通。当发生憩室炎时，其黏膜可以水肿，黏膜下层亦可有炎性细胞的浸润，甚至产生溃疡，严重时可发生穿孔而形成腹膜炎。当炎症侵蚀血管时可发生大出血。

（二）临床表现

大多数空回肠憩室是无症状的。当发生憩室炎时可有食欲不振、恶心、呕吐、腹痛，甚至有腹泻等症状，并可并发肠梗阻、憩室穿孔和出血等。

（三）诊断

1.临床表现

对常有腹痛、腹胀、消化不良成年患者应考虑本病，尤其是重体力劳动和平时食量较大者。

2.X 线检查

钡剂全消化道造影：胃、十二指肠、空回肠、结肠均要检查。

3.术中注意

对急性小肠梗阻、肠扭转、出血、穿孔急诊患者，如无胃十二指肠溃疡、腹部手术史的成年人，应考虑本病。

（四）鉴别诊断

除与腹部常见疾病鉴别外，与梅克尔憩室鉴别如下。

1.年龄

本病好发于成年男性，而梅克尔憩室为先天性畸形，发病不受年龄影响，但小儿较多见。

2.憩室所在肠段

本病大多数位于空肠上段，少数发生在回肠末端；而梅克尔憩室极少发生于空肠上段，95% 在回肠末端。

3.憩室所在位置

本病多位于小肠系膜缘。长海医院有记录的位于小肠系膜缘者占 9/14；而梅克尔憩室大多发生于回肠的系膜对侧缘。

4.数目

本病以多发性憩室居多，而梅克尔憩室多为孤立性，圆锥形者；本病憩室多呈底大、口大、比较短。

（五）治疗

1. 小肠切除

对端吻合术适用于一段小肠内多个憩室，切除该段小肠；如仅一个憩室或近距离多个则切除该憩室处肠段。但应避免切除过多小肠而带来短肠综合征。

2. 憩室并发症

急诊手术穿孔、出血、炎症、肠扭转、肠坏死均可行肠切除术。

第三节　炎症性肠病

一、急性出血性肠炎

急性出血性肠炎为一种原因尚不明确的肠管急性炎症病变，由于血便是本病最主要的症状，故称为急性出血性肠炎。

（一）病因和病理

由于 1/3 以上的患者发病前有不洁饮食史或上呼吸道感染史，曾认为本病与细菌感染或过敏有关。近年来认为本病的发生与 C 型 Welch 杆菌的 β 毒素有关。肠道内缺乏足够破坏 β 毒素的胰蛋白酶亦促使本病发生。长期进食低蛋白饮食可使肠道内胰蛋白酶处于低水平。

病变主要在空肠或回肠，病变之间可有明显分界的正常肠管，严重时病变可融合成片。肠管扩张，肠壁呈水肿、炎性细胞浸润、广泛出血、坏死和溃疡形成，甚至穿孔。病变多发生在对侧系膜。腹腔内有混浊或血性渗液。

（二）临床表现

急性腹痛、腹胀、呕吐、腹泻、便血及全身中毒症状为主要临床表现。腹痛呈阵发性绞痛或持续性痛伴阵发性加剧，随之有腹泻，多为血水样便或果酱样腥臭便。少数患者腹痛不明显而以血便为主要症状，有发热、寒战、恶心、呕吐。当肠坏死或穿孔时，可有明显的腹膜炎征象，严重时出现中毒性休克。

诊断上需与肠套叠、克罗恩病、中毒性菌痢或急性肠梗阻等相鉴别。

（三）治疗

一般采用非手术治疗，包括：①维持内环境平衡，纠正水、电解质与酸碱紊乱，必要时可少量多次输血；②禁食，胃肠减压；③应用广谱抗生素和甲硝唑以控制肠道细菌特别是厌氧菌的生长；④防治脓毒血症和中毒性休克；⑤应用静脉营养，既可提供营养又可使肠道休息。

手术适应证：①有明显腹膜炎表现，或腹腔穿刺有脓性或血性渗液，怀疑有肠坏死或穿孔；②不能控制的肠道大出血；③有肠梗阻表现经非手术治疗不能缓解。

对肠管坏死、穿孔或伴大量出血且病变局限者可行肠管部分切除吻合。如病变广泛，可将穿孔、坏死肠段切除，远近两端外置造口，以后再行二期吻合。急性出血性肠炎严重时可累及大部分肠管，手术时必须仔细判断肠管生机，不可因炎症水肿、片状或点状出血而贸然行广泛肠切除，导致术后发生短肠综合征。手术后仍应给予积极的药物及支持疗法。

二、克罗恩病

克罗恩病 (Crohn's disease) 的病因迄今未肯定。此病多见于欧美发达国家，在我国发病率亦呈上升趋势。发病以年轻者居多，在我国男性发病率略高于女性。

(一) 病理

克罗恩病可侵及胃肠道的任何部位，最多见于回肠末段，可同时累及小肠和结肠，病变局限在结肠者较少见，直肠受累者则不及半数。病变可局限于肠管的一处或多处，呈节段性分布。炎症波及肠壁各层，浆膜面充血水肿、纤维素渗出；病变黏膜增厚，可见裂隙状深溃疡，黏膜水肿突出表面呈鹅卵石样改变；肠壁增厚，肉芽肿形成，可使肠腔变窄；受累肠系膜水肿、增厚和淋巴结炎性肿大，系膜缩短，肠管常有脂肪包裹；病变肠祥间及与周围组织、器官常粘连，或因溃疡穿透而形成内瘘、外瘘。

(二) 临床表现

与发病急缓、病变部位和范围以及有无并发症有关。一般起病常较缓慢，病史多较长。腹泻、腹痛、体重下降是其常见症状。可见黏液血便。腹痛常位于右下腹或脐周，一般为痉挛性痛，多不严重，常伴局部轻压痛。当有慢性溃疡穿透、肠内瘘和粘连形成时，可出现腹内肿块。部分患者出现肠梗阻症状，但多为不完全性。部分患者以肛周病变为首诊症状。

(三) 诊断与鉴别诊断

除临床表现外，影像学检查包括 X 线钡餐检查、CTE(CT 肠道显像) 显示回肠末段肠腔狭窄、管壁僵硬、黏膜皱襞消失、呈线样征等和结肠镜检查活检有助于确诊，必要时行胶囊内镜、小肠镜等检查。

克罗恩病应与肠结核和溃疡性结肠炎等鉴别。少数克罗恩病患者发病较急，易误诊为急性阑尾炎。但是急性阑尾炎一般既往无反复低热、腹泻病史，右下腹压痛较局限、固定，白细胞计数增加较显著。

(四) 治疗

一般采用内科治疗，约 70% 的患者在一生中需要接受手术治疗。克罗恩病手术适应证为肠梗阻、狭窄，慢性肠穿孔后形成腹腔脓肿、肠内瘘或肠外瘘，肛周病变，长期持续出血，以及诊断上难以排除癌肿、结核者，内科治疗无效者亦可考虑手术。

手术应切除病变部位包括近远侧肉眼观正常肠管 2 cm，一般不宜做单纯的病变近远侧肠侧侧吻合的短路手术。多次肠切除术后复发，有单个或多个短的小肠纤维性狭窄，可行狭窄成形术。术前诊断为阑尾炎而在手术中怀疑为此病时，单纯切除阑尾后容易发生残端瘘。因患者大多存在营养不良、长期使用激素或免疫抑制剂，围术期处理显得尤为重要。

本病手术治疗后复发率可达 50% 以上，复发部位多在肠吻合口附近。

第四节 肠梗阻

一、概述

任何原因引起的肠内容物通过障碍统称肠梗阻。它是常见的外科急腹症之一。有时急性肠梗阻诊断困难，病情发展快，常致患者死亡。目前的死亡率一般为 5% ~ 10%，有绞窄性肠梗阻者为 10% ~ 20%。水、电解质与酸碱平衡失调，以及患者年龄大合并心肺功能不全等常为死亡原因。

(一) 病因

1. 粘连性

(1) 手术后：肠与肠，肠与腹膜粘连。

(2) 炎症性：腹膜炎，如腹膜结核治愈后或其他非特异性炎症治 (自) 愈后。

(3) 先天性：梅克尔憩室。

2. 腹部疝

(1) 腹外疝：股疝、腹股沟斜疝等嵌顿、绞窄。

(2) 腹内疝：胃空肠吻合 (毕氏 II 式) 的吻合口后输入输出袢疝。

3. 肿瘤性

(1) 小肠良恶性肿瘤：肿瘤腔内生长、肠狭窄或巨大肿瘤梗阻。

(2) 结肠肿痛：左半结肠癌最多见。

(3) 胃、肠、妇科癌症手术后复发或腹膜转移。

4. 腔内性

(1) 肠蛔虫、肠套叠。

(2) 胆结石。

(3) 粪石、异物。

(二) 分类

1. 按发生原因分类

(1) 机械性肠梗阻：为肠腔外肠腔内或肠壁机械性压迫，引起肠内容物运行受阻者，最为多见，如嵌顿性疝、肠粘连、肠肿瘤、肠扭转、肠套叠。

(2) 动力性肠梗阻：如麻痹性者为肠壁肌肉因交感神经兴奋而暂时抑制，肠管无力，肠内容物不能向下运行，多见于全身水、电解质紊乱和腹膜炎；痉挛性者为肠壁肌肉暂时收缩，以致肠腔狭窄，内容物不能向下运行。

(3) 血管性肠梗阻：多为肠系膜上动脉血栓、门静脉或其汇入支血栓者。

2. 按发生部位分类

(1) 高位肠梗阻：梗阻部位位于小肠近端，一般指空肠中部以上部位。

(2) 低位肠梗阻：指末端回肠及结肠梗阻。

3. 按发生急缓分类

(1) 急性肠梗阻：指突然发生肠腔机械性受阻，并引起全身病理生理改变和临床症状者。如嵌顿性疝、肠扭转。

(2) 慢性肠梗阻：指缓慢发生的肠腔机械性受阻，多为肠腔内肿瘤逐渐长大，最后占据管腔内全周者。也可能为肠手术后粘连，致部分梗阻。

4. 按肠管血循有无障碍分类

(1) 单纯性肠梗阻：血运无障碍。

(2) 绞窄性肠梗阻：为最严重的梗阻，有血运障碍。如未及时治疗，会发生肠坏死，中毒性休克。

(三) 临床表现

常见的机械性肠梗阻多见原因为腹部疝嵌顿、粘连性肠梗阻，肠扭转、肠肿瘤、小儿肠套叠、肠蛔虫团等。其临床表现有腹痛、呕吐、腹胀和肛门停止排气和排便四个主要症状，如为部分性肠梗阻则并不存在呕吐与停止排气排便，完全性肠梗阻则四大症状先后出现并腹痛与腹胀越来越重。

1. 腹痛

最早、最常见的症状。原因为梗阻近端肠腔内容物正常运行受阻，引起肠壁平滑肌蠕动增强，伴有强烈的收缩和痉挛，遂产生剧烈的腹痛。腹痛多在腹中部脐周围，呈阵发性。它与剧烈的肠蠕动同时发作。在每次的蠕动开始时，突然出现疼痛，先轻后重，很快达到高峰；随后急趋减轻，但并不完全消失，短暂间歇后又出现隐痛。在腹痛时，患者常自觉伴有气体在腹内拱来拱去；到达受阻部位时，疼痛最为剧烈，如此反复发作。肠梗阻后，肠壁渗液，包括肠道细菌和其毒素渗入腹腔内，刺激腹膜壁层，则在阵发性腹痛过后，可有持续性隐痛。

随着时间的延长，如未及时处理，梗阻肠袢上方肠内容越来越多，肠腔外渗液体越来越多。则腹胀越来越重。

2 呕吐

腹痛后将伴随呕吐，高位梗阻腹痛不久即有频繁呕吐，呕吐内容物多为胃液、胆汁。如腹部疼痛 1～2 天以上才出现呕吐，呕出物为粪臭味肠内容物，则为低位小肠或结肠梗阻。部分性梗阻呕吐不重。

3. 腹胀

根据梗阻部位不同，腹胀程度和出现的早晚也不尽一致。低位小肠或结肠完全梗阻，或慢性部分性梗阻时间久后腹胀明显，高位小肠梗阻腹胀较轻。

4. 肛门停止排便、排气

完全性肠梗阻，肛门停止排便、排气，部分性肠梗阻肛门仍有排气和少量排便。

5. 体检

发热、脉搏增快甚至休克，腹部有局限性压痛、腹肌紧张、反跳痛。白细胞 15×10^9/L 以上要注意绞窄性梗阻。腹部有肠型、全腹均有压痛，但无肌紧张，肠鸣音亢进并可听到气过水声为单纯性梗阻或部分性梗阻。

（四）辅助检查

1. 血液检查

血常规和血液生化检查，以帮助了解是否为绞窄性梗阻和水、电解质紊乱。如出现白细胞升高，应考虑有无肠绞窄。血液生化检查，了解电解质有无紊乱，以帮助输液时加入适当钾盐以维持每日水、电解质平衡。查肝肾功能，以做术前准备。

2. 影像检查

腹部 X 线片检查立位片可见小肠多个液平，为低位小肠梗阻；卧位 X 线片如见"鱼肋骨刺"征为高位小肠梗阻，在结肠梗阻则可见结肠腔明显扩张，其中还可见结肠袋。

3. B 超、CT、MRI

肠梗阻既是一个单独的疾病，又是其他疾病的一种并发症，必须查出其病因，如因肠内肿瘤或肠外肿瘤所引起的梗阻，还要进行 B 超、CT 或 MRI 检查以寻找其病因，实体瘤较大者、B 超、CT 等检查，可显示肿瘤大小、部位、形状、边界、具有参考意义。

（五）诊断

1. 是否存在机械性肠梗阻

急诊患者有阵发性腹痛、呕吐、腹胀和无排便、排气四个主要症状应想到肠梗阻的可能。体检发现有腹部膨胀、间歇性肠型或肠蠕动波出现，听诊腹痛时伴有肠鸣音亢进、金属音或"气过水声"者，可诊断为肠梗阻。

腹部立位 X 线和卧位 X 线片，立位片见肠腔内有多处液平面，卧位片显示空肠有"鱼骨刺"征则可诊断为机械性小肠梗阻。

2. 机械性肠梗阻要确立有无嵌顿或肠绞窄

在腹外疝或腹膜内疝必须鉴别小肠有无绞窄坏死。

绞窄性肠梗阻的特点是：①发病较急，病情常迅速恶化，早期出现休克征象；②腹痛较剧，常伴有早期呕吐，在阵发性加重后，仍有固定的持续性腹痛；③触诊可有某一象限内明显腹膜刺激征；④不对称性腹胀，有时可扪及高度膨胀的闭袢肠段；⑤体温、脉搏升高和白细胞计数高于 15×10^9/L；⑥ X 线片见有单独胀大的肠袢；⑦ B 超有腹水征。

3. 导致肠梗阻的原发病因是什么

从病史、年龄、手术史、检查多可了解到原发病因，有腹部手术史或腹膜炎史，应想到肠粘连；有肺结核病史者，应想到肠结核。婴幼儿应考虑先天性疾病如肠畸形、梅克尔憩室，1 岁左右幼儿多为肠套叠，农村儿童肠蛔虫成团梗阻发病率较高。近年来我国肠梗阻病因有所变化，成年人肿瘤引起梗阻者，据报道 150 例成人肠梗阻中，老年组 78 例，肿瘤占 59%(46 例)，中青年组 72 例，肿瘤占 62.5%(45 例) 均居所有肠梗阻病因中第 1 位。老年人腹外疝占急性肠梗阻第 2 病因。

检查如发现口唇有黑斑，应考虑黑斑息肉综合征 (PJS) 的肠息肉肠套叠。腹部触及肿块，多为肿瘤所引起。腹外疝 (股疝、腹股沟斜疝) 是常被漏诊的原因之一，女性肠梗阻不要忘记检查其腹股沟部有无股疝、腹股沟疝。如发现平时可回纳，发病时不能回纳的疝，多为嵌顿疝。

4. 有无麻痹性肠梗阻

麻痹性肠梗阻多数发生于老年患者较大手术后，或有电解质紊乱、感染者。腹胀、腹部膨隆、肛门停止排便排气，腹痛不如机械性梗阻明显，有呕吐（置有胃管减压者无呕吐），听诊肠鸣音消失，腹部 X 线片见大小肠均胀气。

（六）治疗

根据梗阻原因进行治疗。

1. 全身支持治疗

既作为改善全身状况的一种支持治疗，又是手术治疗的一种术前准备，如禁食、胃肠减压、维持水电解质平衡、改善营养，防治感染等措施。

2. 手术治疗

(1) 适应证：①单纯性梗阻胃肠减压无好转者；②绞窄性肠梗阻；③慢性肠梗阻反复发作者；④肠肿瘤引起梗阻者；⑤肠扭转；⑥先天性肠道畸形；⑦肠粘连带压迫；⑧腹外疝或腹内疝引起肠管嵌顿或绞窄者。

(2) 手术方式：剖腹探查去除病因，解除梗阻。小肠坏死或肠肿瘤者做肠切除肠吻合术。结肠坏死或肿瘤切除后做近端外置造口术，全身情况好者，也可一期吻合。

二、肿瘤性肠梗阻

肿瘤性肠梗阻多见于原发于结直肠癌的梗阻和小肠的梗阻，也有不少腹部恶性肿瘤手术后复发转移癌所引起的梗阻。近年来肿瘤性肠梗阻发病率增高，约占肠梗阻病因中的第 1、2 位。

（一）病因

1. 小肠良性肿瘤

平滑肌瘤、腺瘤、腺瘤性息肉、脂肪瘤、纤维瘤、神经鞘瘤和错构瘤。

2. 小肠恶性肿瘤

恶性腺瘤、恶性淋巴瘤、平滑肌肉瘤、类癌和恶性神经鞘瘤等。

（二）诊断

1. 腹痛

小的良性肿瘤常因腹部隐痛的就医史，其疼痛原因为肠肿瘤引起不完全性肠梗阻，或肿瘤生长致肠狭窄所致；恶性大小肠梗阻均有近期腹痛，消瘦，此次发作阵发性腹部绞痛，并持续隐痛。

2. 腹胀

结肠及低位小肠梗阻，有腹胀。

3. 呕吐

高位小肠肿瘤，呕吐出现早。

低位小肠肿瘤或结、直肠癌梗阻多在发病后 2～3 天，呕吐物具有粪臭味。

4. 体检

腹部有膨隆，恶性肿瘤如有部分性梗阻，在消瘦者多可触及包块，但如无完全性梗阻、严重腹胀或肥胖有时不易触及包块，肛门停止排便、排气是完全性肠梗阻症状之一，有些病例远端结肠仍有少量排气排便。

5. 影像学检查

腹部 X 线片梗阻以上肠袢有充气扩张。B 超及 CT 检查可发现肿块位置，但急诊时 CT 检查不作为常规以免延误救治时机，对部分性梗阻，患者全身及腹部情况允许者可以采用。

（三）治疗

1. 急性完全性肠梗阻

一经确诊，应在积极准备下行剖腹探查术。部分性肠梗阻术前可做肠道准备。

2. 解除肠梗阻前提下，做根治性切除术

小肠良性肿瘤做肿瘤段小肠切除肠吻合术，小肠恶性肿瘤则做肿瘤段（梗阻上下至少 5 cm）小肠及其系膜、区域淋巴结切除肠吻合术。

对结、直肠肿瘤应根据全身及局部情况、患者年龄、发病到手术时间、肿瘤早晚，考虑做：

(1) 肿瘤切除，一期肠吻合术。

(2) 肿瘤切除，结肠造口，留待二期吻合。

(3) 肿瘤已无法切除或患者全身情况不良，根据梗阻位置，做梗阻肠段近端造口或捷径手术。

三、粘连性肠梗阻

粘连性肠梗阻是指由于各种原因引起腹腔内肠粘连导致肠内容物在肠道中不能顺利通过和运行。当肠内容物通过受阻时，则可产生腹胀、腹痛、恶心呕吐及排便障碍等一系列症状。其属于机械性肠梗阻范畴，按起病急缓可分为急性肠梗阻和慢性肠梗阻；按梗阻程度可分为完全性肠梗阻和不完全性肠梗阻；按梗阻部位可分为高位小肠梗阻、低位小肠梗阻和结肠梗阻；按肠管血供情况分为单纯性肠梗阻和绞窄性肠梗阻。该病部分可经非手术治疗获得症状消退，但大多数反复发作或保守治疗无效，仍需要接受手术治疗。

（一）病因

粘连性肠梗阻除少数为腹腔内先天性因素，如先天发育异常或胎粪性腹膜炎所致外，大多为获得性。常见原因为腹腔炎症、损伤、出血、腹腔异物，多见于腹部手术或腹腔炎症以后，其中腹部手术后的粘连目前是肠梗阻的首位病因，此外腹腔放疗和腹腔化疗也可导致黏性肠梗阻。盆腔手术（如妇科手术、阑尾切除术和结直肠手术后）和下腹部手术尤其容易产生肠粘连和肠梗阻，其原因是盆腔小肠更为游离，而上腹部小肠则相对固定。但肠粘连的患者并不一定都发生肠梗阻，而发生粘连性肠梗阻也不一定代表腹腔有广泛、严重的粘连。只有当肠管黏着点形成锐角使肠内容物的通过发生障碍、粘连束带两端固定将肠袢束缚，或是一组肠袢粘连成团，肠壁有瘢痕狭窄才会造成粘连性肠梗阻。

（二）诊断

1. 病史

大多数患者有腹部手术、腹膜炎、腹部创伤或结核病史。发作前常有暴饮暴食或剧烈运动等诱因；以往常有腹痛或曾有因肠粘连就诊病史。少数为腹内先天性索带者，多见于儿童。

2. 症状

腹痛、呕吐、腹胀和肛门停止排气、排便。

3. X 线检查

腹部立位 X 线片可见阶梯状、扩张的、伴有气液面的小肠肠袢。但早期这些征象并不明显。

（三）治疗

1. 支持疗法

见本节相关部分。

2. 手术治疗

(1) 适应证：经保守治疗症状未减轻或虽有腹胀好转，但仍无肛门排气、排便者；疑有肠绞窄者；反复发作肠粘连多次住院者。

(2) 手术方式：剖腹探查术。如为粘连索带，可切除索带，解除粘连后如小肠无坏死，不需切除。如为广泛性肠粘连性，应将粘连肠管分离后做小肠内固定术。

四、肠套叠

肠套叠是指一段肠管套入与其相连的肠腔内，并导致肠内容物通过障碍。肠套叠占肠梗阻的 15%～20%。有原发性和继发性两类。原发性肠套叠多发生于婴幼儿，继发性肠套叠则多见于成人。绝大多数肠套叠是近端肠管向远端肠管内套入，逆性套叠较罕见，不及总例数的 10%。

（一）分类

1. 可分原发性和继发性两种，原发性肠套叠发生于无病理变化的肠管，多发生于小儿。小儿肠蠕动活跃，在添加辅食的年龄，可因肠蠕动紊乱而发生肠套叠。小儿的上呼吸道或胃肠道感染，常合并肠系膜淋巴结的肿大，也可能影响肠管的正常蠕动而致肠套叠。成人的肠套叠多发生在有病变的肠管，如良性或恶性肿瘤、息肉、结核、粘连以及梅克尔憩室，可影响肠管的正常蠕动，成为肠套叠的诱发因素。有时肠蛔虫症、痉挛性肠梗阻也是发病因素。腺病毒感染与发病有关，在感染时回肠远端呈较显著的肥大和肿胀而作为套叠的起点。少数小儿的肠套叠有明显的机械因素，如梅克尔憩室、息肉、肿瘤、肠壁血肿（如过敏性紫癜）等作为诱因而成为套叠起点。

2. 胃肠道的任何部位均可发生肠套叠，根据套叠的部分可以分为空肠套空肠、空肠套回肠、回肠套回肠、回肠套盲肠、回肠套结肠、结肠套结肠（偶见乙状结肠套入直肠）等，其中以回肠套盲肠，即回盲型最常见；小肠套小肠即小肠型较少见；结肠套结肠或称结肠型很少见。空肠上端逆行套入胃内，更为罕见。被套入的肠段进入鞘部后，其顶点可继续沿肠管推进，肠系膜也被牵入，肠系膜血管受压迫，造成局部循环障碍，逐渐发生肠管水肿，肠腔阻塞，套入的肠段被绞窄而坏死，鞘部则扩张呈缺血性坏死，甚至穿孔而导致腹膜炎。

（二）诊断

1. 腹痛

呈持续性疼痛，阵发性加重。

1 岁左右小儿不明原因的阵发性哭闹应提高警惕，成人肠套叠多为小肠小肠套叠，成人肠腔较大，常为部分性肠梗阻，腹痛略轻。

2. 呕吐

腹痛后伴有呕吐，小儿吐奶。

3. 血便

有果酱样血便，小儿多见。

4.体检

患者面色苍白，脉快，出冷汗，腹部可触及"腊肠样"肿块，并有压痛，腹部其余部位柔软而无压痛，早期无肌紧张，但肠鸣音充进。

5.X 线注气或钡剂灌肠检查

如为回结肠型套叠，可见空气或钡剂在结肠受阻，阻处呈"杯口样"或"弹簧状"阴影。

(三) 治疗

1.灌肠复位

适用于小儿回肠结肠型套叠的早期，可在 X 线透视下插入肛管，灌入钡剂或注入空气，并加手法推压可使小肠复位。复位前先注射阿托品，复位后留院观察，注意有无肠穿孔或套叠复发。但如套叠时间较长，超过 48 小时或虽然不足 48 小时，而疑有肠坏死者，应手术复位。

2.手术治疗

(1) 适应证：①灌肠复位失败者；②疑有肠坏死者；③灌肠复位肠穿孔者；④小肠小肠套叠患者。

(2) 方式：①无肠坏死者，用手法挤压将套入肠管挤回，切忌猛拉猛挤；②肠坏死者做肠切除一期吻合术。结肠切除后，大多数患儿可一期吻合，但如全身情况不好，不能耐受者，也可先做结肠造口术，留待二期吻合，此法极少用。

五、肠扭转

肠扭转是肠管的某一段肠袢沿一个固定点旋转而引起，常常是因为肠袢及其系膜过长，肠扭转后肠腔受压而变窄，引起梗阻、扭转与压迫影响肠管的血液供应，因此，肠扭转所引起的肠梗阻多为绞窄性。饱餐后体力劳动或剧烈运动常是肠扭转的诱发因素，为一种闭襻型梗阻。扭转肠袢极易因血循环中断而坏死，是机械性肠梗阻中最危险的一种类型，大多数肠扭转发生在小肠。小肠扭转好发于 20 ～ 40 岁间的青壮年，盲肠扭转好发于 40 岁以下的成年，而乙状结肠扭转则好发于 40 ～ 70 岁的中老年。男性的发病率高于女性。

(一) 诊断

1.小肠扭转

腹部绞痛，突发性，多位于脐周围，因疼痛难忍而哭叫并在床上翻滚不安，疼痛并向腰背部放射，伴呕吐。患者面色苍白，脉搏细弱，甚至发生休克。腹部有明显压痛，腹肌紧张，反跳痛早期并不明显，肠鸣音亢进，但后期减弱。

2.乙状结肠扭转

腹部阵发性绞痛，有明显腹胀，腹痛较小肠扭转略轻，呕吐并不明显。常为老年男性，有便秘史。腹部膨隆，肠鸣音亢进并有气过水声。腹部 X 线片梗阻以上肠袢明显扩张，钡剂灌肠检查，可见扭转部钡剂受阻，钡影尖端呈"鸟嘴"状。

(二) 治疗

1.支持疗法

禁食，胃肠减压，维持水与电解质平衡，抗感染，维持营养。

2.非手术治疗

适用于乙状结肠扭转的早期，可用结肠镜检查将肛管送入扭转肠袢后即可见大量气体涌出，肛管保留数天，如置管后腹胀减轻、疼痛消失即可拔管，症状消失，治愈后可出院，但非手术治疗极易复发。

3. 手术治疗

小肠扭转确诊后应尽快剖腹手术治疗。取正中切口，进入腹腔后如小肠尚未坏死，应将扭转肠袢按其扭转相反方向回转复位，然后用温盐水纱布垫湿敷。如小肠扭转肠袢已明显坏死，则不应回转复位，以免大量毒素进入血循环加重中毒性休克，可将其远近端钳夹切除后行肠吻合术。乙状结肠扭转疑有肠坏死者，首选为手术治疗，全身情况差的老年患者，切除坏死肠袢后将断端置入腹壁行结肠造口术，留待全身情况好转后二期手术吻合，情况较好，术中肠道准备后一期吻合，术后加强抗感染及全身支持治疗。乙状结肠常有多次扭转者非手术治疗痊愈后择期手术切除。

六、蛔虫性小肠梗阻

蛔虫性肠梗阻是因蛔虫聚结成团引起肠管机械性的堵塞所致。在非肿瘤性堵塞性肠梗阻中占首位，多为单纯性、部分性肠梗阻，因小儿蛔虫感染率较高，故小儿该病多见。

(一) 诊断

1. 特点

腹部阵发性疼痛、呕吐、有时呕出蛔虫，腹痛前常有服驱虫药史。

检查：腹部柔软，可触及单一或多个大小不等的团块，边界清楚，可移动，无明显压痛，无肌紧张。如肠扭转则有腹部压痛、反跳痛和肌紧张。极少数梗阻伴肠穿孔者，则有弥漫性腹膜炎。

2. X 线检查

立位 X 线片可见肠胀气和多数液平，可见条状或斑点状卷曲于肠腔内的蛔虫阴影；如并发肠穿孔，膈下有游离气体。

(二) 治疗

1. 非手术治疗大多数可治愈。

(1) 支持疗法：禁食，胃肠减压，维持水、电解质平衡。补充液体及电解质，有发热者用抗生素以防感染。

(2) 解痉、驱虫：使用阿托品或山莨菪碱肌注，以解除肠管痉挛后，口服或经胃管注入哌嗪片 1.5 g，每日 2 次，共用 4 次；或阿苯达唑片 0.4 g，1 次给予。用药后夹管 1 小时，配合腹部轻柔按摩，使虫团散开后随排便时排出。

2. 手术治疗

(1) 适应证：①蛔虫性肠扭转；②蛔虫团梗阻肠穿孔腹膜炎；③非手术治疗无效，团块大而硬，驱虫治疗未能散开者。

(2) 手术方式：①肠壁切开取虫：选蛔虫团附近肠壁切开后，用海绵钳将蛔虫钳出；如多个蛔虫团将蛔虫挤到一处取出，尽量少做小肠切口；切口宜选在回肠下端；②肠切除吻合：适用于肠扭转坏死或肠穿孔患者，可将蛔虫挤入切除之肠断端取出后行肠吻合术。

第五节 小肠肿瘤

一、概述

小肠肿瘤是指从十二指肠起到回盲瓣止的小肠肠管所发生的肿瘤。小肠肿瘤的发生率仅占胃肠道肿瘤的 5% 左右，小肠恶性肿瘤则更为少见。小肠肿瘤的临床表现很不典型，一般与肿瘤的类型、部位、大小、性质及是否有梗阻、出血和转移有关。小肠肿瘤诊断较困难，易延误诊断及治疗。良性肿瘤常见有腺瘤，平滑肌瘤、脂肪瘤、血管瘤等，部分可恶变。

（一）发病率

(1) 肠内容物为碱性，不利肿瘤生长。

(2) 胚胎发育中肠形成较晚，含胚胎性残留组织少，产生和演变的肿瘤亦少。

(3) 小肠内容物为流体，通过较快，肠黏膜与致癌物质的接触时间短，机械性刺激小。

(4) 小肠中菌群较少，细菌代谢低下，使某些需要细菌参与代谢的致癌物质明显减少。

(5) 小肠存在保护性酶，使潜在的致癌物质被解毒；小肠淋巴组织产生高浓度的免疫球蛋白 A 可中和潜在的致癌毒素。小肠集合淋巴结很多，以 T 淋巴细胞为主，免疫力强，有高度抗肿瘤生长能力。

小肠肿瘤起病隐匿，早期诊断较困难，主要症状为腹痛、血便、腹部肿块和肠梗阻，仅凭临床表现早期很难判断为小肠肿瘤，以致常延误诊断和治疗时机，即使有大量血便，凭临床表现，难以判断为小肠肿瘤或其他原因所致出血，目前随着各种辅助诊断和影像学的进步，近年来早期确诊率有所提高。

（二）诊断

1. 腹痛

为最常见的早期症状，65.2% ～ 66.9% 有腹痛，多呈阵发性疼痛，有隐痛、钝痛、胀痛，甚至绞痛，多位于腹中部或下部，为肿瘤所致肠功能紊乱、小肠套叠、小肠部分梗阻或完全梗阻所引起。隐痛者多不引起重视，常误诊为肠蛔虫病、肠痉挛，有些良性肿瘤，甚至误诊数年至数十年，至肠梗阻急诊手术时方发现原发病因为小肠肿瘤。

2. 血便

发生率为 20.5% ～ 27.9%。小肠血管瘤或其他实质性肿瘤溃烂可致下消化道出血。小肠血管瘤常呈间断性大量出血而急诊入院；而实质性肿瘤如溃烂可致瘤体血管溃破表现出血。根据肿瘤所在位置高低与出血量大小，呈咖啡色、棕红色、酱红色至鲜红，如在末端回肠肿瘤大量出血，则血色鲜红；如空肠上端，出血速度较慢，则为咖啡色；如仅肿瘤表面溃烂，则多为隐血或黑便。长期的隐性出血，患者呈贫血外貌、面色苍白、消瘦。

3. 腹部肿块

43.6% ～ 45.7% 以腹部肿块就诊，多见于小肠恶性淋巴瘤或平滑肌肉瘤的中晚期；良性肿瘤很少触及肿块。肿块可为瘤体本身巨大，但也可能为良性腺瘤因肠蠕动小肠自身套叠所致。肿块大多为活动性，位于脐周或腹部 4 个象限内，呈光滑，圆形或椭圆形，如为条索状可活动的肿块，则多为肠肿瘤所致肠套叠。有腹部肿块者，多同时伴有腹痛、呕吐、腹胀、血便、贫血或呈部分或完全性肠梗阻症状。

4. 肠梗阻

约 31.5% 因肠梗阻就诊，多为良性肿瘤的腔内型或恶性瘤如平滑肌肉瘤、恶性淋巴瘤巨大而致小肠部分或完全梗阻入院，伴有腹痛、呕吐、腹胀。检查有腹部膨隆，少数有肠型出现，听诊肠鸣音呈阵发性亢进或气过水声，触诊有部分可触及肿块。

5. 全身症状

根据肿瘤的性质，患者可表现不同的症状，小肠血管瘤或其他良性肿瘤大出血时，常急诊入院，经非手术治疗如止住出血，经多种检查，或多次住院却找不到病因，出院后可如常人工作和生活、随时可再出血。但恶性肿瘤则有食欲减退、贫血、消瘦、发热、腹水、黄疸等，症状将会越来越重。

(三) 辅助检查

1. 影像学检查

(1)X 线检查：因肠梗阻入院者，如不完全性梗阻，立位 X 线和卧位 X 线片，可帮助诊断出小肠高位或低位梗阻，可推断但不能确诊为肠肿瘤。如因腹痛、出血、肿块疑为小肠肿瘤者，以钡剂全消化道检查为主要确诊方法。但仅 20% 的患者可能获得阳性结果。

(2) 选择性腹腔动脉、肠系膜动脉造影：对肿瘤出血部位的诊断有价值，在急性出血期进行造影，每分钟出血量在 0.5 ～ 3.0 mL 者，可显示出血部位有造影剂外溢，确诊率为 77% ～ 95%。X 线小肠造影可见：①肿瘤浸润和血管推移；②肿瘤新生血管；③肿瘤区血管狭窄或阻塞；④肿瘤坏死区呈 "湖" 或 "池" 状；⑤肿瘤染色影；⑥动 - 静脉分流，静脉早期充盈。

(3)B 超及 CT 检查：对以腹部肿块就诊患者，B 超及 CT 检查可帮助诊断肿块部位，大小及与周围器官关系。

2. 内镜检查

纤维十二指肠镜和纤维结肠镜检查，对诊断十二指肠及回肠末端肿瘤有帮助，并可钳取活检；纤维小肠镜虽可帮助诊断，在国内开展尚不普及。

(四) 治疗

早期手术切除为主要治疗方法，对恶性淋巴瘤，化学治疗也有较好疗效。

1. 小肠良性肿瘤

根据肿瘤大小、部位采用内镜切除小肠局部切除、肠段切除术后肠吻合术。

2. 小肠恶性肿瘤

采用包括肿瘤在内的小肠局部、附近肠段、肠系膜、淋巴结整块切除，小肠对端吻合术。

3. 回肠末端恶性肿瘤

行回肠末端及右半结肠切除术。

4. 小肠腺癌晚期

已固定不能切除者，行肿瘤近远端小肠旁路手术，可延长生命，改善梗阻症状。

二、原发性十二指肠恶性肿瘤

原发性十二指肠恶性肿瘤较少见，约占胃肠道恶性肿瘤的 0.5%。

1. 部位

十二指肠降部最多，其中以十二指肠乳头周围为多，球部次之，横部，升部最少。

2. 性别

以男性多见。

3. 年龄

30 岁以上，年龄越大发病率越高。

(一) 病理

1. 硬癌向肠壁生长，以基质为主，间隙有细胞成分。

2. 多发息肉癌癌肿可充满肠腔，以细胞成分为主，血供丰富、脆、溃烂后、易出血，易造成十二指肠腔狭窄、梗阻。

3. 肢样癌质硬，生长局限，镜检示黏液样变。

(二) 临床表现

1. 腹痛

早期较轻，无特征性，易误为"胃痛"，疼痛多在上腹正中或偏右，呈持续性钝痛、胀痛、隐痛，并逐渐加重，致食欲减退、消瘦、乏力。

2. 梗阻症状

肿块长大，使肠腔变窄、则出现部分甚至完全梗阻，患者常有呕吐，吐出物为胃内容物，带胆汁或血液。

3. 呕血或便血

肿瘤表面或血管糜烂，则有出血，大量出血则有呕血或血便，小量长期慢性出血则有慢性贫血。

4. 黄疸

十二指肠降部肿瘤压迫胆总管或十二指肠乳头部而引起胆总管阻塞发生阻塞性黄疸，早期呈波动性，后期呈持续性并逐渐加深。

5. 体征

上腹部偏右有压痛，但无反跳痛，压痛部位常为肿瘤所在部位，至晚期肿块较大时则可触及肿块，消瘦者肿块界限清楚。

(三) 辅助检查

1. 实验室检查

(1) 十二指肠液细胞学检查：对十二指肠腺癌多可获得阳性结果，但因十二指肠引流成功率不高，患者难以合作，此法目前已少应用。对类癌、肉瘤阳性率低。

(2) 潜血试验：肿瘤糜烂出血，则粪便潜血试验阳性。

2. 影像学检查

(1) 胃肠钡餐检查：十二指肠低张造影，如表现僵硬，有息肉样充盈缺损，环状狭窄，黏膜缩短、平直、有龛影等多为腺癌，黏膜下隆起多为类癌，有半球形充盈缺损多为平滑肌肉瘤或淋巴瘤。正确率为53% ～ 62.5%。

(2) 选择性腹腔动脉造影：有大量便血或呕血，难以确定肿瘤部位或病变性质时，则选择性血管造影无须特殊设备，痛苦不大，造影可了解消化道出血的部位。可边抗休克边造影，而且出血越大，显示病灶出血的诊断率越高。

(3)B 超：可显示肿瘤大小、部位、性质，而与胰头癌、胆管癌、胆道结石相鉴别。

(4)CT 和 MRI：可确定肿瘤部位、大小、有无肝转移，对诊断有帮助，并可作为术后复发、转移的一项检查方法。

(5) 纤维十二指肠镜检查：纤维十二指肠镜检查确诊率为 90% ~ 100%。不仅可确定肿瘤位置、大小、还可取材活检以确诊，但对黏膜下的平滑肌肉瘤，可能活检为阴性，应予以注意。

（四）治疗

以手术治疗为主加术后化疗、放疗和其他综合治疗。

1. 手术治疗

(1) 胰十二指肠切除术：为十二指肠肿瘤的根治性切除术。适用于十二指肠腺癌；十二指肠第二段的平滑肌肉瘤；类癌；十二指肠第一段或第三段的肉瘤侵及第二段，也应做胰十二指肠切除术方可达到根治目的。

(2) 十二指肠节段切除术：对于十二指肠第 1、3、4 段早期较小的腺癌、肉瘤、类癌可做该肿瘤节段肠管的切除手术，此手术范围小、影响小。反对者认为切除不彻底，如患者条件好，年龄不超过 70 岁，体质能耐受、医师技术上无问题可作胰十二指肠切除术，胰十二指肠切除术根治效果好。

(3) 姑息性旁路手术：肿瘤晚期无法切除者行姑息性旁路手术以缓解症状，延长生命，提高生活质量。有十二指肠完全梗阻者，行胃空肠吻合术，但胆总管的下段或十二指肠乳头梗阻者，加做胆总管空肠 Roux-en-Y 形手术方可减轻黄疸。

2. 放疗

对腺癌、平滑肌肉瘤、类癌均不敏感，但对恶性淋巴瘤敏感，可作为术后辅助治疗，可杀伤残留肿瘤细胞以延长生命，提高 5 年生存率。

3. 化疗

对恶性淋巴瘤较有帮助，应作为术后常规治疗。

（五）预后

1. 根治性胰十二指肠切除术后总的 5 年生存率为 40% ~ 50%，其中类癌、恶性淋巴瘤、平滑肌肉瘤较好，但十二指肠腺癌预后较差，5 年生存率＜ 40%，比胰腺癌预后好。

2. 姑息性手术或节段性手术预后差。

三、原发性小肠恶性淋巴瘤

原发性小肠恶性淋巴瘤 (肠淋巴瘤) 起源于小肠黏膜下的淋巴滤泡，较常见，大多数肠道淋巴瘤是全身性淋巴瘤的一种局部表现。发病率在长期慢性乳糜泻 (谷蛋白性肠病)，免疫缺陷病如 AIDS 病患者，长期免疫抑制剂治疗及免疫增生性肠病的患者可明显增高。

（一）诊断

1. 临床表现

腹痛、腹部肿块、腹泻和消瘦。腹痛多在下腹、中腹部，大多数可触及腹部肿块，肿块巨大时并发部分或完全性小肠梗阻；时间较久后因食欲减退、腹泻、血便、发热致体重下降，明显消瘦，少数并发肠套叠或肠穿孔。

2. 实验室检查

约 60% 有贫血、红细胞、血红蛋白低；40% ～ 50% 有粪便潜血阳性。

3.X 线钡餐检查有以下几种征象

(1) 弥漫性小息肉样充盈缺损，病变边缘清楚，黏膜纹紊乱、破坏或消失。

(2) 多发性结节充盈缺损，病变边缘清楚，黏膜纹紊乱、破坏或消失。

(3) 肠腔狭窄段黏膜纹破坏，狭窄近端多有肠袢扩张。

(4) 肠腔动脉样扩张。

(5) 肠套叠多为小肠型套叠或回结肠型套叠。

4.B 超及 CT

腹部触及肿块者，B 超或 CT 帮助了解其位置、大小与周围脏器关系有参考意义，但如肿块不大的早期病变，颇难发现。

(二) 治疗

应以根治性切除术为主加术后放疗、化疗或放疗加化疗。手术证实有肠系膜淋巴结转移、多发性病灶、伴有肠穿孔或瘘形成、切缘有瘤细胞残留者，术后补充放疗 4 000 cGy/4 周。

根治性切除是将病变小肠连同肠系膜区域淋巴结一并切除。如肿瘤直径＞ 5 cm，侵及肠道外器官者，也应做病变小肠及邻近器官联合脏器切除，术后加用化疗，不能根治切除者争取做姑息性切除加术后化疗。

(三) 预后

(1) 根治性切除术后 5 年生存率为 50% ～ 95%。

(2) 姑息性切除者，5 年生存率为 10% ～ 30%。

(3) 总 5 年生存率为 35% ～ 50%。

四、小肠平滑肌瘤和平滑肌肉瘤

(一) 病理

平滑肌肉瘤可分三级。

Ⅰ级细胞密度中等，梭形细胞为主，部分细胞肥胖，有轻度异型性。核分裂数 2 ～ 8 个/25 HPF，平均 5 个。

Ⅱ级瘤细胞多为高密度。细胞形态不规则及肥胖，梭形细胞为主。核分裂多在 10 ～ 20 个/25 HPF。平均 12 个，2/3 见瘤周侵犯，半数有肿瘤坏死及囊性变。

Ⅲ级瘤细胞高密度。出现巨核及多核瘤细胞，有重度细胞异型性。核分裂数 30 ～ 60 个/25 HPF，平均 45 个，2/3 见瘤周侵犯，半数有坏死及囊性变。

(二) 临床表现

1. 腹痛

反复发作上腹部、脐周疼痛。

2. 血便

肿瘤破溃、糜烂、长期小量出血或突发大量血便。

3. 贫血、消瘦

长期失血所致。

4. 腹部肿块

回肠和十二指肠最多，占 80%。

5. 肿瘤破裂、穿孔多

见于回肠肿瘤。

6. 肠梗阻

腔内型、肿瘤长大致肠管完全或部分不通。

（三）影像学检查

1.X 线钡餐或气钡双重造影

对十二指肠平滑肌瘤或肉瘤较易发现，对空回肠平滑肌肉瘤，上海瑞金医院用小肠插管钡剂造影有助于发现黏膜变化、充盈缺损、肠管压迫症及含气液平肿块。

2. 选择性肠系膜上动脉造影

可显示血供丰富的肿瘤块影、肿瘤大小及有无活动性出血。

3.B 超

可发现 2 cm 以上的肿块，对十二指肠肿瘤诊断率高；肝脏 B 超，注意有无肝转移。

4.CT 及 MRI

可显示肿瘤大小、位置及恶性者肝转移情况。

（四）治疗

以手术治疗为主。急性梗阻或穿孔者急诊手术，一般情况下，充分准备后手术，因肿瘤出血入院者，先保守治疗，止住出血后，诊断明确再手术。

巨大平滑肌肉瘤手术切除有困难者，可在术前先作放疗 2 000～3 000 cGy 后能使肿瘤缩小，增加手术切除机会。

1. 平滑肌瘤

包括该段肿瘤在内的肠切除术治疗。近年来，腹腔镜手术的开展，对 3 cm 以下的平滑肌瘤，用腹腔镜手术切除，对壁内型较好，术中送冰冻切片，如为平滑肌肉瘤，改行开腹手术，上海长海医院已进行 15 例，术前有 1 例疑为十二指肠平滑肌瘤，冰冻切片为肉瘤，改开腹手术治愈。

2. 平滑肌肉瘤肿瘤

肠段及其肠系膜根治性切除术。肿瘤＞5 cm，患者年龄＞40 岁者，应多考虑为肉瘤，术中应做冰冻切片，如为肉瘤，应相对多切除一些。肉瘤肝转移率高，必要时术中肝脏肉眼检查外，触及有怀疑肝内硬块者，做术中肝脏 B 超；有肝脏转移者，单个病灶做肝楔形切除，多个转移不能切除者，做肝动脉插管化疗或栓塞治疗。

3. 平滑肌肉瘤

破裂有腹内种植者可腹腔热疗或腹部放置硅胶管早期腹腔内化疗。

（五）预后

小肠良性平滑肌瘤预后好，5 年生存率为 100%。但也应长期观察有无复发，如复发应再手术，切除后应仔细复查切片，是否原为肉瘤误诊。平滑肌肉瘤预后与病理分型有关。Ⅰ级 2

年生存率 100%，5 年生存率 50%；Ⅱ级 2 年生存率 80%，5 年生存率 33%；Ⅲ级 2 年生存率 20%。

五、小肠类癌及类癌综合征

小肠类癌是起源于肠道黏膜 Kulchitsky 细胞的肿瘤，Kulchitsky 细胞又称肠嗜铬细胞，典型的肠嗜铬细胞内含有分泌颗粒，经重铬酸钾处理后明显地染成黄色，它还有强烈的嗜银性，在甲醛固定后用硝酸银液染色，胞质内颗粒染成棕黑色。按目前的分类方法，小肠类癌属于分化较好的神经内分泌肿瘤。

(一) 临床表现

小肠类癌起源于小肠黏膜腺体腺管的 Kuttschitsky 细胞，在黏膜下生长并凸向肠腔而引起客观症状。肿瘤不大，不引起症状，肿瘤长大或发生肠套叠、肠梗阻时才发生症状。类癌瘤处黏膜不像其他小肠肿瘤易溃烂，故出血不常见，但有少数发生肠穿孔。如发生于十二指肠类癌，则常有"胃部不适"。

大约 10% 的小肠类癌患者有类癌综合征。表现有：①皮肤：阵发性潮红、深红，青紫与苍白的特征性变化；②胃肠症状：以水样腹泻为主，伴腹痛、腹胀、肠鸣；③支气管痉挛：呈哮喘样呼吸困难；④心内膜纤维组织增生引起右心室、肺动脉瓣和三尖瓣病变，有心脏杂音，可出现心力衰竭；⑤肝转移：空回肠类癌平均 34% 有转移，十二指肠类癌平均 20% 有转移，有些肝转移类癌常比原发类癌大许多倍，有肝大、肝区疼痛或可触及结节；⑥中枢神经受累有智力障碍、神经质、神经错乱；⑦其他有厌食、疲乏、乏力、发热等。

(二) 治疗

手术切除是主要的治疗方法。切除范围：空回肠类癌做包括病变小肠、区域淋巴结和病变肠段系膜的根治性切除术，十二指肠球部 < 1 cm 者，可做病变肠段局部切除，胃空肠吻合。十二指肠横部 < 1 cm 者，可做病变肠段局部切除，十二指肠空肠 Roux-Y 吻合术。但较大的恶性类癌或降部类癌应做胰十二指肠切除术；如有肝转移癌，局限于一段或一叶者，加做肝叶切除术。肝转移不能切除可考虑做肝动脉栓塞术。

小肠类癌综合征在周围血管充血、腹泻、支气管痉挛发作时做对症治疗。

近年来用干扰素 (IFN) 和奥曲肽 (Octreotide) 在手术后应用，能提高 5 年生存率。

(三) 预后

小肠类癌发展较慢，小肠根治切除术后，有 61.7% ～ 71% 的患者能生存 5 年以上，肝转移切除后，有 20% 能生存 5 年以上。

第六节　肠瘘

肠瘘是指在肠与其他器官，或肠与腹腔、腹壁外有不正常的通道，前者称内瘘，后者为外瘘。肠瘘造成肠内容物流出肠腔，引起感染、体液丢失、营养不良和器官功能障碍等一系列病理生理改变。

一、分类

1. 按发生原因类

(1) 手术后并发症：80% 为腹部手术并发症，如胃切除术后胃肠吻合口瘘，十二指肠残端瘘，大小肠手术后所引起的大、小肠瘘，平时、战时均多见。

(2) 外伤：平时与战时腹部，尤其肠管创伤手术后并发症。

(3) 治疗性：因治疗需要手术形成的，如空肠造瘘给营养，结肠造口使粪流改道。

(4) 先天性：脐肠瘘。

(5) 病理性：肠结核、克罗恩病、放射性肠炎等。

2. 按肠瘘通向部位分类

(1) 肠外瘘：瘘管通至皮肤者称为肠外瘘，最多见。

(2) 肠内瘘：瘘管通至腹内其他器官或肠管的其他部位者谓之肠内瘘，如小肠结肠瘘，直肠膀胱瘘。

3. 按肠瘘的病理改变分类

(1) 管状瘘：由肉芽组织被覆于瘘管壁称为管状瘘。

(2) 唇状瘘：全部由上皮 (皮肤或黏膜) 所覆盖瘘管者为唇状瘘，不易自愈。

4. 按瘘管所在胃肠道的位置分类

(1) 高位肠瘘：如胃肠吻合口瘘、十二指肠残端瘘、空肠瘘，排出的内容物稀薄、色黄绿、无臭味，含有胃液、胆汁、胰液和十二指肠液，丢失液体多，很快引起全身水电解质紊乱、营养障碍。肠液使瘘管周围皮肤腐蚀、糜烂、疼痛。肠瘘位置愈高，丢失体液愈多，全身营养障碍愈重，危险性也愈大。

(2) 低位肠瘘：如回肠下端瘘和结肠瘘。排出内容物有粪臭味，排出量多少不等，位置越低越少，含有大量细菌，对全身水电解质无严重影响，瘘管周围皮肤仅有发红、轻微疼痛，但危险性不大。

二、病因

肠瘘的常见原因有手术、创伤、腹腔感染、恶性肿瘤、放射线损伤、化疗以及肠道炎症与感染性疾病等方面。临床上肠外瘘主要发生在腹部手术后，是术后发生的一种严重并发症，主要的病因是术后腹腔感染、吻合口裂开、肠管血运不良造成吻合口瘘。小肠炎症、结核、肠道憩室炎、恶性肿瘤以及外伤感染、腹腔炎症、脓肿也可直接穿破肠壁而引起肠瘘。有些为炎性肠病本身的并发症，如克罗恩病引起的内瘘或外瘘。根据临床资料分析，肠瘘中以继发于腹腔脓肿、感染和手术后肠瘘最为多见，肠内瘘常见于恶性肿瘤。放射治疗和化疗也可导致肠瘘，比较少见。

三、诊断

1. 有外伤或手术病史

常在胃肠道较大手术后，如胰十二指肠切除术、全胃或次全胃切除术，小肠或大肠切开、切除吻合手术后；腹部恶性肿瘤切除、肝胆手术与误伤肠管等。

2. 腹膜炎征

腹部手术后 1 周内突发腹部剧烈疼痛，检查有腹部某一象限或全腹部有压痛、腹肌紧张和反跳痛，并有面色苍白、出冷汗、血压下降、脉率快至 100 次 / 分以上，高热，为腹膜炎所致，说明有肠吻 (缝) 合口瘘，应紧急手术引流，使成局限性肠外瘘。

3. 引流物异常

腹部手术放置有双套管或烟卷引流者，在术后 1 ～ 2 周出现肠内容物流出，并有发热不退，可能引流不畅，腹内有积脓积液，可经胃管注入 (口服) 甲紫、亚甲蓝或稀释药用炭，如有色素自引流处溢出，可助确诊。

4. 影像学检查

(1) 口服造影剂泛影葡胺 60 mL 口服或经胃管注入造影剂，如有肠瘘，即可清楚显示瘘口部位、量与速度，所达成腔位置。

(2) 瘘管造影：在已形成慢性瘘管者，可经腹壁外瘘管外口放入一细导尿管后注入碘油或 60% 泛影葡胺，可了解瘘管的行径、脓腔和位置。

(3)B 超、CT 检查：对肠外瘘腹膜炎早期多不采用，早期主要是积极外引流，变弥漫性腹膜炎为局限性肠外瘘，但在整个肠外瘘治疗过程中如诊断腹内脓肿的部位、大小等常要采用。

四、治疗

1. 全身治疗

(1) 维持水、电解质平衡：肠瘘位置愈高，丢失体液越多，应每日记录出入量，测定血浆蛋白、血液化学变化、补充丢失液体及电解质。

(2) 营养支持：早期进行全肠外营养支持，既可提供营养，又能降低胃肠液的分泌，一般可减少 50% ～ 70% 的肠液量，近年来又加用生长抑素，又能再减少 50% ～ 70% 液体量，有利于肠瘘的愈合，病情稳定后，改用生长激素，促进组织愈合，能进一步促进肠瘘自愈。在应用全肠外营养同时，适当补充血浆、全血、清蛋白。

(3) 控制感染：选用合适的抗生素。

2. 局部治疗

(1) 三管引流：胃肠吻合口和肠吻合口瘘发生后，即引起弥漫性腹膜炎或局限性脓肿后，必须再次手术使弥漫性腹膜炎治愈，变为肠外瘘肠液流至腹外；形成脓肿者充分引流，放置冲洗管以备术后冲洗及双套管能充分吸出肠液，即三管 (进气管、冲洗管、负压吸引管)。全身以胃肠外营养支持、控制感染、生长抑素、生长激素合用下，使肠瘘早日愈合。

(2) 瘘口的处理：近年来局部用高分子黏合胶 (α- 氰基丙烯酸酯)、水压法可促进瘘口愈合。

3. 手术治疗

(1) 适应证：唇状瘘；伴有肠梗阻；管状瘘已上皮化或瘢痕化；特异性病变等。

(2) 手术时机：①瘘管发生 3 个月以上，感染已控制；②营养状况好转，血浆总蛋白＞ 60 g/L，清蛋白＞ 30 g/L。

(3) 手术方式：根据肠瘘位置、病变情况可用：①肠瘘局部楔形切除缝合术：瘘口小，其周围肠壁组织正常者；②肠段部分切除吻合术：切除瘘管周围已有病理改变的肠袢至正常肠段后吻合。最常用；③肠瘘旷置术：瘘管近远端做捷径手术，应用于肠瘘口较大、情况复杂、肠液流出量多、局部感染严重，静脉与肠道营养难以长期维持，而又不能耐受后患者情况好转，再手术切除旷置肠段；④小肠浆膜补片覆盖修补术。

第七节 短肠综合征

短肠综合征是指因小肠广泛切除或误被短路导致吸收面积不足，进而引发的以消化吸收功能障碍和营养不良为主的临床综合病症。小肠广泛切除的主要原因包括系膜根部肠扭转导致绞窄、肠系膜上血管的外伤性断裂、肠系膜血管栓塞或血栓形成、病变范围较广的坏死性小肠炎、小肠恶性肿瘤以及克罗恩病。短肠综合征患者由于营养吸收障碍，临床表现为早期出现的腹泻、电解质紊乱和后期的严重营养不良、贫血、体重下降等一系列病症，部分患者甚至要终身依靠胃肠道外营养。

一、病理生理

小肠的整体长度和肠功能的代偿能力个体之间差异较大，肠切除的范围达到何种程度不致引起短肠综合征，并不以切除小肠的长度作为依据，而是主要取决于保留肠段的长度及其代偿能力。普遍认为，如术中回盲部和结肠完整，且术后能获得良好的代偿，保留 100 cm 的小肠即可避免出现短肠综合征；亦有报道认为，保留 70 cm 肠管（甚至 50 cm 以上）的患者在术后可以通过肠内营养支持来维持营养需求。回盲瓣的存在对肠道消化吸收功能有重要意义，它既可延缓肠内容物输入结肠的速度，使其在小肠内的消化、吸收更完全，又能阻止结肠内细菌的反流，保持小肠内环境的稳定；结肠对于水和电解质的吸收具有重要作用，如术中回盲部与部分结肠被切除，则保留小肠的长度至少应达 150 cm 左右。

不同营养物质的吸收是在小肠不同节段完成的，通常状况下，水、电解质、糖类、蛋白质、脂肪及各种维生素在空肠和回肠皆可被吸收，其中蛋白质和脂肪在回肠内吸收更完全，铁、钙和叶酸盐主要在十二指肠和上段空肠吸收，胆盐、胆固醇、维生素 B_{12} 等只在回肠吸收。由于多种原本在空肠吸收的营养物质可以在回肠代偿吸收，而回肠切除后空肠难以完全替代其的吸收功能，因此回肠切除后产生的营养物质吸收障碍较空肠切除后为重。

小肠被大量切除后，残留的肠段将逐步进行代偿。表现为肠管增粗、延长，肠壁增厚；肠黏膜绒毛变长、皱襞增多，肠腺凹加深。小肠的代偿改变有助于增强小肠的消化、吸收功能，但上述代偿的发生需要以肠黏膜与肠腔内食物相接触为前提。如长期接受全胃肠外营养支持，则肠黏膜将出现萎缩。

短肠综合征的主要病理生理改变包括以下几方面。

1. 水、电解质丧失和酸碱平衡紊乱

机体消化道内每天有 4 000 mL 左右的内生性分泌液，其中绝大部分均经重吸收；小肠广泛切除后产生了一系列胃肠动力的变化，包括肠腔过短、吸收面积减少，回肠和回盲瓣对肠蠕动的限制作用消失引起肠蠕动加快，部分病例还伴有结肠长度减少导致的水和电解质重吸收受限，而胃内液体排空则基本正常；多数病例在广泛肠切除术后的早期即出现严重的腹泻症状，每日经腹泻丧失的液体量可以多达 5 000 mL 以上，进而导致水、电解质紊乱的发生，随之产生的酸碱平衡紊乱大多是代谢性碱中毒。

2. 营养物质吸收障碍

短肠综合征患者因蛋白质吸收障碍和热能严重不足，可出现严重消瘦、体质虚弱症状；回肠切除后导致胆盐吸收障碍，容易刺激结肠分泌液体，使液体分泌量增加而加重腹泻，并导致脂溶性维生素吸收障碍；胆盐吸收障碍还可以影响肠肝循环，引起胆汁中胆盐浓度不足，使胆石症的发生率升高；维生素 B_{12} 铁、叶酸缺乏造成贫血；维生素 C 缺乏使毛细血管壁脆性增加，导致出血倾向加重；钙吸收减少可致乏力，甚至引起搐搦；镁缺乏产生搐搦、运动失调、眩晕、肌无力、震颤，甚至出现神经精神症状；锌缺乏可引起皮炎、内分泌异常和胶原代谢紊乱。

3. 胃酸分泌亢进

接近半数短肠综合征的患者会出现一过性的胃酸分泌亢进，其主要原因是小肠正常分泌的肠抑胃素受到抑制，使促胃液素呈高水平状态。高胃酸状态可以导致溃疡病的发生，可能加重腹泻症状，并使钙、铁等物质吸收发生障碍。

4. 尿路结石形成

正常情况下，草酸盐在肠道中与钙形成沉淀而防止被过度吸收。发生短肠综合征后脂肪吸收不良，脂肪酸与钙形成沉淀，竞争性抑制了草酸盐与钙形成沉淀，导致草酸盐从肠道的吸收量和从尿中的排出量均增多，进而引起泌尿系草酸钙结石的发生。

5. 小肠内细菌过度繁殖

小肠解剖和生理功能的紊乱易引起小肠内细菌繁殖，回盲瓣有防止结肠内容物反流进入小肠的作用，回盲部切除的短肠综合征患者更易于出现结肠内细菌进入小肠和细菌在小肠内的过度繁殖。细菌过度繁殖，大量分解胆盐而加剧脂肪泻、加重热量和脂溶性维生素的丧失；过度繁殖的细菌也将大量摄取维生素 B：以满足本身的代谢需要，又可损害小肠上皮的完整性，造成液体渗出增多，以及电解质和营养物质吸收的进一步受限。

二、治疗

尽量避免过多切除小肠是预防短肠综合征发生的关键。随着对短肠综合征病理生理认识的逐步深入，以及营养支持治疗手段的日益丰富和广泛应用，短肠综合征的治疗效果较以往已有很大改善。对接受广泛小肠切除的患者的治疗通常经历以下三个阶段。

（一）第一阶段

为静脉营养支持阶段，需 4～8 周。患者手术后早期即可出现严重腹泻症状，每日腹泻量常超过 2 500 mL，甚至为 5 000～10 000 mL，多合并水、电解质紊乱和酸碱平衡失调，病情危重。

此时首先需要重点治疗的是由于严重腹泻导致的脱水、低血容量、电解质紊乱及酸碱失调。应根据患者的生命体征、动脉血血气分析及血电解质测定结果，通过静脉合理补充晶体溶液、胶体溶液及电解质，并积极纠正业已存在的酸碱平衡紊乱。待患者生命体征稳定后应尽早放置中心静脉插管，开展全肠外营养支持治疗，以补充患者所必需的营养物质，包括能量物质、蛋白质合成原料、各种电解质及维生素等，这是挽救患者生命最重要的措施。此外，对于高胃酸者可给予碳酸钙以中和胃酸或应用 H_2 受体拮抗药；可以酌情给予肠动力抑制药物，如口服阿片酊、可待因或洛哌丁胺等抑制肠蠕动；口服考来烯胺可消除胆盐对结肠的刺激，也能减轻腹泻。通过静脉营养支持治疗和控制腹泻，使肠道获得休息，将有助于肠道功能的恢复。当患者水、电解质平衡和酸碱代谢平衡初步稳定、腹泻量显著下降后可开始尝试口服少量等渗液体。

（二）第二阶段

为混合营养治疗阶段，可延续数月至 1 年以上。依靠全肠外营养支持治疗后，患者情况逐步稳定，腹泻量多已降至 2 000 mL/d 以下，水和电解质的丢失量也相应减少。患者逐步表现出营养吸收障碍引起的一系列病症。此时应尽早开始尝试经口摄食，以利于肠道功能的代偿。口服饮食必须根据残留小肠与结肠的长度、部位与活力情况加以调整，使之个体化，并且注重缓慢进行、逐步递增的原则。初期可选择要素饮食，营养与液体量不足的部分仍需从肠外加以补充；此后根据经口摄入饮食的实际进展情况，逐渐调整静脉营养支持治疗的补充量，逐渐将热能、蛋白质、必需脂肪酸、维生素、电解质、微量元素与液体量由肠外途径供给过渡为肠内途径供给，某些维生素与无机盐可改用肌内注射。

（三）第三阶段

为日服营养阶段。随着患者剩余小肠吸收消化功能的逐步代偿和改善，腹泻已基本控制，机体营养状况日益改善，逐步调整到依靠口服摄入营养。理想状态下，多数患者已经能从肠道获得足够的营养，不再需要静脉营养的补充。需要注意的是由于储备耗尽可出现维生素 B_{12} 缺乏而引起贫血，可通过肌内注射途径长期补充维生素 B_{12}。但仍有部分患者不能达到这一状态，需要长期依赖肠外营养以维持生命，此类患者一方面需要密切注意预防和治疗长期肠外营养支持治疗可能存在的并发症，另一方面可以考虑实施外科手术治疗。

短肠综合征的手术治疗一般不可在肠切除的同时实施，通常是经长期非手术治疗后患者仍旧无法脱离全胃肠外营养支持时才考虑应用。最常用的手术方式是肠管倒置手术，利用倒置肠管的逆蠕动来减慢肠内容物的通过速度，通过延长肠道内滞留的时间以增加营养物质的吸收量。倒置肠段的长度以 7 ～ 10 cm 为宜，过短将不能达到延缓排空的目的，过长则将产生梗阻症状。此外还有肠管环形吻合、环形倒置吻合、肠袢改细成形术、肠袢改细延长术、结肠间置术等多种手术方式应用效果的报道。普遍认为理想的治疗方法是小肠移植术，但由于肠袢含有大量的淋巴结，有很高的排斥发生率及严重感染的发生率。目前尚在实验阶段，未获大样本病例长期生存的报道。

参考文献

【1】 刘玉峰 . 神经外科疾病的诊疗与护理 . 昆明：云南科技出版社 .2016.05

【2】 许加军 . 神经外科疾病诊疗策略 . 长春：吉林科学技术出版社 .2016.05

【3】 燕在春 . 外科疾病诊疗与并发症防治（下）. 长春：吉林科学技术出版社 .2016.05

【4】 燕在春 . 外科疾病诊疗与并发症防治（上）. 长春：吉林科学技术出版社 .2016.05

【5】 李晓兵 . 神经外科疾病诊疗新进展 . 西安：西安交通大学出版社 .2014.11

【6】 宋占华，隋廷林，高宗文 . 神经外科疾病诊疗学 . 长春：吉林科学技术出版社 .2012.05

【7】 薛胜祥 . 现代神经外科疾病诊疗对策 . 长春：吉林科学技术出版社 .2013.03

【8】 欧阳晨曦 .50 临床普通外科疾病诊疗学 . 石家庄：河北科学技术出版社 .2012.12

【9】 张悦臣 . 外科疾病诊疗手册 . 上海：第二军医大学出版社 .2009.07

【10】 苏长佩，杜金龙，徐国江 . 外科疾病诊疗手册 . 西安：第四军医大学出版社 .2009.07

【11】 段文都，郑向奎，孙大水 . 外科疾病诊疗常规 . 北京：军事医学科学出版社 .2008.06

【12】 李秀华，马洪亮，杨超 . 外科疾病诊疗程序 . 北京：军事医学科学出版社 .2007.08

【13】 张占东，郑育娟，范呈晓 . 外科疾病诊疗流程 . 北京：科学技术文献出版社 .2007.11

【14】 谭生福，张强，王辉 . 外科疾病诊疗指南与护理 . 北京：中医古籍出版社 .2009.07

【15】 胡文安 . 神经外科疾病诊疗指南 . 北京：科学出版社 .1999.03

【16】 于昌松，胡元龙 . 普通外科疾病诊疗指南 . 北京：科学出版社 .1999.08

【17】 潘长景 . 外科常见疾病诊疗 . 昆明：云南科技出版社 .2016.05

【18】 王振冉 . 外科疾病检验与诊疗 . 北京：华龄出版社 .2014.09

【19】 屠佑堂 . 中医诊疗皮肤与外科疾病 . 武汉：湖北科学技术出版社 .2015.04

【20】 孙树印；乔森，刘辉 . 临床疾病诊疗常规 外科 . 济南：山东大学出版社 .2014.11

【21】 曹文功，刘翔鹜，刘刚 . 医学临床诊疗技术丛书 外科疾病临床诊疗技术 . 北京：中国医药科技出版社 .2016.12

【22】 徐晓胜 . 神经外科常见疾病诊疗常规 . 长春：吉林科学技术出版社 .2016.07